Teubners kleine Fachwörterbücher 7

Psychologisches Wörterbuch

Von

Dr. Fritz Giese
Privatdozent an der Technischen Hochschule Stuttgart

Zweite Auflage

Mit 60 Figuren im Text

1928
Springer Fachmedien Wiesbaden GmbH

ISBN 978-3-663-15271-2   ISBN 978-3-663-15837-0 (eBook)
DOI 10.1007/978-3-663-15837-0
Softcover reprint of the hardcover 1st edition 1928

Vorwort zur ersten Auflage.

Ein psychologisches Wörterbuch besteht bisher in deutscher Sprache nicht, und die einzige führende internationale Veröffentlichung Baldwins ist veraltet, dazu philosophisch verbunden. So schien es gerechtfertigt, der Anregung des Verlags Folge zu geben. Denn abgesehen von einer wirklich vorhandenen Lücke liegt ein sachliches Bedürfnis vor: es ist nützlich, in dem Durcheinander von Neuentwicklungen und alten, absterbenden Gebieten der neuzeitlichen Psychologie die Grenzen anzudeuten, die das Gesamtgebiet dieser Wissenschaft umschreiben dürften. Entsprechend werden daher im folgenden, außer der älteren Sinnespsychologie, nicht nur die komplexeren Fragestellungen und ihre Anwendung auf Pädagogik, Industrie, Recht und Wirtschaft im allgemeinen — also die sog. Psychotechnik — berücksichtigt, sondern auch das Wichtigste aus der so vernachlässigten Völkerpsychologie, der Psychologie der Masse, dargeboten. Grenzgebiete zur Medizin und Parapsychologie sind gestreift. Aus Raumgründen wurden anderseits rein theoretische Fragestellungen überschlagen, zumal sie im „Philosophischen Wörterbuche" von Thormeyer in derselben Sammlung Behandlung finden. Zur Verdeutlichung des mit Absicht in knappem Stil gehaltenen Textes sind Zeichnungen beigegeben worden, die bewußt von den bekannten, in vielen Lehrbüchern immer wiederkehrenden Darstellungen abweichen, indem sie nur das Wichtige, Grundsätzliche, nicht die bloße, unverständlichere Außenform vorführen. Das Buch kann nicht wissenschaftliche Leistung sein. Das liegt nicht in seiner Absicht. Es will als Hilfsmittel bei der Einführung in die Psychologie, beim Lesen psychologischer Werke und Zeitschriften dienen. Vor allem soll es den mehr und mehr an Zahl zunehmenden psychologischen Praktikern, denen noch vielfach gründlichere Vorbildung auf psychologischem Gebiete fehlt, das Mindestmaß an Kenntnissen bieten und ein unentbehrliches Nachschlagewerk sein. Ein kleines Literaturverzeichnis mag anregen, tiefer in die Dinge einzudringen.

September 1920.   F. Giese.

Vorwort zur zweiten Auflage.

Die zweite Auflage war bemüht, im engen Rahmen des vorgeschriebenen Umfangs neuere Grundbegriffe mit aufzunehmen, die dank der erheblichen Weiterentwicklung der Psychologie in den Mittelpunkt der Erörterungen rückten. Ein wenig erweitert wurden auch biographische Angaben. Das Grundziel des Buches hat sich nicht geändert: dementsprechend wurden bei der notwendigen Stoffauslese Fremdworterklärungen gegenüber allgemeinen Begriffsbestimmungen, gegenwärtige gegenüber historischen Fragestellungen, bevorzugt. Ebenso mußten Verweisungen im Text beibehalten werden, weil die Raumbegrenzung sie bedingt. Möge die Veröffentlichung bei den Leserkreisen, für die sie ausdrücklich bestimmt ist, weiterhin das gleiche Wohlwollen finden und Nutzen stiften.

Januar 1928.   F. G.

Abasie auch **Astasie** [gr. a Verneinung, básis Gang, stásis Stehen] die Unfähigkeit, zu stehen oder zu gehen, ohne daß körperliche Gründe vorliegen. Daher meist *hysterisch bedingt

abdominal [lt. abdómen Unterleib] unterleibwärts

Abdominalatmung Atmung mit Bauch oder Zwerchfell. Vgl. *Sprachtypen

Abelsontest engl. Verfahren, um die Raumanschauung und das Vorstellen räumlicher Beziehungen zu prüfen. In geometrischen, sich zum Teil überdeckenden Gebilden sind von der Vp. Punkte anzugeben, die im Umkreis bestimmter dieser Figuren liegen, in anderen dagegen nicht

Aberglaube völkerps. Bezeichnung für in der Masse verbreitete Ansichten und Gebräuche, die sich auf geheime, übernatürliche Naturkräfte beziehen, welche aber mit der zeitgenössischen Wissenschaft unvereinbar sind. Beispiele: Hexen im Mittelalter. Heute: Glaube, daß Zigeuner gern Kinder rauben, Glaube an Spuk, Wahrsagen, *Talisman

Abklingen Nachdauern einer Sinnesempf. nach Aufhören des Reizes. Beispiel: Im Bogen geschwungenes glühendes Kohlenstückchen erscheint als feuriger Kreis. Ein sekundenlang dargebotener farbloser Lichtreiz geht über in Blau-, Grün-, Rot-Empf.: farbiges A. Ähnliches A. bei Tönen und Schalleindrücken

Ablenkung s. Störungsvers.

Abreaktion ⟨Breuer-Freud⟩ [lt. re zurück, áctio Handlung. „Ab" heißt hier Aufhebung des früheren Vorganges] die bei *hysterischen mögliche Besserung ursprünglicher *Hemmungen und Zwangsvorstellungen durch Aufdeckung des ehemaligen Tatsachenanlasses in persönlichster Aussprache. A. ferner jede durch *Psychoanalyse bewirkte Beseitigung störender *Komplexe. Auch „kathartische" Meth. [gr. kathársis Reinigung] genannt

absolut [lt. absolútus vollständig] einschränkungslos, unabhängig, für sich bestehend. Meist bezogen auf *Schwellen, z. B. absolutes *Gehör; die Fähigkeit, beim Erklingen eines Tones sofort dessen musikalische Bezeichnung (Höhe) richtig anzugeben, ohne daß Darb. von Tonfolgen oder *Intervallen erst nötig wäre

absteigendes Verf. s. aufsteigendes Verf.

abstrakt [lt. abstráhere abziehen] allgemeinbegrifflich, abgeleitet aus mehreren Einzelfällen. Abstrakter Versuch s. Wirklichkeitsversuch. Ggs. konkret: anschaulich

Abstraktion Vernachlässigung von nebensächlichen Teilbeständen bei einem Gesamteindruck gegenüber dem Hervorheben des allgemeingleichwichtigen in dem gesamten Inhalt. Exp. prüfbar am *Tachistoskop (A. des Gleichen, des Ungleichen nach Grünbaum), indem man Karten darb., die in einer Reihe von Zahlen, Zeichen usw. eine bestimmte Menge doppelt zeigen oder die an sich gleiches Aussehen haben, aber nur in etlichen Zeichen voneinander abweichen. Wichtig bei der *Gestaltauffassung.

Abstufungsmethode 1. Meth. der *minimalen Änderungen oder der ebenmerklichen Unterschiede. 2. Meth. der *mittleren Abstufungen oder der übermerklichen Unterschiede

Abulie [gr. a Verneinung, bulē Beschluß] die krankhafte Unfähigkeit, Entschlüsse zu fassen

Abwehr-*Psychose auch Abwehrneuropsychose mit auffälligen körperlichen Begleiterscheinungen verknüpftes Auftreten von Zwangsvorst., *Halluzinationen usw. Nach Freud liegt hinter der A. meist ein unangenehmes Erlebnis voll erotischem Gefühlsinhalt

Abweichung 1. relative A. ist das prozentuale Verhältnis einer Einzelleistung zum Reihendurchschnitt = arithmetischem *Mittel; sie wird angewendet auf Versuchsreihen der exp. Pf., auf Ergebnisse *statistischer Erhebungen, auf *Eugenik u. a. m. Ist m das arithmetische Mittel, a die jeweilige Abweichung vom Mittelwert, so ist die relative A.: $A = \frac{a}{m} \cdot 100$.
2. mittlere A. ist der Durchschnittswert aller A., ohne Rücksicht auf die Vorzeichen. Bezogen auf den Durchschnitt aus den relativen Einzel-A.
$$v = \frac{[A_1]+[A_2]+[A_3]+[A_4]..+[A_n]}{n}$$
bei n Fällen. Diese relative, mittlere A. entspricht dem „mittleren Fehler" (= Abweichung) in der mathematischen Fehlertheor. und gibt an ⟨Stern⟩, um wieviel Prozent des Mittelwerts durchschnittlich die Einzelfälle von diesem Mittelwert abweichen; 3. die wahrscheinliche A. ⟨Galton⟩ ist diejenige A. einer bestimmten Richtung, die nach Stern „von allen Abweichungen der gleichen Richtung ebensooft unter- wie überschritten wird". Ihre Größe beträgt w. A. = 0,6745.
$$\sqrt{\frac{[A_1]^2+[A_2]^2+[A_3]^2 \cdots +[A_n]^2}{n}}$$

Abzählungsmethoden ⟨Wundt⟩ auch Fehlermeth. 1. Meth. der mittleren *Fehler; 2. Meth. der richtigen und falschen Fälle

Ach, N., Prof., Göttingen, * 1871 Ermershausen. Erforschte insbesondere Willensvorgänge. W.: Willenstätigkeit und Denken (1910). Willensakt und Temperament (1911). Begriffsbildung (1921)

Achloropsie [gr. a nicht, chlōrós grün, ópsis Sehen] s. Farbenblindheit

achromatisch [gr. chrṓma Farbe] farblos

Achromatopsie [gr. ópsis Sehen] s. Farbenblindheit

Acyanopsie [gr. kýanos blau, ópsis Sehen] s. Farbenblindheit

Adaptation auch Adaption [lt. adaptāre anpassen] Anpassung der *Aufmerksamkeit an einen Inhalt, ferner eines Sinnesorgans an einen einwirkenden *Reiz ⟨Aubert⟩. Das Auge paßt sich z. B. an die Entfernung durch *Akkommodation, durch *Konvergenz an den beobachteten Punkt, durch *Irisabblendung an die *Intensität des Reizes, durch *Netzhautadaptation an Licht und Farben an. Im engeren Sinne bezeichnet A. dieses letztere. Sie ist vor allem hin-

Adäquatheitsurteil — Agamie 3

sichtlich der Lichtstärke von Bedeutung: Hell- und Dunkel-A. Der Vorgang der A. benötigt stets eine gewisse, nicht zu kurze Zeit. Bekannteste Anzeichen der A. sind das „Geblendetsein" beim Eintritt vom Dunkeln ins Helle, die positive Blendung; des Nichtsehenkönnens bei umgekehrter Folge oder die negative Blendung; ferner die Veränderung der Erregbarkeit des Auges, insbesondere im Dunkeln, höhere Empfindlichkeit für farblose Reize, Änderung der Farbenempfindlichkeit. Hierhin gehört das *Purkinjesche Phänomen

Adäquatheitsurteil ⟨Lipps⟩ [lt. adaequáre gleichmachen] seelischer Akt, der bei der Vorst. eines Gegenstandes dessen wirkliche, ihm entsprechende und angemessene Erfassung verlangt. Das vollbewußte Erleben eines Gegenstandes

Addiermethode⟨Kraepelin⟩ [lt. áddere hinzufügen] fortlaufendes, schriftliches Rechnen durch Zusammenzählen von Zahlen. Benutzt werden vorgedruckte Rechenhefte; wird angewendet zur Erforschung der Übung, Störung, Ermüdung u. a. m.

additive Farbenmischung s. Komplementärfarben

Adler, A., Dr. med., Nervenarzt, Wien (* ebenda 1870). Fortbildner der *Psychoanalyse, der besonders den „Willen zur Macht" im einzelnen hervorgehoben hat und ihn auch in Hemmungen nachwies (*Individualps.), die aus körperlicher („organischer") Minderwertigkeit (z. B. Kurzsichtigkeit, Wachstumsfehler usw.) stammen. So entsteht entweder Geltungstrieb auf Ausgleichsgebieten oder Flucht in die mit dem Defekt zusammenhängende Zone. W.: Minderwertigkeit von Organen (1907). Der nervöse Charakter (1912). Heilen und Bilden (1914). Individualps. (1919)

Aërotropismus [gr. aër Luft, trópos Richtung] Verhalten mancher Pflanzenwurzeln, sich nach der Richtung größten Sauerstoffreichtums durch Drehen oder Neigen einzustellen. Negativ a. sind die Pollenschläuche vieler Pflanzen

Affekte ⟨Wundt⟩ [lt. afféctus krankhafter Zustand] Formen des Gef.-verlaufs mit gleichzeitiger Veränderung von Ablauf und Verbindungen der Vorst. Die äußeren Begleiterscheinungen bestehen in starken *Ausdrucksbewegungen. A. sind mit Organempf. und Gef. verknüpft und werden hervorgerufen durch einen, auf Grund einer Gesamtsachlage zustande gekommenen, Bew.vorgang. Zugleich ruht in ihnen meist *instinktiv gehaltene Zielstrebigkeit. Beispiele: Hoffnung, Sorge, Schreck, Begeisterung, Freude, Leid. — Nach Wundt ist ihr Hauptbestandteil ein Lust-Unlustgef. Es gibt exzitierende und deprimierende (aufregende und herabdrückende) A. Entsprechend den äußeren Begleiterscheinungen Form der *Sthenie und *Asthenie. Erster *Typus hat hohe *Pulsfrequenz, großeAderweite, kräftige, geschwinde, unregelmäßige Atmung, *vasomotorische *Undulationen. Zweiter Typus: Puls herabgesetzt, Atmung flach, beschleunigt, Aderweite niedrig. Keine vasomot. Undulationen

Agamie [gr. a ohne, gámos Ehe] Ehelosigkeit. Regellose Geschlechtsbeziehung bei Naturvölkern. Erste Form des Ehe- und Familienbundes, ursprünglich nur bezogen auf Tiere mit sog. befruchtungsloser Jungfernzeugung. Vgl. *Gynäkomastie, *Promiscuität

Agglutination [lt. agglutináre von gr. gluten Leim] ⟨W. v. Humboldt⟩ sprachpsych. Bezeichnung für Aneinanderreihen von Worten zu einem neuen Gesamtbegr., etwa wie in Eisen-Bahn, Tauf-Stein

aggregiert [lt. grex Herde, aggregáre versammeln] s. akzessorisch

Agnosie [gr. a nicht, gnōsis Erkennung] Erkennungsunfähigkeit. Der Betr. erkennt oder versteht ihm früher bekannte Eindrücke nicht mehr infolge Erkrankung eines bestimmten Gehirnteiles, sog. Rindenblindheit. Bezieht sich der Fehler auf das Gehör, so liegt *akustische A. oder Seelentaubheit vor. Beim Auge *optische oder Seelenblindheit, beim Tastsinn *taktile oder Tastblindheit. Die Sinnesorgane selbst pflegen gesund zu sein

Agoraphobie [gr. agorá Markt, phóbos Furcht] ⟨Westphal⟩ Platzfurcht. Angst beim Überschreiten von freien Plätzen, Straßenzügen, verbunden mit Schwindelgef. und Lufthunger

Agrammatismus [gr. grámma Buchstabe] Unvermögen, Worte sprachlich richtig zu formen, umzulauten, zu verbinden. Grundlage ist hierbei die *Aphasie

Agraphie [gr. gráphein schreiben] Unfähigkeit, Buchstaben oder Worte richtig zu schreiben, obwohl die Bewegungsfähigkeit der Hand voll erhalten und die Intelligenz sonst normal ist. Kommt z. B. bei Hirnverletzten vor

Ahnenerbe s. Rückschlagsges.

Ahnenkult s. Manismus

Ähnlichkeitsgesetz Ges. der früheren *Assoziationslehre, vgl. Kontiguität

Akatagraphie [gr. a nicht, katá hinterher, herab, herunter] auch

Akataphasie [gr. katáphasis das Bejahen] = Agraphie, Agrammatismus

Akkommodation [lt. accommodare anpassen] Anpassung. Besonders bezogen auf das Auge, das sich selbsttätig den verschiedenen Entfernungen beobachteter Dinge anpaßt. Die A. wird hier durch mehr oder minder große Wölbung der Augenlinse zustande gebracht, so daß die Strahlen stets auf die *Netzhaut fallen. Bei Entfernung unter 10—15 cm ist meist keine A. mehr vorhanden = Nahepunkt; ebenso bei Entfernungen, die etwa 10 m überschreiten = Fernpunkt. Werden weit entfernte Obj., z. B. Sterne *fixiert, so verharrt die Augenlinse in der durch ihr Aufhängeband gegebenen Flachheit. Bei Kurzsichtigen liegt der Nahepunkt bei etwa 7, der Fernpunkt schon bei etwa 15 cm. Bei Weitsichtigen entsprechend bei 30 cm bzw. in unendlicher Ferne. Ausgleich dieser Unregelmäßigkeit kann durch *konkave bzw. konvexe Brillengläser in gewissen Grenzen erzielt werden. Die selbsttätige A. wird bewirkt durch einen sog. Ziliarmuskel, dessen Zusammenziehung eine Zugentspannung des Linsenhaltebandes hervorruft, so daß die Linse sich stärker wölbt

Akkord [lt. chórda Saite] Mehrklang. Das Zusammenklingen von drei, vier und mehr gleichzeitigen Einzeltönen zu einer Gemeinsamkeit. Hierbei entstehen vollkommene *Konsonanzen, wie die *Oktave, *Quinte,

*Quarte, oder unvollkommene Konsonanzen, z. B. *Terz, *Sexte, und *Dissonanzen: *Sekunde, *Septime, je nach dem Grade der erzielten *Tonverschmelzung

Aksakow, Staatsrat, Petersburg, Parapsychologe. W.: Spiritismus (1898), Animismus und Spiritismus (1898). War neben Du Prel der bedeutendste wissenschaftliche Forscher auf okkultem Gebiet

Akt Vorgang in der Seele, z. B. Erlebnis, Willensausdruck, Erinnerung

Aktionsstadium [lt. áctio Handlung] s. Apperzeptionsstadien

Aktionszeit ⟨Ziehen⟩ s. Reaktionszeit

aktiv teilnehmend, handelnd. Ggs. *passiv

Aktualität der Gef. ⟨Külpe⟩ Kennzeichen für die Tatsache, daß Gef. nicht *reproduziert, sondern stets durch Außenwirkung bestimmt vorkommen. *Reproduzierte Gef. gibt es nicht, wohl aber *Gef.erinnerungen und *Erinnerungsgef. Außerdem besitzt die Gef.erregung Universalität, d. h. sie ersteht allgemein durch Innen- oder Außenreize, Gedanken oder Urteile, Willensvorgänge

Akumeter ⟨Pollitzer⟩ auch Audiometer [gr. akúein, lt. audire hören] Hörschärfemesser. Kleine, in der Hand zu haltende Vor., bei der ein Hämmerchen aus stets gleicher Höhe auf eine Unterlage fällt. Die Entfernung von der Vp. ist die Veränderliche

akustisch das Gehör bzw. den *Schall betreffend. Akustiker ist jemand, der beim Sichvorstellen von Bew.Inh. Gehörsbilder bevorzugt. Akustomotoriker: Mischform aus dem A. und dem *Motoriker

akzessorisch [lt. accédere hinzutreten] auch aggregiert heißen ⟨Meumann⟩ solche Vorst., die im Anschluß an die *Perzeption eines Inhalts neu hinzukommen, sich aber nicht mit jenem *apperzeptiv verbinden, sondern selbständig, sogar im Ggs. zu jenem, im Bew. bestehen. Die durch *Perzeption nebenher bewirkten Erinnerungen sind anderer Art

Alalie [gr. a nicht, lalein reden] Unfähigkeit, Laute deutlich gesprochen hervorzubringen. Entweder Störung der leitenden Nervenbahn oder z. B. Fehler am äußeren Sprachwerkzeug, an Rachen, Zunge, Lippen

Alexie [gr. légein lesen] Wortblindheit. Gelesene Schriftzeichen werden nicht richtig verstanden und aufgefaßt, obschon sie dem Betr. vormals bekannt waren. Meist wegen Hirnbeschädigung entstanden

Algesimeter [gr. álgēsis Schmerz] Prüfvor. auf Schmerzempfindlichkeit. Eine Nadel, verschiebbar in Metallhülse, kann mit verschiedenen Stärkegrad auf die Hautoberfläche gesetzt werden. — In Verbindung mit einer Hilfsvor., die auch die Fortpflanzungsgeschwindigkeit der Schmerzempf. feststellt, heißt der Ap. Algochronometer [gr. chrónos Zeit].

Algolagnie [gr. lagneía Wollust] Schmerzwollust. Freude am Schmerzzufügen oder Schmerzertragen. Oft *erotisch, daher ⟨Schrenck-Notzing⟩ auch gemeinsamer Ausdruck für *Sadismus, *Masochismus. Vgl. auch Metatropismus

Algometer s. Algesimeter

Alpdrücken Angstgef. im Schlafe oder beim Einschlafen. Das Gef. wurde einem Untier, Alp (Elfe) zugeschrieben, das auf dem Schläfer hockt (Incubus) und die Brust zusammenpreßt. Die *Psychoanalyse leitet diese Erscheinung aus sog. *Komplexen, zumal *Ipsationen, ab

Alternativmethode ⟨Lipmann⟩ [lt. alternáre wechseln] Verf., um bei größeren Vers.mengen rechnerisch die Zuordnung der Vp. nach der einen oder der anderen Seite, ohne Zwischenstufen, zu vollziehen. Die betr. Leistung wird entschieden z. B. mit über- oder unterdurchschnittlich; ja, nein; vorhanden, nicht vorhanden

Altersbünde völkerps. Verbindungen von Menschenklassen gleichen Lebensalters (etwa Männerbünde). Als A.klasse finden sich Gruppenbildungen bei Naturvölkern in mannigfacher Form, für Jünglinge, Männer, Greise, die ursprünglich die Hauptgliederung des Stammes darstellten

Altersperioden Einteilung der Lebensentwicklungsabschnitte beim Jugendlichen. Nach Stratz: a) Säuglingsalter bis zum 1. Jahr; b) neutrales oder farbloses, unbestimmtes Kindesalter, das 1.—7. Lebensjahr; c) *bisexuelles oder Doppelgeschlechtsalter (8—15); d) *Pubertät oder Reife (15—20)

Amaurosis [gr. amaurós dunkel] volkstümlich schwarzer Star genannt: Blindheit ohne äußerlich sichtbare Ursache, auf inneren Veränderungen beruhend

Ambivalenz ⟨Bleuler⟩ Doppelgerichtetheit im Gefühls- und Willenston der Person; Spaltung nach sich widersprechenden Inhalten, wobei zugleich der eine den anderen durch Umschlagen ins Gegenteil ablöst oder ergänzt; z. B. Brutalität: Feinfühligkeit; Faulheit: Fleiß usw. beim gleichen Menschen

Amblyopie [gr. amblýs stumpf, ōps Gesicht] Schwachsichtigkeit, zumal falls äußere nachweisbare Augenfehler nicht zu erkennen sind

Ament, W., Dr. phil., Bamberg, *1876 Zweibrücken. Frühzeitiger Anreger einer Kinderseelenkunde in Deutschland. W.: Entwicklung von Sprechen und Denken beim Kinde (1899). Kindersprache (1902). Pflanzenkenntnis beim Kinde (1901). Die Seele des Kindes (1906). Sprachgeschichte des Kindes (1921)

Amimie [gr. a nicht, mímema Nachahmung] Hilflosigkeit im Nachahmen kennzeichnender Gesten und Gebärden und im Verstehen von Gebärden; *mot., *sensorische A. Sinneswerkzeuge, Hände, Füße, Gesichtsmuskeln sind dabei gesund erhalten

Amnesie [gr. mnḗsis Gedächtnis] teilweiser oder gänzlicher Gedächtnisverlust. S. a. Apraxie, Aphasie

Amok (Eingeborenenwort) eine zumal auf den malaiischen Inseln vorkommende, plötzlich einsetzende Bew.-störung. Die Befallenen laufen, mit Mordwerkzeugen bewaffnet, blindlings durch die Gegend und machen nieder, wer ihnen in den Weg kommt

Amputationstäuschung [lt. amputáre ringsum beschneiden] Bei Leuten, denen Arm oder Bein abgenommen ist, kommt es vor, daß sie gelegentlich noch Schmerzen und Empf. anderer Art in dem beseitigten Teilstück zu spüren vermeinen

Amulett s. Fetischismus

Amusie [gr. a nicht, musía Musik]

Anakoluthie — Animismus

Notenblindheit, Tontaubheit. Unfähigkeit Noten oder Töne wiederzuerkennen

Anakoluthie [gr. akoluthia Nachfolge] Bezeichnung für Wort- oder Silbenauslassungen bei einem Kranken

Analerotiker [lt. anális auf den After bezüglich, gr. érōs Lebe] Bezeichnung für Leute, bei denen sich reges Interesse für die Darmgegend zeigt, ohne daß *Homosexualität vorliegt

Analgesie [gr. an Verneinung, álgos Schmerz] Schmerzlosigkeit

Analogiebildung [gr. análogos der Vernunft gemäß] sprachpsf. Bezeichnung für Fehlformen, die nach Muster anderer zustande kommen, z. B. in der Kindersprache Amaus statt Ameise

Analogiemethode ⟨Meumann⟩ Verf., um logisches Denken, zumal beim Kinde, zu prüfen. Bestimmte Beispiele begrifflicher Abhängigkeiten werden gegeben. Vp. muß ähnliche nachbilden

Analysand ⟨Pfister⟩ [gr. analýein auflösen] die mittels *Psychoanalyse behandelte Persönlichkeit

Analytiker f. Synthetiker

analytische Pf. ⟨Schmied-Kowarszik⟩ Pf., die sich auf Zergliederung der Erlebnisse ⟨Dilthey⟩ bezieht

Anarthrie [gr. an Verneinung, árthron Glied, Gelenk] ungegliedertes, zerstückeltes Sprechen von Buchstaben, Silben, Worten. Form der *Aphasie

Androgynie [gr. aner Mann, gyné Weib] Mannweibtum, im rein seelischen Sinne. Körperlich heißt die Mischung von Mann und Frau in einer Person *Hermaphroditismus

Andromanie [gr. mania Tollheit] f. Nymphomanie

Anerosie [gr. an Verneinung, érōs Liebe] Geschlechtstrieblosigkeit

Anerythropsie [gr. erythrós rot, ópsis Sehen] Rotblindheit, f. Farbenblindheit

angewandte Pf. ⟨Münsterberg⟩ entweder Benutzung, der Pf., um Kulturgebilde zu erklären oder um sie zu gestalten; f. Psychotechnik; prakt. Pf.; Kulturpsf.

Angleichung die auf gleichzeitiger *Assoziation beruhende Anähnlichung zweier Vorst. Vgl. Kontrast

Animalismus [lt. ánimal Tier] Tierverehrung bei *Primitiven

Animismus [lt. ánima Seele] Bezeichnung für das Gesamtgebiet *primitiven Seelenglaubens bzw. die Göttervolksanschauung, den Zauber- und Seelenglauben von Naturvölkern; wobei unter Seelenvorst. die ursprünglichsten, unter Zaubergebräuchen die einfachsten Gebräuche zu verstehen sind. Als Körperseele beginnt der Seelenglaube, Fortsetzung ist die Hauch- oder Schattenseele. Zusammenhängt damit die Verehrung des Blutes, als Träger des Lebens, der Nieren und Geschlechtsorgane, als Sitz der Körperseele. Daraus in entwickelteren Kulturen der *Phalluskult. Die Lehre von der *Hauchseele führt zur Auffassung einer Seelenwanderung, der Verwandlung in Tiere — Vögel, Echsen, Schlangen, Fische —, die so heilig und *Tabu werden (f. a. Animalismus), zu den Gebräuchen der Leichenverbrennung, der sonstigen Bestattungsformen, den *Opferkulten. **Animistische Hypothese** = Annahme, daß für alle körperstofflichen Vorgänge psychische *Parallelismen

vorliegen, bzw. auch = Verlegung des Wesens des Geistigen in den Willen ⟨Wundt⟩

Anomaloskop [gr. an Verneinung, homalós gleich, eben, skopein sehen] ⟨Nagel⟩ Vor. zur genaueren Bestimmung von *Farbenblindheit. Das Rot und Grün zweier Spektren wird gemischt und mit dem gleichzeitig gegebenen Gelb einer Natriumflamme verglichen. Ähnliches Derf. durch Vorlegen von auf Kärtchen gedruckten und in Kreisform gelagerten Mischfarbenpunkten ⟨Nagelsche Proben⟩

Anopsie [gr. ópsis Sehen, nachgebildet] auch Anopie das Nichtsehen eines *Auges, hervorgerufen nicht durch Netzhautversagen, sondern andere Fehler, wie Schielen usw.

Anosmie [gr. osmé Geruch] Fehlen des Geruchssinnes

Anregung gefühlsbetontes Beginnen bei der Arbeit, s. a. Arbeitskurve

Anschauungsbilder ⟨Jaensch⟩ besondere Form von opt. (ak. oder taktiler) *Reproduktion eines Gegebenen, die weder ein *Nachbild noch ein Vorstellungsbild noch eine unmittelbare Wahrn. darstellt

Anschauungstypen Form der von jemand bevorzugten Art der Veranschaulichung bei Beschreibung von Obj. ⟨Binet⟩ a) beschreibender, b) beobachtend-zusammenfassender, c) gefühlsbetonter, d) wissenschaftlich-gelehrter Typus. Stark bedingt durch bevorzugte Stellungnahme zur sprachlichen Ausdrucksform, s. a. Kategorien; ak.; visuell; mot.; Vorst.typen; emotional. Vgl. Eidetik

Anstieg einer Empf. Zeit vom Reizeinsetzen bis zum vollständigen Auffassen desselben. Das *Nachbild des Auges ist für dieses der Gegensatz dazu = Abstieg der Empf.

Anthropogone *Mythen [gr. ánthropos Mensch, goni Erzeugung] Übergangsformen zwischen tierischem und menschlichem *Ahnenkult. Bestandteil der *kosmogonischen Mythen, s.d.

Anthropoiden [gr. eidos Aussehen] Menschenaffen. Vielfach zur ps. Unters. benutzt, um *Entwicklungsps. zu treiben

Anthropologie [gr. lógos Lehre] Naturgeschichte des Menschen

Anthropometrie [gr. métron Maß] Wissenschaft der Körpermaße

Anthroposophie ⟨R. Steiner⟩ volkstümliche, praktisch gerichtete Weltanschauung, die ps. von Interesse ist, weil St. an Hand indischer u. a. Vorbilder durch Schulung der Intuition eine überlegene Erkenntnis, durch weitere Übungen einen harmonischen Ausgleich des Ichs erstrebte. (Beziehungen zur Mystik und zu *Synästhesien sind deutlich)

Antipathie [gr. antipathés entgegenwirkend] Abneigung; gegen Personen, Dinge, Gedanken

Antrieb vorübergehende Willensanspannung während der Dauer einer Arbeitsleistung, s. Arbeitskurve

Apathie [gr. a ohne, páthos Leiden] krankhaft bedingte Teilnahmlosigkeit, Gleichgültigkeit gegenüber Menschen und Umwelt

Aphasie [gr. a ohne, phásis Sprache] mehr oder minder umfassender Verlust des Sprechvermögens oder Sprachverständnisses. Die äußeren Sprechwerkzeuge und Sinnesorgane sind erhalten, der Fehler liegt im Gehirn, ohne daß die *Intelligenz geschädigt wäre. Formen der A.: *motorische A., auch *ataktische A. oder *Aphemie bzw. *Agraphie. Der Kranke kann Gedanken schriftlich (Agraphie) oder mündlich nicht zum Ausdruck bringen, sein Wortschatz ist verarmt, er versteht aber alles ihm Gesagte. — *Sensorische A., auch *amnestische A., *auditorische A., *Worttaubheit, *Wortblindheit. Der Betr. kann sprechen, versteht aber gehörte bzw. geschriebene oder gedruckte Worte nicht. Vgl. Alexie

Aphemie [gr. phēmí sprechen] *motorische *Aphasie ohne *Alexie und *Agraphie

Aphonie [gr. phōnein laut sprechen] Tonlosigkeit. Der Betr. spricht nur im Flüsterton, kann im übrigen aber alles sagen. Meist *hysterisch. Aphonische Dauergeräusche: gelegentlich Bezeichnung für anhaltende Eigengeräusche im Ohr

Aphrasie [gr. phrásis Satz] infolge krankhafter Vorst. eingetretene völlige Stummheit oder Sprechen sinnloser Sätze

Apperzeption ⟨nach Herbart⟩ [lt. appercipere etwas hinzu bemerken] der *Blickpunkt des *Bewußtseins, d. h. derjenige Teil, der im Augenblick unsere *Aufmerksamkeit anzieht ⟨Wundt⟩; die gewollte und erstrebte klare Auffassung eines Inhalts, auch als das „Hinzuwahrgenommene", oder schlechthin als *Aufmerksamkeit bezeichnet. Ggs. die das gesamte *Blickfeld des Bew. darstellende bloße *Perzeption. Die A. ist ⟨Cattell⟩ prüfbar am *Tachistoskop; ihr Umfang beträgt bei gleichzeitiger Darb. 4—6 Sinneseinheiten: Buchstaben, Zahlen usw. — Als A.kategorien oder A.stadien (auch *Aussage-, *Assoziationsstadien und Kategorien) finden sich in der seelischen Entwicklung des Kindes nach Stern folgende Arten: 1.) bis zum 8. Jahr Bevorzugung unzusammenhängender A. von Personen und Sachen (Substanzstadium). 2.) 9.—10. Jahr apperzipierende Beob. vorzüglich von Handlungen, Tätigkeiten (Aktionsstadium). 3.) 10.—13. Jahr Bevorzugung aller räumlichen, zeitlichen und innerlich begründeten Beziehungen (*Relationsstadium). 4.) Gleichmäßige Verteilung der A. auf alle Gebiete (*Qualitätsstadium). Die Bevorzugung der Apperzeptionskategorien findet sich z. B. widergespiegelt im kindlichen Bericht, in der Erzählung, im gesamten Gedankenkreis. A.welle das Aufundabschwanken der *Aufmerksamkeitsstärke im Zeitverlauf. Sie ist vielfach abhängig vom einwirkenden *Reiz

Appunscher Tonmesser Ap., um eine größere Zahl nur wenig verschiedener Klänge bequem zu erzeugen. In einem Kasten befinden sich — je aus einer Reihe von kleinen Metallzungen bestehende — Zungenpfeifen, die durch einen Blasebalg in Tätigkeit gesetzt werden. Außen am Ap.kasten angebrachte Knöpfe bedienen entsprechende Ventile und führen nach Bedarf den gewählten Zungenpfeifen die zum Erklingen nötige Luft zu

Apraxie [gr. a ohne, práxis Handlung] auch Asymbolie [gr. sýmbolon Zeichen] Unfähigkeit, bestimmte Bewegungen auszuführen, die Bedeutung der Dinge richtig zu erkennen und zu verstehen, Fortfall des Verständnisses für praktische Verwendung von Gebrauchsgegenständen. Es liegt, bei Erhaltung aller sonstigen äußeren Sinneswerkzeuge und der Glieder, ein Fehler im Rindenbezirk vor. Formen der A.: 1. *motorische A. zeigt unzweckmäßige Bewegung der Hände; 2. bei *ideatorischer A. erfolgen Einzelhandlungen richtig, schwierigere Verbindungen werden falsch gemacht; 3. *amnestische A. vorübergehende, plötzliche Unmöglichkeit, eine Handlung auszuführen, da die hierzu notwendige *Vorstellung ausbleibt; 4. *corticale A. Reihenfolge der Teilhandlungen ist richtig, diese selbst aber mangelhaft; 5. *ideokinetische A. Einzelbewegungen geschickt, aber durcheinandergeworfen vollzogen

Äquivalente [lt. aéquus gleich, valere wert sein] Meth. der, Verf., das besonders bei Unters. der *Raumschwelle zur Anwendung kam. Eine Entfernung X zweier Tasterzirkelspitzen, die größer ist als die Raumschwelle, wird für eine Hautstelle a verglichen mit der Entfernung Y auf Hautstelle b, die *subjektiv X gleich erscheint. Aus dem Wert $\frac{x}{y}$ ergibt sich das Ä.-verhältnis der Hautstellen A und B

Äquivalenttheorie ⟨Meumann⟩ Lehre, daß beim Kunstgenuß das Kunstwerk zwar nicht für wirklich gehalten, wohl aber als Wirklichkeitsersatz erlebt wird

Äquivalenzwert s. Konstanzmeth.

Arbeitshypothese [gr. hypóthesis Grundlage] wissenschaftliche Annahme in Form einer Lehre, die als Grundlage für praktische Unters. dient. Ein den Erscheinungen vermutlich zugrunde liegendes Ges. wird angenommen, um die Richtungslinien der Forschung zu erleichtern

Arbeitskurve bildliche Darstellung von Arbeitsleistungen — etwa Briefumschlägekleben, Rechnen — durch eine Linie, welche die zum einzelnen gebrauchten Zeiten, die Schwankungen der einzelnen Arbeitsleistungen, gegebenenfalls auch die *qualitativen neben den *quantitativen Werten veranschaulicht. Die Form der A. wird vor allem beeinflußt durch die bei jeder fortlaufenden Arbeit auftretenden Erscheinungen der *Ermüdung, *Übung, *Gewöhnung, Ablenkung, den *Antrieb durch die neue Tätigkeit ⟨Kraepelin⟩. Sie kann Bezug nehmen auf Arbeiten über Minuten, Stunden, Tage, Wochen, Jahre. Abszisse ist der Zeitfortschritt, Ordinate die *Quantität der Arbeit = quantitative A. Sind in der Ordinate dagegen Fehlleistungen notiert, z. B. Rechenfehler = *qualitative A. Es gibt geradlinige, konkave, konvexe A., je nachdem die Kurve gleichmäßig fällt, erst zum Schluß oder sogleich bei Beginn sinkt. Die A. kann durch Berechnung oder auch unmittelbar durch Aufzeichnung mittels Ap. (*Kymographion, *Arbeitsschauuhr) gewonnen werden

Arbeitsprobe ⟨Giese⟩ ein allseitig musterndes Prüfmittel, um die Verhaltensweisen der Vp. bei schaffender Tätigkeit an neutralem, ohne Kenntnisse zu meisterndem Stoff, kennenzulernen. Nicht einzelne Funktionen, sondern der durch Temperament, Willensäußerungen bei Handlungen bestimmte Mensch wird gemustert. Poppelreuter hat A. zur Leistungsschulung benutzt. Ggf. Probearbeiten = Tätigkeiten, die bestimmte erlernte Kenntnisse voraussetzen

Arbeitspsychologie der Teil der Seelenkunde, welcher sich dem Vorgang und Ergebnis geistig-praktischer Betätigung widmet. Messung des Arbeitsvorgangs und seiner körperlichen Begleiterscheinungen. Hauptgebiete: Erforschen der Muskelarbeit, der *Übung, *Ermüdung, des Lernens, der *Arbeitsschwankungen im Wirtschaftsleben, Steigerung der Arbeitsleistung durch natürliche und künstliche Verf., Auslese geeigneter Arbeiter, Anwendung der Ergebnisse auf Erziehung, Industrie- und Wirtschaftsleben, s. a. Eignungsprüf., Taylorsystem, Ergograph, Myographion, Gang, Ermüdung, Kenotoxin

Arbeitssammler ⟨Sic⟩ radähnliche Vor., um die Hubhöhe bei Muskelarbeit zu messen. Der elektrisch gereizte Leichenmuskel dreht mittels Hebelarm ein Rad, das durch Gewicht abstufbaren Widerstand der Drehung entgegengesetzt (AUuG Nr. 539, s. Abb. 3)

Arbeitsschauuhr ⟨Poppelreuter⟩ Vor. zur Veranschaulichung des Ablaufs beliebiger Arbeitsleistungen als Einzel- und Gesamtarbeit, Stückarbeit in Fabriken, Bureaus, Schulen. Am Arbeitswerkzeug, etwa der Fräsmaschine, Schreibtisch, Telephonklappenschrank, befinden sich Kontakte, welche die Schauuhr von Beginn bis Abschluß der Arbeit ein- bzw. ausschalten. Die Uhr besteht aus in beliebiger Zeiteinheit (Se-

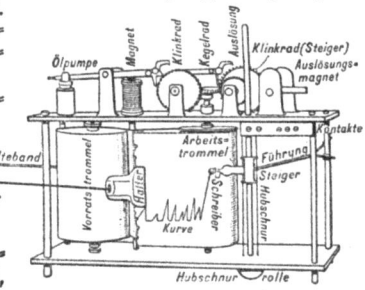

Fig. 1. Arbeitsschauuhr

kunden, Stunden, Tagen) gleichmäßig (elektromagnetisch) vorrückenden Trommeln. Auf einem über sie laufenden Papierstreifen verzeichnet ein während der Arbeitsdauer ebenfalls in gleichen Zeiteinheiten senkrecht sich erhebender Steiger eine Kurve. Bei Abschluß der Teilarbeit fällt er selbsttätig auf die Ausgangslinie, eine Wagerechte, zurück. Diese bedeutet Arbeitspause; die Anstiegskurven ergeben als Gesamtheit den Einzelablauf der Arbeitsleistung

Arbeitsschreiber s. Dynamometer

Arbeitsschwankungen ⟨Kraepelin⟩ Abweichungen der Teilleistungen einer Gesamtarbeit vom Mittelwert derselben. Ursache: *Übung, *Ermüdung, *Gewöhnung, *Anregung bei Beginn, *Antrieb, *Übungsverlust nach Arbeitsunterbrechung, *Erholung

Arbeitstypen Formen *qualitativer Arbeitsart. Beispiele: Höchstleistung sogleich bei Arbeitsbeginn, nach Einübung in der Mitte, Höchstleistung zum Schluß. Entsprechend verschiedenes Aussehen der Arbeitskurve

archaisches Denken von der *Psychoanalyse übernommene Auffassung ⟨Storch⟩, daß auch beim Normalen (z. B. im Traum), ebenso den Wahnideen Geisteskranker u. a. urtümliche Grundgedanken auftauchen, die vormals bei den Vorfahren, ebenso den primitiven Völkern eine Rolle spielten, beim Kulturmenschen dagegen verschüttet zu sein pflegen (z. B. Masken-, Dämonen- u. ä. Vorstellungen); s. Atavismus, *Totemismus

aristotelischer Vers. Kreuzt man über kleiner Kugel Mittel- und Zeigefinger der Hand so, daß die sonst abgekehrten Fingerwände sich gegenüberstehen, so hat man die Empf., zwei Kugeln in normaler Fingerstellung zu berühren

Arkadenschrift [lt. arcus Bogen] *graphologisch diejenige Handschriftenart, bei der die kleinen Buchstaben (m, n, u, w, v) abgerundet und zugleich alle Haar- und Grundstriche durch oben gerundete Bogen verbunden sind. Träger dieser Schrift gelten als mißtrauisch, heuchlerisch, verschlossen. Unter Vorbestraften finden sich über ⅓ mit Arkadenschrift. Ggs. Girlandenschrift. Abgerundete Bogen unten befindlich; offene, aufrichtige, freundliche Menschen

Artikulation [lt. articulátio Gelenk] alle inneren und äußeren Bewegungen, die zur Hervorbringung eines Wortes, Lautes notwendig sind, s. Lautlehre

Asemie [gr. a ohne, séma Zeichen] Unvermögen, Zeichen zu bilden oder sich durch solche mit der Umwelt zu verständigen, s. Aphasie

Assimilation [lt. similis ähnlich, A. = Anähnlichung] Verschmelzung. Allgemein bezogen auf die im *Ich vorhandenen *Perzeptions- und *Apperzeptionsmengen, die in jedem Einzelfall in uns unmittelbar bei *Wahrnehmung von Inhalten, Handlungen zur Verbindung gelangen. Sinnespf. im besonderen Verschmelzen früher wahrgenommener Elemente mit einem neu dazutretenden zu einer gleichzeitigen Verbindung. Es scheiden sich dabei *induzierte und *induzierende Teile, je nachdem der betr. Bestandteil beeinflußt wird oder selbst beeinflußt. Beispiel: Vorgänge der Perspektive, *umgekehrter Zeichnungen, s. a. Kontrast, geometrisch-opt. Täuschungen

Assoziation [lt. associáre vereinigen] Bezeichnung für das die Einzelvorst. und Bew. Inh. Verknüpfende und für die jedem Einzelinhalt eigentümliche Fähigkeit, andere Inhalte hervorzulocken. Nach Herbart Beziehung zur Reihung von Vorstellungsfolgen in bestimmter Ordnung und zum Vorgang der Reproduktion. A. formen: 1. Wortassoziation: Verbindung durch Wortklang; 2. *homosensorielle A.: A. aus gleichem Sinnesgebiet; 3. *partialisierende A.: zum Ganzen wird ein (begrifflicher) Teil gefügt; 4. *heterosensoriell: aus fremdem Sinnesgebiet erfolgt eine A.; 5. *totalisierende: zu einem Teile wird ein übergeordneter Begriff gefügt; 6. äußerliche Berührungs-A.; 7. Beziehungs-A.— Diese Formen lassen sich exp. nachweisen, indem Vp. ein Reizwort, durch Zuruf oder opt. Darb., erhält und unmittelbar angeben muß, was ihr dabei in den Sinn kommt. Läßt

Assoziation

man zwangsmäßig die Vp. in einer dieser Arten assoziieren, so nehmen die A.zeiten an Länge von 1—7 zu. Man glaubte früher, daß im praktischen Leben bestimmte A.ges. den Vorst.ablauf regeln. Man unterschied: a) A. nach Ähnlichkeit, b) A. nach *Kontrast, c) A. nach räumlicher Beziehung, d) A. nach zeitlicher Beziehung und erklärte vor allem so die Erscheinung des *Gedächtnisses. Doch sind die Ges., einschließlich des nach Ähnlichkeit oder Berührungs-A. (*Kontiguität), als Gesamtheit nicht gültig. Man bestimmt als das A.gesetz die Regel, das die Gesamtheit der gleichzeitig in einem Moment sich abspielenden ps. Vorgänge ein Ganzes bilden, das einen zusammenhängenden Komplex von (physiologischen) Dispositionen (Spuren) hinterläßt. Wird ein Teil dieses (physiologischen) Komplexes wiedererregt, so besteht die Tendenz, daß auch alle übrigen damit verbunden gewesenen wieder ansprechen. Offner verweist auf die sonstige Beob., daß es auch mittelbare (überspringende) A. gebe, daß die A. sich auch unterhalb des Bew. verstärken und bilden kann, sowie daß es eine Doppelseitigkeit der A.bahn gebe. Wichtig ist die neuere Erkenntnis, daß eine singulare und eine kollektive Auffassung möglich ist. Erstere *reproduziert die Elemente (hintereinander) als Glieder, letztere fügt die Teile stets zu Ganzheiten zusammen und bindet derartige *Komplexe durch Stellungsassoziationen. Als A.täuschung haben, zumal in der Sinnesps., Erscheinungen Wichtigkeit, bei denen durch A. *Kontrast,

*Angleichung usw. gegebener räumlicher Gebilde erzielt werden kann. — Mit A.vers. bezeichnet man die Prüf. der *sukzessiven Verbindungen von Vorst. A.zeit ist die Dauer zwischen Reizwortdarb. und Antwort der Vp. Auch gerichtlich wird der A.vers. benutzt, um Kenntnisse, die verheimlicht werden, durch auffällig verlangsamte bzw. beschleunigte A.zeiten, ebenso veräußerlichte bzw. merkwürdige Formen der A. aus Zeugen, Angeklagten zu ermitteln. Ähnliche Anwendung in der *Psychoanalyse, zur Ermittlung peinlicher Bew.Inh. der Vp. Die A.zeiten werden an *Chronoskop oder mit der Stoppuhr gemessen. Das lose Spiel der A. heißt freie A.; muß jemand nach einer der oben genannten Formen von vornherein assoziieren, so heißt diese A. eine gebundene. — Auch auf Gef. nimmt A. Bezug. Nach dem „Prinz. der A. verwandter Gef." ⟨Wundt⟩ verbinden sich Empf. mit ähnlichem Gef.ton und verstärken sich gegenseitig. — Mit dem Ausdruck „assoziatives Äquivalent" endlich wird die A.stärke bezeichnet, die bewußtseinsinhaltlich einer Willensanspannung von gleicher Größe entspricht. ⟨Ach⟩. Es läßt sich etwa feststellen, daß der Grad einer Willensanspannung meßbar wird im Vergleich zur Stärke der A. zwischen Silben, wenn man diese so ausführen läßt, daß die erforderliche A. einer gewohnten A. zuwiderläuft. Die sog. „*determinierende Tendenz" (s. d.) wird künstlich unterdrückt. Beispiel: Silbenreihen werden bis zur völlig gewohnheitsmäßigen Verbindung der

Einzelteile gelernt. Alsdann muß Vp. bei Nennen eines der Reizglieder die gewohnte A. unterdrücken und anders geforderte A. bringen = assoziatives Äquivalent

Astasie [gr. a nicht stásis Stehen] s. Abasie

Asthenie [sthénos Kraft] Schwäche. Ggs. Sthenie, s. Affekt

Astheniker Grenzfall des *leptosomen Typs; organisch in Richtung der Tuberkulose gefährdet

Asthenopie [gr. asthenés schwach] Sehschwäche, beruhend auf rascher Ermüdbarkeit der Augen beim Nahesehen

Ästhesiometer [gr. aisthēsis Empf.] Tasterzirkel ⟨Griesbach u. a. m.⟩ mit zwei Spitzen, um a) die *Raumschwelle der Haut, b) angeblich auch die *Ermüdung zu messen. Zu letzterem Zweck vielfach gebraucht, aber kaum zu rechtfertigen

Ästhetik, exp. ⟨Fechner⟩ Wissenschaft zur Erforschung der Beschaffenheit „schöner" Gegenstände, Raumverhältnisse von Figuren, Wohlgefälligkeit von Farbenzusammenstellungen, Teilungsges., baulichen Raumgrößen. Derf.: Befragung, *Wahlmeth., *paarweise Vergleichung, *Ausdrucksmeth., dazu zergliedernde *Selbstwahrn. der Vp.

Astigmatismus [gr. stígma Punkt] Sehstörung, die Verzerrung gesehener Obj. hervorruft. Die von einem Objekt und durch das Auge gehenden Strahlen vereinigen sich nicht wieder auf einem Punkt der *Netzhaut, wie es bei *Wahrnehmung scharfer Bilder notwendig wäre. Gewisser Ausgleich wird durch entsprechend geschliffene (zylindrische) Brillengläser erzielt

Astigmometer Vor. zum Feststellen des A.

Astralleib [lt. ástrum Gestirn] Bezeichnung für den von manchen *Medien und *Parapsychologen angeblich wahrgenommenen, nebelähnlichen Körper, der Grundlage des sog. *Doppelichs darstellen soll

Astrologie [gr. lógos Kunde] Lehre über Abhängigkeit alles menschlichen Geschehens vom Lauf der Gestirne, über deren Stellung bei Geburt und bei Handlungen im Leben. A., bereits von Babyloniern und im klassischen Altertum getrieben, erlebt in gewissem Sinne eine Rechtfertigung durch die heutigen Theor. der *geopsychischen Erscheinungen, der *Periodizität. Als Teilgebiet des unwissenschaftlichen *Okkultismus ist reine A. auch jetzt weit verbreitet

astropsychische Erscheinungen, die, zumal von der *Parapsych. behaupteten Einflüsse der Gestirne auf das Seelenleben. Bevorzugt wird der Mond, dessen Einfluß auf die weibliche *Menstruation, die *Noctambulie, *Epilepsie, die *Libido nicht ganz zu verkennen sein mag. Vgl. auch Periodizität

Asymbolie [gr. a ohne, sýmbolon Zeichen] s. Apraxie

ataktisch [táxis Ordnung] s. Aphasie

Atavismus [lt. átavus Ahne] Wiedervorkommen von Eigenschaften vergangener Geschlechter. Entwicklungsrückschlag. Als atavistische Regression ⟨Freud, Jung⟩ wird die eigenartige Erscheinung aufgefaßt, daß im *Traume, bei Neurosen, bei Geisteskrankheiten Vorst. auftauchen, die völkerps. erfahrungsgemäß zu den *Mythen, Sagen *primitiver

Menschen gehörten. Angeblich Neuerscheinungen ehemaliger, vom Jetztmenschen überwundener, Gedächtnisspuren

Ataxie [gr. táxis Ordnung] jede Störung in den unwillkürlichen Bewegungszuordnungen der Muskeln

Atem s. Ausdrucksmeth.

ätherische Gerüche [gr. aithér das Leichteste, die obere Luft] s. Geruch

athletischer Typ Konstitutionsform mit ausgeprägter Muskulatur und entsprechenden Körpermaßen; von Kretschmer in Verbindung gebracht mit verhältnismäßig ungeistiger, robuster und seelisch unbegabterer Charakterform

Atomismus diejenige Ps., welche *mosaikhaft aus zusammengefügten *Elementen das Psychische begreifen will

Aubert-Förstersches Satz. Bei gleichem Gesichtswinkel werden nahe befindliche Zeichen auf größerem Netzhautteil erkannt als fern liegende. Der Vers. benutzte durch elektrischen Funken beleuchtete Buchstaben verschiedener Größe; Beob. erfolgte in Entfernungen proportional deren Größe = identischer Größe des Netzhautbildes. E. Jaensch ermittelte hieraus Unterschiede der Überschaubarkeit

Aubertsches Phänomen. Fixiert man im dunklen Zimmer vertikale helle Linie, so erscheint sie bei seitlicher Kopfwendung stark gedreht

Audiometer [gr. audére hören] s. Akumeter

Audition colorée [frz.] Farbenhören. Erscheinung, daß manche Personen beim Hören von Tönen zugleich bestimmte Farbenwahrn. haben, z. B. das C blau oder rosa, das G gelb, den Klang der Flöte blau, der Trompete rot, A-Dur grün u. a. m. empf.

auditorisch [lt. aúdio ich höre] s. Aphasie

Auffassungsstufen s. Apperzeptionsstadien

Aufmerksamkeit, vielfach ⟨Wundt⟩ mit *Apperzeption gleichgesetzt. Willensvorgang, der jemand ermöglicht, einen Inhalt seelischer Art aus der Menge der Eindrücke herauszuheben und ihn zu beachten. A. wird auch Fixierung des Bew., auf bestimmten Teilinhalt genannt ⟨Jodl⟩; A. = fähigkeit zum Vorstellungszuwachs ⟨Herbart⟩; = innere Wahrnehmung ⟨Fries⟩; = Fixierung auf Teilinhalt mit gleichzeitiger Muskelhemmung und Inhaltshemmung ⟨Ribot⟩ anderer Bewußtheiten; = „Lust am Bemerken des Folgenden" ⟨Stumpf⟩, allgemeine Einstellung der Person usw. Vgl. Ranschburgsches Phänomen. Die eigentliche Natur der A. ist unbekannt (s. auch Denken). Möglicherweise ist A. etwas Rein-Biologisches, nichts Nur = Psychisches = Arbeitsbereitschaft des lebendigen, reizempfänglichen Organismus, unter ökonomischer Selbstbeschränkung auf enger umrissene, aber vom Willen zum Teil auswählbare Reizzonen. Theor. ist Bahnung, Hemmung und Unterstützung (s. d.) angenommen worden. Bedingungen zur A.-erzeugung beim Beob.: jeweilige Interessen; Erwartung des *Reizes; die *Einstellung; körperlich günstige Verhältnisse, wie guter Ernährungszustand, geistige Frische, Ermüdungslosigkeit; Verbindung zu bestimmten *Reproduktionen. — Bedingungen, die hinsichtlich des einwirkenden Reizes die A. fördern: ausgezeichnete, augenblicklich einsetzende Stärke; neues, unerwartetes Eintreten; Abgrenzung von anderen Reizen; Raumverhältnis zum Beob. (Nähe wirkt besser als Ferne). — A.typen: Leute mit *fixierender A., auch = obj.-treuer A.typ; eng begrenzter *Umfang der A., fest beobachtend, einseitig. — *Fluktuierender A.typ: gedanklich verknüpfend, erfassend, schweifend, vielseitig, subj. — A.wanderung = Zeit, die A. benötigt, um bei gleichzeitiger Beanspruchung durch mehrere Aufgaben von der einen auf die andere sich umzustellen

Aufrechtsehen Bezeichnung für die Tatsache, daß zwar — wie im Augenspiegel nachweisbar — die Obj. umgekehrt auf den *Netzhäuten erscheinen, sie von uns trotzdem aber in den wirklichkeitsentsprechenden Lageverhältnissen wahrgenommen werden

aufsteigendes Verf. ⟨Meumann⟩ Meth., beim Nachsprechenlassen von Zahlen, Wörtern langsam mit wenig Einzelbestandteilen zu beginnen und hohen Werten zu endigen. Ggs., vom Zuviel beginnend: absteigendes Verf.

Auge Sinnesorgan zur Licht-, Farben-, Raumwahrn. Drei Hauptteile: 1. Augapfel, *optischer Ap. zum Sehen = Bulbus oculi nebst Sehnerv; 2. Schutzmittel und Tränenap. des Auges; 3. Bewegungsmuskeln. Bulbus oculi: kugelförmig mit Inhalt, Kern und Hautkapsel. An letzterer stielähnlich der Sehnerv = Nervus opticus. Folgende Schichten sind zu unterscheiden: a) Tunica fibrosa oculi, äußere Haut; vorn am durchsichtigen Teil = Cornea oder Hornhaut, nach hinten Sclera oder Lederhaut; b) Tunica vasculosa oculi = Gefäßhaut. Vorn = Iris oder Regenbogenhaut, in der Mitte der sog. Ziliarkörper (Corpus ciliare), hinten Chorioidea oder Aderhaut; letztere dunkelrotbraun; c) Stratum pigmenti, das sog. Pigmentepithel vom Eintritt des Sehnerven bis zum Pupillenrand der Iris. Endlich die Retina = Netzhaut, ursprünglich ein Hirnwandteil, an dem sich der Sehnerv ausbreitet. Die Retina ist der Sitz der Wahrn. Der Bulbuskern besteht aus der Kristallinse des Auges = Lens crystallina, dem Kammerwasser = Humor aqueus, dem Glaskörper = Corpus vitreum. An Schutzvor. hat das Auge das Augenlid, die Bindehaut, den Tränenap. An Bewegungsvor. sind vorhanden: für den Augapfel vier gerade und zwei schräge Augenmuskeln = Musculi recti und obliqui; für die Augenlider drei Augenlidmuskeln = Musculus levator palpebrae sup. und Musc. tarsalis sup. et inf. Psych. wichtig ist die netzartige Sehnervenausbreitung der Retina, welche aus zehn etwa 0,1 bis 0,4 mm dicken Schichten besteht. Die innerste bildet das eigentliche Sehnervenende; die der Chorioidea zunächstliegende besteht aus den nebeneinander gelagerten „Zapfen" und „Stäbchen", den eigentlichen lichtempfindlichen Elementen. Die Lichtstrahlen treten ins Auge durch das Sehloch der Iris, die Pupille, die sich selbsttätig, je nach Lichtstärke, erweitert oder verengert (s. a. Akkommodation). Durch

Auge

die Linse, den Glaskörper, trifft der Strahl auf die Retina, und durch deren Schichten bis auf die Stäbchen und Zapfen. Eintrittsstelle des Sehnerven = der sog. blinde Fleck = Mariottsche Fleck. Gegenüber dem Pupillenloch der gelbe Fleck = Macula lutea, dessen kleine Vertiefung, die Fovea centralis, die Stelle des deutlichsten Sehens darstellt. Beim *Fixieren wird das Auge im direkten Sehen so eingestellt, daß das Licht durch die Pupillenmitte auf die Fovea centralis fällt. *Stäbchen und *Zapfen unterscheiden sich nach Form und Verbindung der Zellen mit den Nervenästen des Sehnerven und dienen wohl zur Helligkeitsbzw. Farbenwahrn. (s. Farbentheor.) — A.achse eine gedachte, durch den Mittelpunkt des Auges gehende und zum Mittel = Blickpunkt des beob. Obj. verlaufende Linie. Ihre Verlängerung bis zur Retina heißt Blicklinie. Die von den äußeren Grenzen des Obj. durch die Linse gehenden und zur Retina gezogen gedachten Linien, welche Umkehrung und Verkleinerung des Obj. auf der Retina bewirken, heißen Richtungslinien. — A.bewegung: wirklich oder nur unbewußt gedachte *innervierte Bewegung des Augapfels. — A.bewegungsap. Vor., um bei Leseverf. Bewegungen des Auges festzustellen: a) ⟨Schackwitz⟩ an einem Brillengestell befindet sich ein kleiner Gummiball, der ähnlich dem *Marey Bewegungen des vorbeistreifenden Augapfels auf ein *Kymographion überträgt; b) ⟨Javal=Lamare⟩ durch Augenbewegung wird ein feiner Kontakt betätigt, der ein Mikrophon zum Tönen bringt; c) ⟨Erdmann=Dodge⟩ unmittelbare Beob. des Auges durch Spiegel und Fernrohr beim Lesen; d) ⟨Huey⟩ Unempfindlichmachen des Auges durch Betäubungsmittel (Kokain). Auf Cornea wird ein kleiner Ring befestigt, der die Bewegungen unmittelbar zum *Kymographion überträgt; e) ⟨Dearborn⟩ Photographieren der Bewegungen eines Spiegelbildchens auf der Hornhaut. — A.kammer, camera oculi 1. der zwischen Hornhaut, Irisvorderfläche und Linse befindliche Raum; 2. zwischen Linse, Irishinterfläche und Linsenhalteband (s. Akkommodation) befindliche Raum = vordere=hintere Kammer. — A.maß. Vergleichende Beurteilung verschiedener Raumgrößen. Bei ruhendem Auge geringer. Bei Bewegung und Nacheinanderdarb. sind noch Unterschiede bis zu $1/60$ der obj. Größen wahrnehmbar. — A.maßap. ⟨Lehmann⟩ Vor. zur

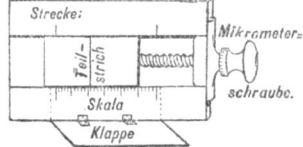

Fig. 2. Augenmaßapparat

Prüf. des Augenmaßes. Die gegebene Strecke AB kann durch einen tiefer liegenden, mittels Feinsteller (Mikrometerschraube) verstellbaren Querstrich geteilt werden. Die erzielte Einteilung zeigt ein darunter befindlicher, beim Vers. durch Klappe verdeckter Maßstab an. — A.spiegel ⟨Helmholtz⟩. Zur Beob=

des Augenhintergrundes (Retina, Chorioidea) am Lebenden. Ursprünglich ließ H. Strahlen einer Lichtquelle auf eine schräggestellte, sog. planparallele Platte fallen. Von dort wird das Licht ins Auge der Vp. reflektiert, kommt vom Auge 3. T. unmittelbar zur Lichtquelle zurück, 3. T. aber durch die Glasplatte hindurch ins Auge des Beob., das dann jenes Auge durch Cornea und Linse 14fach vergrößert, aufrecht sieht. Statt der Glasplatte nach Ruete ein in der Mitte durchbrochener Spiegel, durch dessen Loch der Beob. von der Rückseite des Spiegels aus blickt

Augeohrmethode s. Passageinstrument

Aura [lt. aura Lufthauch] 1. medizinisch: verschiedenartige Vorzeichen eines *epileptischen Anfalls, ebenso *hysterischer Erkrankung; 2.*parapj.: die von *Somnambulen beob. lichtähnlichen Ausstrahlungen des menschlichen Körpers, die ihrer Farbe und Erscheinungsform nach unmittelbar mit dem seelischen Zustand des Menschen zusammenhängen sollen und den Körperumrissen wie eine Gashülle folgen. Die A. ist auch Ausgangspunkt des sog. *Fluidals bei *mediumistischen Erscheinungen

Ausdrucksbewegungen äußere, körperlich gegebene Kundgebungen für bestimmte Bew.Inh. Beim Kinde erste Anzeichen seelischen Lebens überhaupt: Lächeln, Abwehrbewegung, Schreiweinen, Mundspitzen. Als A. stehen beim Erwachsenen die Sprache und Handschrift an erster Stelle. Vorläufer dazu Mimik und Gebärde. Es lassen sich *automatische = *Reflex-, Mitbewegungen, Trieb- und Willkürbewegungen unterscheiden. Man erklärt sie theor.: 1.⟨Spencer⟩ rein körperlich (physiologisch) a) im Ges. „der wachsenden Ausbreitung und Entladung bei zunehmender Erregung"; b) durch Annahme, daß bei *diffusen Entladungen kleine Muskeln leichter beweglicher Organe schneller ergriffen werden als solche schwerer beweglicher; 2. ⟨Darwin⟩ durch den Grundsatz der „zweckmäßigen *Assoziation von Gewohnheiten". Dazu verwendet man den bekannten Gesichtspunkt der Vererbung; 3. ⟨Wundt⟩ aus einem Allgemeingrundsatz, daß mit jeder Veränderung seelischer Zustände als körperliches Gegenstück u. a. auch Ausdrucksbewegungen verbunden sind. Anwendungsgebiete die „Ausdruckspj."⟨Klages⟩ in Graphologie, Gymnastik, Kunst

Ausdrucksmethode ⟨Wundt⟩ diejenige Seite der exp., zumal auf Ges. bezogenen Unters., die sich mit den äußeren Begleiterscheinungen der Ges. befaßt und aus Eigenart der Begleiterscheinungen Rückschlüsse auf die dahinter liegenden Erlebnisse zieht. Prüf. der Atmung durch *Pneumographen, des Blutvolumens durch *Plethysmographen, des Pulses durch *Sphygmograph, unwillkürlicher Mitbewegungen durch *Registrierap. ⟨Sommer⟩. Ggs.: Eindrucksmeth. In wohlgeordnetem Wechsel und Abstufung werden *Reize auf den zu Untersuchenden zur Einwirkung gebracht. Aus Reizveränderungen wird Veränderung der seelischen Erlebnisse geprüft

Ausdrucksymptome [gr. sympiptein zusammenfallen] Anzeichen der Ausdrucksbewegungen. Pulsverlangsamung bei Lust, -beschleunigung bei Unlust für *optische, *akustische Eindrücke. Pulserhöhung bei Lust, -erniedrigung bei Unlust. Atemverlangsamung und -beschleunigung = Erhöhung und Verflachung für Lust — Unlust. Armvolumensteigerung bei Lust, Senkung bei Unlust. Anwachsen des Hirnrauminhalts bei Unlust, Senkung bei Lust. *Dynamometerleistungssteigerung bei Lust, Abfall bei Unlust u. a. m. Die Deutung der Zeichen ist allerdings nicht immer einwandfrei möglich

Ausfallserscheinungen diejenigen Tatsachen, die bei Verletzung einer Körperzone auftreten und zugleich verraten können, welche Dienste diese leistet. Hierauf gründet sich der Wert der *Pathops.

Ausfragemethode ⟨Külpe⟩ Prüf.-verf. für höhere Bew.Inh., wie z. B. *Denken, *Phantasie. Vp. bekommt gewisse Aufgaben vorgelegt, die sie erfüllen muß, ist aber gleichzeitig gehalten, dabei durch Selbstbeob. über die Vorgänge im Innern sich zu vergewissern. Hinterher wird sie befragt

Ausgeprägtheit von *Oberflächenfarben ⟨Katz⟩. Besondere Veränderungen, die die Farben je nach Entfernung vom Beob. und nach der Beleuchtungsstärke, aber unabhängig von ihrer *Qualität, *Intensität, *Sättigung besitzen. — Sie erscheinen teils dunkel-verschleiert, teils deutlich-bestimmt

Aussagekategorien s. Apperzeptionsstadien

Aussagen Wiedergabe eines beob. Tatbestandes, wie sie etwa gerichtlich vorkommt. Dauer der Zwischenzeit zwischen Beob. und Wiedergabe, Art der persönlichen Beziehung zum Tatbestande wirken auf A. ein. Bei schriftlichen A. bis 10%, bei mündlichen 25% Fehlangaben u. m.

Autismus [gr. autós selbst] ⟨Bleuler⟩ *phantastisch-traumhaftes Überwiegen des Innenlebens gegenüber der Betätigung und Anteilnahme an Außenwelt. Oft Anzeichen für *Schizophrenie

Autoerotismus [gr. érōs Liebe] ⟨Havelock-Ellis⟩ die, zumal beim Kinde vorliegende Form, Sinnenlust am eigenen Körper, also ohne einen zweiten, zu gewinnen (Beispiel: Lutschen, Saugen)

Autohypnose [gr. hýpnos Schlaf] Selbsteinschläferung in *hypnotischen Zustand. Ggs. Heterohypnose: durch Fremde

autokinetische Empf. [gr. kinēsis Bewegung] ⟨Aubert⟩ scheinbare Bewegungen *fixierter Punkte

Automatismen [gr. autómatos selbsttätig] willensunabhängige Handlungen, 1. allgemein ⟨Flournoy⟩ als „teleologisch" solche, die einen bestimmten sinnvollen Zweck darstellen, ohne daß ihr Träger diesen bei ihrem Eintreten erkannte; 2. beim automatischen Schreiben in der *Hypnose: Beantwortung von Fragen durch die Vp., ohne daß sie selbst darauf achtet, sogar während sie eine gänzlich andere Tätigkeit ausübt

Automatograph [gr. gráphō schreiben] Vor. zum Aufzeichnen unwillkürlicher Bewegungen. Von der

Decke herabschwebende Armunterlage, deren Vorderende mit Schreibstift versehen ist und so auf darunter befindlichem Rußpapier die dem Arme folgenden Schwankungen der Unterlage aufzeichnet

Automonosexualismus [gr. mónos allein, eins; lt. sexus Geschlecht] ⟨Rohleder⟩ auf eigene Person bezüglicher Geschlechtstrieb, ohne daß Selbstbefriedigung vorliegt, s. a. Narzißmus

Autosuggestion [lt. suggéro eingeben] Selbsteinredung. Gewinnung eines falschen, beeinflußten Urteils durch eigene irrige Vorst. Im besonderen die im Verlauf einer *Autohypnose zutage tretenden Bew.Inh.

Autotomie [gr. tómos Schnitt] bei Tieren gelegentlich zu beob. Selbstverstümmelung in Lebensgefahr. Beispiel: Abwerfen des Schwanzes bei Eidechsen

Auxanometer [gr. auxánō vergrößere] Wachstumsverzeichner, besonders für Pflanzen; ähnlich dem *Kymographion, s. AUuG Nr. 569

Aztekenkopf nach den bekannten mexikanischen Ureinwohnern benannte Schädelform, deren Besitzer meist *Idioten sind: niedrige, zurückfliehende Stirn, kleines Kinn, spitze Nase, hervorquellende Augen

Babinski nach einem Pariser Arzt benanntes Erkennungszeichen für funktionelle Untätigkeit der Großhirnrinde, Erkrankung von Nervenleitungen usw. Beim Streichen der Fußsohle biegen sich die Zehen nicht, wie üblich, zur Sohle hin, sondern träge nach oben. Besonders auffällig bei der großen Zehe. — Als B.sches Ohrphänomen gilt die physiologische Erscheinung, daß bei Innen- oder Mittelohrerkrankungen der Patient den Kopf zur erkrankten Seite neigt, sobald elektrischer Strom quer durch den Kopf geleitet wird

Bachofen, W., * 1815 Basel, † 1887. Prof. ebd. Begründer vergleichender Rechtspf., daher völkerpf. von Bedeutung. Auf ihn geht die Begr. des *Mutterrechts zurück. W.: Das Mutterrecht (1861), Gräbersymbolik (1859)

Bahnung Bezeichnung für die Erscheinung, daß durch Wiederholung bzw. Einübung das Gehirn für die betr. Eindrücke empfänglicher, gleichsam mit ihnen vertrauter wird, so daß das Eingeübte alsbald mühelos beherrscht wird. B.theor. ⟨Ebbinghaus⟩: die Aufmerksamkeit besteht aus B.neuer Vorst.verbindungen, auf Grund der Ausschließung zugeordneter nervöser Reizzentren (Nervengehirnteile). Ggs. Hemmungstheor., Unterstützungstheor.

Baldwin, * 1861 Columbia, Prof. Baltimore. Sozial- und Entwicklungspf. B. ist führender amerikanischer Forscher. W.: Mental Developement in the Child and in the Race (1896). Thoughts and Things (1908)

Ball- und **Feldtest** ⟨Terman-Childs⟩. In kreisrundem Feld soll verlorengegangener Ball auf das zweckmäßigste gesucht werden. Aufzeichnung des Absuchungsverlaufs. Soll geordnetes Raumbew. prüfen

Ballaties [lt. bálló blöke] auch Dysarthrie, *Anarthria syllabaris = Stottern. Beruht auf krampfhaft sich zusammenziehenden Sprechmuskeln und tritt nur beim Versuch zu sprechen auf. In der Regel seelisch bedingt

Ballismus [gr. ballízō tanzen] auch Chorea = Tanzerei [gr. choreía Tanz]. Bezüglich, außer auf das mehr *physiologisch bedingte Zittern (*Tremor), Schüttel- und Zitterlähmungen (*Paralysis agitans), Hüpfkrampf der Beine (Chorea saltatoria), vor allem auf die pf. bedeutsame Tanzwut, zumal soweit sie seuchenartig auftritt, ähnlich der religiösen Tanzerei im Mittelalter, der Tanzwut zu Revolutionszeiten, wie 1790, 1919. Sie ist *hysterisch bedingt

balsamischer Geruch f. Gerüche

Bandzauber Vorst. *Primitiver, daß durch ein Band, eine Schnur etwas geheimnisvoll gesichert und verzaubert sei. Beispiel: Lendenschnur der Naturvölker, Eheringwechsel bei uns

Basaldistanz des Doppelauges [gr. básis Grundlage, lt. distáre abstehen] Entfernung der *Visierpunkte = Grundlinie der Visierebenen

Basilarmembran [lt. membrána die die Glieder überziehende Haut] in der *Schnecke des *Ohrs, zwischen Scala tympani und häutigem Teil derselben gelegenes Sinneswerkzeug. Bestehend aus etwa $1/_{500}$ mm starken Fasern, abgestuft von $1/_{20}$ bis $1/_2$ mm Länge, an Zahl 15000 bis 24000 Stück aufweisend. Nach Helmholtz Sitz für die Wahrn. zusammengesetzter Schwingungen. Jede Faser wäre als auf einen bestimmten Ton abgestimmt zu denken

Bastard [lt. bastum der Packsattel = Ort der Zeugung des Unehelichen] Bezeichnung für Nachkommen zweier rasseverschiedener Individuen. Dies durch Kreuzung entstandene Wesen heißt auch *Hybrid. Vgl. Homozygote

Bastian, A., * 1826 Bremen, † 1905 Berlin, Prof. Bedeutender Ethnologe und Völkerpf., dessen W. eine große Fülle ungeheuren Tatsachenmaterials bieten. W.: Vergl. Pf. (1868). Die Welt (1887)

Bathophobie [gr. báthos Tiefe, Höhe, phóbos Furcht] Zwangsvorst. beim Heraufsehen an hohen Gebäuden, diese könnten einstürzen. Schwindelgef. angesichts hoher Gegenstände

Bathoskop [gr. ópsis Sehen] ⟨Aall⟩ Vor. zur Unters. des *binokularen Tiefensehens

Becher, E. Prof., München (* 1882 Remscheid). Gehirn und Seele (1911). Die fremddienliche Zweckmäßigkeit von Pflanzengallen (1917). Geisteswissenschaften und Naturwissenschaften (1921)

Bedeutungswandel Änderung des Sinns von Spracheinheiten (Worten, Silben). Geht zugleich Lautänderung Hand in Hand = korrelativer B. ⟨Wundt⟩. Singulärer B., sobald Änderung aus Raum- und Zeitbedingungen in Einzelfällen erwirkt. Regulärer B., Bezug nehmend auf alle Veränderungen der Wortbedeutungen, die innerhalb einer Sprachgemeinschaft allgemeingültig, auf Grund von *Apperzeptionsveränderungen erfolgen

Befehlsautomatie [gr. autómatos von selbst geschehend] das bei Geisteskranken und in *Hypnose vorkommende Nachahmen von Bewegungen u. a. m. auf Befehl eines anderen

Begabungsprüfung f. Intelligenz-, Eignungsprüf.

Behavio[u]rismus [engl.=Betragen] angloamerikanische Richtung, die, von McDougall, Shand, L. Morgan, Dreyer u. a. getragen, in erster Linie (instinktgemäße) Verhaltensweisen von Tier und Mensch untersucht, um hieraus Schlüsse (entwicklungspf. Richtung) zur *Instinktlehre zu gewinnen. An Stelle von Beziehungen zwischen Reiz und Empfind. wird hier das reaktionsgemäße Verhalten in Situationen gesetzt

Behexung Glaube, daß Krankheiten durch zauberhafte Wesen beigefügt werden. Heute noch verbreitet im Glauben an bösen Blick, an das Verrufen, das Berufen usw.

Bekanntheitsqualität ⟨Höffding⟩ das beim Wiedererkennen vormals wahrgenommener Inhalte hinzutretende qualitative Besondere eben dieser, gegenüber solchen Inhalten, die völlig neuartig und fremd ins Bew. gelangen. Der Begr. der Ähnlichkeit eines Inhaltes B mit einem zeitlich vorangehenden A beruht auf dieser — vermutlich gesondert zum Gegenstand hinzukommenden — B.

Benennungs-Methode ⟨Preyer⟩ zur Prüf. von Farben usw. Kenntnissen. Der Vp. werden Reihen von Gegenständen vorgeführt, die sie namentlich benennen muß. B.zeit = Dauer bis zur Antwort

Beobachtungs-Fehler Irrtümer, die bei Vers. vorkommen und auf der Unzulänglichkeit der Sinneswahrn. beruhen, s. persönliche Gleichung. B.typus s. Typus, Anschauungstypen

Bericht ⟨Stern⟩ wiederzugebender Tatbestand bei *Aussageverf. Hierauf folgt das „Verhör" der Vp.

Beruhigung s. Gefühl

Berührungsassoziation s. Assoziationsges.

Beschreibungsmethode s. Gedächtnismeth.

Besessenheit Erregungszustand, früher *epileptisch aufgefaßt. In B. haben die Betr. Gesichte, hören Stimmen, fühlen sich von *Dämonen besessen, erleben *Spaltung der Persönlichkeit

Bestialismus [lt. béstia Tier] geschlechtlicher Umgang von Menschen mit Tieren

Betonung s. Rhythmus, Takt, Dipodie

Betrillern ⟨Kafka⟩ das Befühlen und Beriechen von Tieren mit Fühlern, z. B. Ameisen, bei Begegnung

Bewegungen Feststellung der B. erfolgt durch besondere Vor., etwa ⟨Sommer⟩ für Hand, Arm, Stirnmuskeln. Meist darauf beruhend, daß kleine Hebel durch einen *Marrey feinste Teilbewegungen auf ein *Kymographion übertragen. — B.empf., umfassend die B. unseres Körpers im Raum und der B. von anderen Körpern um uns. Die Gelenkflächen vermitteln uns Empf. der Gliederbewegung, das *Labyrinth im Ohr unsere Lage im Raum. Der *Tastsinn, dazu wohl auch *Schmerz- und *Temperatureindrücke, zeigen uns B. von Körpern unmittelbar an uns. Für entferntere tritt die *optische Bewegungswahrn. ein. Hierbei nimmt zum Netzhautrande die Bewegungsempfindlichkeit etwas ab. Es gibt außerdem auch *Wahrnehmung von B. als solchen ⟨Wertheimer⟩, ohne Anblick eines bewegten Körpers: Eindruck des Drehens, eines

Bewußtsein — Bildmethode

Wechselgangs. — B.studien beim *Taylorsystem eingeführtes Verf., die Art, Geschwindigkeit von Arm-, Bein- und sonstigen Körperbewegungen der an Maschinen oder anderen Arbeitshilfen tätigen Personen zu ermitteln. Urheber der B. ist Marey. Die B. werden teils *kinematographisch — unter Zuhilfenahme von Zeitmessern (*Gilbrethuhren) — aufgenommen, oder photographisch auf ihre Zweckmäßigkeit dadurch geprüft, daß man am bewegten Körperteil kleine Glühlampen anbringt. Sie zeichnen alsdann eine entsprechende Helligkeitslinie, aus deren Verlauf man ersieht, ob und inwieweit infolge maschineller Verbesserungen Kürzung der B.-länge und B.zeiten erfolgte. — B.täuschungen bei *Reizen, die sich gleichmäßig rasch über die Hautoberfläche bewegen. Sie erscheinen an Orten mit feiner Lokalisationsfähigkeit beschleunigt. *Fixierte Obj. erscheinen ferner ruhend, auch wenn der Beob. in B. Vgl. *stroboskopische Ersch., Scheinbewegungen

Bewußtsein teils als *Wahrnehmung des Geistes von den eigenen Vorgängen, teils als Seele schlechthin angesehen ⟨Leibniz⟩ = Gesamtinhalt unserer Ich-Erfahrung. Herbarts Begriffsbestimmung, daß B. „die Summe aller wirklichen oder gleichzeitig gegenwärtigen Vorstellungen" sei, läßt sich heute nicht mehr halten, zumal die Lehre vom *Oberbew. und Unbewußten aus der *Psychoanalyse usw. die Beschränkung des B. auf das „Wissen" = Gegenwärtigsein ausschließt. — B.enge gelegentlich Bezeichnung für Begrenzung des *Umfangs der *Aufmerksamkeit, der im Mittel die Grenze von 4—6 (gleichviel ob einfachen oder zusammengesetzten) Gebilden bei gleichzeitiger Darb. nicht übersteigt. — B.lage Ausgleichszustand der mannigfachen seelischen Teilinhalte in einem bestimmten Augenblick. Gelegentlich auch als Gesamtstimmung des Ichs umschrieben. — B.umfang an sich wird zumeist ⟨Dietze⟩ geprüft an hintereinander erfolgenden *Metronomschlägen, die Vp., ohne zu zählen, als Gesamtheit zu beurteilen hat. Hierbei werden bis zu 8 Schlägen als Einheit noch *apperzipiert. Werden längere Schlagfolgen gegeben, so erfolgt in *rhythmischer Gruppierung Aufteilung der Masse in n · 6 oder n · 8 Einheiten, zumal bei rascher Folge

Beziehung von Bewegungen auf Sinnesvorst.: Prinz. ⟨Wundt⟩, daß durch Mienen und Gebärden, als *Ausdrucksbewegungen, auf *Vorstellungen hingedeutet wird

Beziehungsassoziation s. Assoziationsges.

bichromatisches Harmonium [lt. bis doppelt, gr. chrōma Farbe] ⟨Moellenhoff⟩ Instrument zur Erzielung von Vierteltönen bei klavierähnlicher Tastenanordnung. Pf. sind diese Vierteltöne und ihre Verbindungen auffallend *harmonische Eindrücke, die sich deutlich von der üblichen Halbtonfolge unterscheiden

Bilderschrift meist die festgelegte Wiedergabe von Gebärden. Erste Anfänge einer Buchstabenschrift bei Natur- und alten Kulturvölkern. Heute bei Verbrechern und fahrenden Leuten noch bekannt ⟨Zinken⟩

Bildmethode s. Assoziation

Bildverständnismethoden Prüfen des Verstehens von Bildern, zumal bei Kindern; a) Zuordnungsmeth. ⟨Stern⟩. Eine große Reihe verwandter Dinge wird bildlich geboten und Benennung derselben gefordert = Zuordnen verschiedener zu einer Gruppe; b) schematische Bildserien ⟨Heilbronner⟩. Grob gezeichnete Bilder bekannter Gegenstände. Jeder Gegenstand ist vielfach, und zwar Abbildung für Abbildung etwas vollständiger dargestellt. Prüf., von wo ab Vp. den Gegenstand bereits erkennt. Ähnlich verfährt die Entstehungsmeth. ⟨Stern⟩; c) Schwierigkeitsabstufung ⟨Meumann⟩. Vorlegen einer Reihe inhaltlich schwerer werdender Bilder. Erforschung, inwieweit Erläuterung unter dem Gesichtspunkt der Zusammenstellung des Ganzen als Reihe erfolgt. Das Bildverständnis entwickelt sich ansteigend mit dem Alter. 1. Stufe ⟨Stern⟩ beim Kinde: Auftauchen beliebiger Erinnerungs- und Ähnlichkeitsvorst. 2. Stufe: Wiedererkennen des dargestellten Dings (etwa vom 13. Monat ab). 3. Stufe: richtige Bildausdeutung und Erkennung

binär zweiteilig [lt. bini je zwei]. Binäre Stammesgliederung: Vorgang der zweiteiligen Volksstammspaltung im Zeitalter des *Totemismus. Der Stamm zerfällt in die Teile I und II. Jeder dieser in *Clans (A, B, C, D). Die Clans gegebenenfalls in Unterclans. Im Ggs. zu Amerika (Indianer) kommen in Australien innerhalb der Clans besondere *Totemtiergruppen vor, die vom Clan verschiedene Namen tragen, s. Totemtier. Beispiel:

Amerika (Irokesen)
I ——— Stamm ——— II

A B C D   E F G H

Australien (Kamilaroi)
I ——— Stamm ——— II

A B C D
mnop qrst mpqs nort

Bindehaut s. Auge

Binet, A., * 1857 Paris, Prof., † ebd. 1912. Begründer der weitverbreiteten Intelligenzprüf. bei Kindern. Einer der geistvollsten und originellsten Köpfe der Gegenwart. W.: L'âme et le corps (1905). La suggestibilité (1899). Geistige Entwicklung des Schulkindes (1912). Les altérations de la personnalité (1892) u.a.

Binet-Simon-Prüf. Von Binet in Gemeinschaft mit Simon erdachtes, jetzt international angewandtes Verf. die sog. *Intelligenz von Kindern und Jugendlichen zu bestimmen. Jedem Lebensjahr sind entsprechende *Tests zugeordnet (vom 3. Monat bis zur Reifezeit), deren richtige Lösung als für das betr. Lebensalter normal gilt. Kann eine Vp. die ihrem Lebensalter entsprechenden Tests nicht lösen, gilt sie als unternormal begabt, im umgekehrten Fall, sofern sie Tests erfüllt, die einem höheren Lebensalter entsprechen, als hochbegabt. Die Tests sind durch vielfache Proben ausgesucht, gestaffelt und beziehen sich u. a. auf *Sehen, *Hören, *Sprache, *Kombination, *Gedächtnis, *Suggestibilität, logi-

Bingham — Bogengänge

sches Denken, Unterschieds- u. a. *Definitionen, *Kritikfähigkeit, praktische Überlegungen usw.

Bingham, W., New York (* 1880 Swan Lake) Päd.-sozial. Pf., Anthropologie. Herausgeber: Journal of Personnel Research. W.: Studies in Melodies (1910)

binokular zweiäugiges Sehen [lt. bini je zwei, óculus Auge]. Ggſ. monokular: einäugig [gr. mónos allein, eins]

biogenetiſches Grundgeſ. [gr. bios Leben, génesis Entstehung] ⟨Haeckel⟩ besagt, daß die Einzelperson abgekürzt die Entwicklung der Gattung durchläuft. Ursprünglich bezogen auf das Vorgeburtsleben, wird vielfach jetzt Ähnliches auch von der geistigen Entwicklung, zumal der des Kindes, behauptet

biographiſch-literariſche Meth. [gr. gráphein schreiben] ⟨Meumann⟩ Verf., auf Grund von Lebensgeschichten Familienforschung, Vererbungslehre *Psychographie bedeutender Persönlichkeiten zu treiben

Biologie [gr. lógos Lehre] Wissenschaft vom Lebensvorgang. Bedeutsam für Pf., da im neueren Personalbegriff die B. ältere Abgrenzungen von Körper und Geist umgehen läßt

Bios ⟨France⟩ Allgemeinbezeichnung für das lebendige Gesamtdasein in der Natur, in die auch der Mensch eingefügt ist

Biotypen ⟨W. Jaensch⟩ Spielarten der (menschlichen) Persönlichkeit auf konstitutioneller Grundlage, ohne Trennung nach Körper — Geist u.ä. älteren Scheidungen (ſ. B-Typ, T-Typ)

biſexuell [lt. bis doppelt, sexus Geſchlecht] doppelgeschlechtlich, ſ. a. Altersperioden, Homoſexualität

Biſſonanz [lt. sonáre tönen] Bezeichnung für die als Übergang zwischen zwei *Konsonanzen befindliche *Dissonanz

Blendung ſ. Adaptation

Blickeinstellung beim Neugeborenen, in vier Abschnitten bis zur bewußten *Fixation sich entwickelnd ⟨Shinn⟩ a) planloses Umherschauen; b) Anstarren heller Flächen (2.—5. Woche; c) *reflektorische Blickeinstellung; d) willkürliche Blickeinstellung und Suchen eines Obj.

Blickfeld Gesamtraum, den das bewegte *Auge bei unbewegtem Kopfe *fixieren kann. Blickpunkt der auf der Blicklinie liegende Mittelpunkt des fixierten Obj. Blicklinie die Verbindung zwischen Fixationspunkt und Drehpunkt des Auges. Blickfeld daher auch Gesamtheit aller derjenigen Punkte, die im allgemeinen das *Sehfeld des ruhenden und bewegten Auges ausmachen. — B. übertragen auf *Aufmerksamkeit (ſ. d.), ebenso *Apperzeption, *Perzeption

blinder Fleck ſ. Mariottſcher Fleck

Blutdruck ſ. Sphygmomanometer; Ausdrucksmeth.

Bogengänge drei im *Ohre liegende, c-förmig gebogene, zylindrische Knochenröhren, beginnend im Vorhof und in drei, ungefähr senkrecht zueinander gestellten Ebenen gelagert = ſog. frontaler-sagittaler-horizontaler Bogengang. Empf. für Stellung des Kopfes, Drehbewegungen. Sie enthalten eine Flüssigkeit, die auf Gefäße („Ampullen") der Bogengangenden je nach der Bewegungsart drückt. Hierauf beruht wohl auch der *Drehschwindel. Taubstumme, deren Bogengänge oft zerstört, werden durch Drehung nicht schwindlig. Reizung der B. bei Tieren, etwa Vögeln, löst Taumel- und Drehbewegungen derselben aus. Bei Flugzeugfahrten spielt nach neueren Forschungen auch die (Gesäß-)Muskulatur zur Raumlagenorientierung eine Rolle

Bonhoeffer, K., Prof. Berlin (* 1868 Neresheim), Psychiater und Neurologe. W.: Bettelwesen (1900). Psychosen (1911). Infektionskrankheiten (1912). Herausgeber der „Monatsschrift für Psychiatrie und Neurologie" und des „Archivs für Psychiatrie"

Bourdonsche Probe. Verf. zur Prüf. andauernder Aufmerksamkeitsanspannung. In einem gegebenen Text müssen schnellstens bestimmte Buchstaben ausgestrichen werden. Zahl der Fehler, Zeitdauer bilden Maßstab. Neuerdings wird ⟨Giese⟩ der Text auf einem Drehap. dargeboten und statt des Ausstreichens eine oder mehrere mit elektrischem Zählap. verbundene Drucktasten von der Vp. bedient

Braidismus nach dem engl. Arzt Braid (* 1795 zu Fife, † 1860 Munchester) — W.: Hypnotismus (1882) — benannte Bezeichnung des Hypnotismus. B. war der Entdecker desselben in neuerer Zeit

Brailleschrift nach ihrem Erfinder benannte Punktschrift für Blinde. Für jeden Buchstaben wird eine Anordnung von bis zu fünf Punkten gewählt, die erhaben auf die Papieroberfläche gepreßt sind und vom Blinden bei der Lektüre abgetastet werden

Brentano 1838—1917, vorm. Prof. Wien, verdienstvoller Anreger zur Klärung ps. Grundbegriffe. W.: Ps. vom empirischen Standpunkt (1874). Lehre von der Empfindung (1890). Sinnesps. (1907). Klassifikation ps. Phänomene (1911)

Brocasche Windung, die 1861 von dem frz. Arzt B. entdeckte Stelle der dritten linken Stirnwindung (an der sog. Sylvischen Furche, vgl. ANuG Nr. 27 u. 422) des Großhirns, die Sitz des *motorischen Sprachzentrums ist. Wird sie zerstört, tritt *Aphasie ein

Brunst auch Brunft, die bei vielen Säugetieren in gleichmäßigen Zwischenpausen auftretende Geschlechtserregung. In dieser, der menschlichen vor*menstruellen Erregungszeit entsprechenden Spanne findet Paarung statt

B-Typ nach W. Jaensch eine (im Grenzfall zur Basedow-Erkrankung führende) konstitutionelle Spielform, die durch lebhaftes Mienenspiel, glänzenden Blick und bestimmte *eidetische Verhaltungsweisen auffällt, im übrigen körperlich mit bestimmten Merkmalen ausgestattet ist. Entscheidend wirkt mit die innere Sekretion

Bühler, Charlotte, ao. Prof. Wien. Jugendkunde. W.: Seelenleben der Jugendlichen (1921). Quellen und Studien zur Jugendkunde (ab 1922)

Bühler, Karl, o. Prof. Wien (* 1879 Meckesheim). Die Gestaltwahrnehmungen (1913). Die geistige Entwicklung des Kindes (1918). Handbuch d. Ps. (1922). Krise der Ps. (1927)

Burt, C., Prof. London (* 1883 ebd.)

Cannabismus [gr. kánnabis Hanf] krankhafte Sucht, Haschisch zu genießen, auch Cannabinomanie [gr. maniáein an Wahnsinn leiden] genannt

Carcinophobie [gr. karkínos Krebs, phóbos Furcht] Angst, krebskrank zu werden

Cardiograph [gr. kardía Herz, gráphein schreiben] Herzbewegungsschreiber. Ap. nach Art des *Mareyschen Tambours, der auf *Kymographion Kurve überträgt

Cattell, J., Prof. New York (* 1860 Easton). W.: Herausgeber der Psychological Review

Cerebellum [lt.] Kleinhirn. Der hintere, untere, weniger umfangreiche Teil des Gesamthirns (ANuG Nr. 422 usw., 530). Es dient zur Erhaltung des Gleichgewichts, der richtigen Zuordnung gleichzeitiger Bewegungen

Cerebrum [lt.] Gehirn. Dieses Großhirn ist Sitz sämtlicher Sinneswahrn., des Denkens und aller höheren Bew.-Inh. Über den Bau desselben vgl. ANuG Nr. 201 ff.

Charakterologie [gr. charaktér Gepräge, Charakter, lógos Lehre] die Lehre vom Charakter. In der neueren Pf. meist gleichbedeutend mit Angaben der *Typenformen oder *korrelativer Zusammenhänge, da der Charakter exp. wenig erforschbar ist. Unter „Charakter" würde man im allgemeinen die aus Handlungen des Menschen ableitbaren Wertgrundsätze seiner Person verstehen, das arteigene Gepräge dieses einen Menschen im Unterschied von *anderen.

W.: Educationel Abilities (1917). Mental Tests (1921). Handbook of Tests (1923). The young Delinquent (1924)

— Ch. ist neuerdings durch die Konstitutionsforschung — neuere psychiatrische Richtung — rege belebt, durch *geisteswissenschaftliche Pf. angeregt, vor allem aber wegen der grundsätzlich *personalistisch gerichteten *Ganzheitsbetrachtung des Seelischen Mittelpunkt geworden; s. a. Temperamente

Charme [frz. Zauberei] a) volkspf. Bezeichnung für anziehende Wirkung der Gesamtpersönlichkeit auf die Umgebung; b) auch = Hypotaxie [gr. hypótaxis Unterwürfigkeit] ⟨Sorel⟩ Bezeichnung für einen leicht *hypnotischen Zustand, in dem bereits *Suggestionen angenommen werden

Cheirologie [gr. cheir Hand, lógos Lehre] die Hand- oder Fingersprache der Taubstummen, die sich nach der sog. frz. Lehrweise durch Stellung der Finger Zeichen geben

Chiromantik [gr. manteía Weissagung] Kunst, aus Linien der Hand Charakter und Zukunft zu deuten. Volksglaube

Chloropsie [gr. chlorós grün, ópsis Sehen] Grünsehen. Scheinbar grünliche Färbung aller Gegenstände. Nicht *Farbenblindheit, sondern Vergiftungsfolge durch Stoffe, die digitalinhaltig (aus dem Fingerhutgewächs, Digitalis gewonnen) sind

cholerisch [gr. cholé Galle] *Temperamentsform, deren Träger heftig, leidenschaftlich, leicht erregbar ist

Chorea [gr. choreía Reigen, Tanz] s. Ballismus

Chorioidea [gr. chórion Haut, eidos Aussehen] s. Auge

Christian science [engl. christliche Wissenschaft] angloamerikanische Lehre, wonach u. a. durch nachhaltiges Beten Krankheiten geheilt werden. Grundlage ist *Suggestion

chromatisch [gr. chrōma Farbe] gefärbt. 1. auf Farben bezüglich; 2. musikalisch: die zwölfteilige *Tonleiter, die in halben Tönen aufsteigt, von einem Ton zu einem auf derselben Stufe der Grundskala befindlichen. — Ch.-*Intervalle = auf gleicher Tonleiter befindlich, aber durch Vorzeichen (♯, ♭) unterschiedene Töne bietend

Chromatoptometer Vor. zur Bestimmung der *Farbenblindheit. Ähnlich *Anomaloskop

Chromopsie [gr. ópsis Sehen] farbiges Sehen nicht gefärbter Gegenstände, hervorgerufen durch Vergiftung. Bei Gelbsehen *Xanthopsie genannt, vgl. auch Chloropsie

Chronograph [gr. chrónos Zeit, gráphein schreiben] Vor. zur Aufzeichnung kleinster Zeiten, für zwei oder mehr aufeinanderfolgende Vorgänge bei *Reaktionsvers. Vom Uhrwerk wird eine größere, wagerecht gelagerte *Kymographiontrommel getrieben. Parallel läuft zur Walzenachse ein verschiebbarer Schlitten mit drei oder mehr elektromagnetischen Schreibborsten und einer elektrischen Stimmgabel, die 500 D.-Schwingungen in der Sekunde macht. Der Schlitten rückt langsam vor, so daß sich die Zeiten aus der Kurvenlänge zwischen den dauernd mitaufgezeichneten Sekundenschwingungen abmessen lassen

Chronoskop [gr. skópos Späher] ⟨Wheatstone und Hipp⟩ elektrische Uhr, die tausendstel Sekunden, vorzüglich für *Reaktionsvers., angibt. Durch

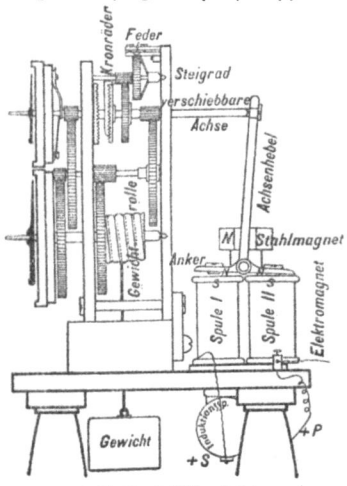

Fig. 3. Seitliche Ansicht

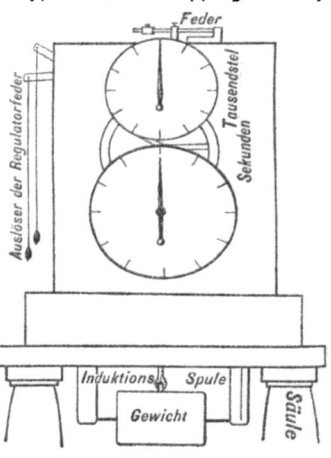

Fig. 4. Vorderseite

schweres Gewicht wird ein Rad in Umdrehung gebracht, doch wird dieses gebremst durch eine dazwischen geschaltete Feder, die genau 1000 Umdrehungen desselben in der Sekunde zuläßt. Die Uhrzeiger des dauernd laufenden Getriebes können durch Kronräder und eine verschiebbare Achse elektromagnetisch mit dem Uhrwerk, ähnlich wie der Motor und die Räder beim Automobil, gekuppelt werden. Geschieht dies (etwa durch Stromschluß bei Beginn, Stromöffnung bei Schluß einer Reaktion) für die Dauer einer Vers.handlung der Vp., so werden die Zeiger vom Getriebe mitgerissen und geben die Dauer in tausendstel Sekunden am Zifferblatt an. Zum Vermeiden remanenten Magnetismus benutzt man ⟨Schulze⟩ eine Induktionsspule und polarisierte Magnete. Als druckendes Zeitmeßgerät wird ⟨Ach⟩ ein Chronotyper gebaut

Churinga australische Fetische, die nicht künstlich hergestellt, sondern zufällig gefunden wurden und als Hinterlassenschaft von Ahnen gelten; etwa merkwürdige Steine u. a. m.

Clairvoyance [frz.] auch = Lucidität [lt. lucidus leuchtend] = Hellsehen. Fähigkeit, zumal *Somnambuler in *Hypnose, über übliche Erfahrung hinaus in bislang unerklärbarer Art Sinneswahrn. zu machen, die ungewöhnlich sind: Lesen verschlossener Briefe, Überschauen räumlich entfernter Gegenden, auch Angaben eintretender Ereignisse

Clan engere Abteilung innerhalb eines Volksstammes. Völkerpsf. abgeleitet von der schottischen Hochlandsverfassung

Claparède, Prof. Genf, Begründer des Instituts Rousseau. Herausgeber des „Archives de psychologie". W.: Ps. de l'enfant (1909). L'orientation professionelle (1922). Comment diagnostiquer les aptitudes (1924)

Claustrophilie [lt. claustrum Schloß, gr. philia Liebe] krankhafter Drang, sich einzuschließen. Ggs. Claustrophobie [gr. phóbos Furcht], auch *Klitrophobie: Angst vor oder in verschlossenen Räumen

Conträre [lt. contrárius entgegengesetzt] *Sexualempf.: eine Gef.lage, die sich innerlich vom normalen Geschlecht entfremdet. Im besonderen die Hinneigung zu Personen desselben Geschlechts

Contrectationstrieb [lt. contrectáre betasten] ⟨Moll⟩ *Trieb, in der geschlechtlichen Umarmung durch Tasten, Fühlen den anderen zu berühren. Fortsetzung dann der *Detumeszenztrieb: Sucht der seelisch-körperlichen Entladung der Spannung

Cortical [lt. cortex Rinde] zur (Hirn=) Rinde gehörig, vgl. Apraxie

Cortisches Organ: ein auf dem häutigen Stück der Schneckenquerleiste des *Ohres, der sog. Grundmembran, befindliches kleines Gebilde. Wahrn. verwickelter Lufterschütterungen werden hierdurch vermittelt. Vgl. Basilarmembran

Couvade [frz. couver brüten] Männerkindbett. Völkerpsf. aus *Tabuvorst. stammende Sitte, daß der Mann zugleich mit der Wöchnerin im Bett liegen und die Speisenauswahl beachten muß: Übertragung des gleichen Tabu auf den Gatten

Cunnilingus [lt. cunnus Scheide,

lingua Zunge] (auch Fellatio, vom Mann) Befriedigung des Geschlechtstriebes durch Lecken an den Genitalien des anderen

Cyklopenauge [gr. kýklos Kreis, óps Auge] s. identische Sehrichtung

Cyklopie s. Monophthalmie

Daedaleum ⟨horner⟩ Wundertrommel, einfachste *stroboskopische Vor. Senkrecht sich umdrehender Hohlzylinder, der, parallel zur Achse, in gleichem Abstand Schlitze aufweist. Im Innern unter diesen Bilder, die Phasen einer fortschreitenden Bewegung darstellen. Bei Umdrehung sieht das Auge die Bewegung ausgeführt. Vereinfachter als Lebensrad ⟨Stampfer⟩; für ps.-wissenschaftliche Zwecke mit allen Veränderungsmöglichkeiten nach Umdrehungsgeschwindigkeit, Raumgröße, Bilderzahl = Stroboskop ⟨Wundt⟩. Das ursprüngliche Stroboskop ⟨Plater-Stampfer⟩, auch Phenakistoskop genannt, benutzte radial gelagerte Spalte und Spiegel

Daktylologie [gr. dáktylos Finger, lógos Lehre] Fingersprache der Taubstummen, s. Cheirologie. Daktyloskopie = Lehre von der Untersuchung der Relieflinien der Haut an den Fingerspitzen usw., durch Herstellenlassen von Abdrucklinien mittelst Druckerschwärze. Wichtig zur Personalfeststellung der Verbrecher

Daltonismus (nach dem Entdecker Dalton) s. Farbenblindheit

Dämmerschlaf Bew.zustand, in dem man zwar noch *perzipieren, aber nicht *apperzipieren kann. Kann künstlich durch Betäubungsmittel (Morphium usw.) zustande kommen

Dämmerungssehen tritt ein, sobald Licht eine untere Grenze erreicht, und ist bei Dunkel-*Adaptation verstärkt, s. a. Hemeralopie

Dämonenglaube [gr. daimon Gottheit, böser Dämon] gleich dem *Zauberglauben die bei Naturvölkern bestehende Anschauung von Göttern, Mächten, die durch bestimmte, meist geheim gehaltene Mittel, in Beziehung zu den Menschen treten und Einflüssen von diesen zugänglich sind. D. leitet sich von Krankheit und Tod ab. Die Toten sind Dämonen, welche unsichtbar durch Krankheit und Tod ins Menschendasein eingreifen. Der Zauber gilt vor allem der Krankheit. Bezauberung bewirkt Krankheit, Gegenzauber beseitigt sie. Hauptform des D.: a) Spukdämonen, neckischscherzend, Gespenster und Naturdämonen in Haus, Erde, Lüften; b) Wahnsinns- und Krankheitsdämonen. Beherungs- und Besessenheitsdämonen; c) Degetationsdämonen: teils in den Pflanzen selbst lebend und wirkend (s. a. Intichiumazeremonie), teils neben den Menschen auf dem Acker usw. tätige Wesen; d) Schutzdämonen, für alle Orte, Berufe, Stände; e) Himmelsdämonen, die im Wind und Wetter tätigen Mächte

Darbietungsmethode Verf., um aus der Art, wie die Veränderung von Vorführungsweisen bei Gedächtnisvers. auf das Ergebnis wirkt, Rückschlüsse auf den Vorst.typus der Vp. zu ziehen. Bezogen auf unmittelbares und dauerndes Behalten

Dauer einer Empf.: ihr zeitlicher Ablauf im Bew.

Debilität [lt. debilitas Schwäche] Schwachsinn, der zwar anschaulich-

Deckungsmethode — Dementia

dingliche Vorst. und Begr. in ziemlicher Menge besitzt, gänzlichen Mangel indessen an *abstrakten erweist und auch Störungen im *Urteilen und Schließen verrät

Deckungsmethode eine Reihe gleicher, ähnlicher, ungleicher Obj. wird dargeboten. Die Vp. soll alle zusammengehörigen ordnen. Anwendung erfolgt bei Kindern, Minderfinnigen, um Aufmerksamkeit zu prüfen

Découpage [frz.] Entfaltungs-*Test ⟨Binet⟩. Zur Prüf. der räumlichen Vorst. wird ein einfach gefalteter Papierbogen gegeben. In die Mitte des nur eine Falte aufweisenden Randes ist ein Dreieck gezeichnet. Vp. muß angeben, was entsteht, wenn dieses Dreieck ausgeschnitten und Blatt entfaltet würde u. a. m., s. Rybakowfigur

Dédoublement [frz.] Vorgang der Verdopplung einer Person, im parapsi.Sinne, nicht im Sinne der Spaltung als Doppelich. Von *Somnambulen wird angegeben, daß ein tatsächlicher Doppelgänger neben dem Menschen erscheine (s. a. Aura, Fluidal), gelegentlich wurde sogar sein Erscheinen auf Photographien eines Menschen behauptet

Defekt [lt. defectus Mangel] psychischer: geistiger Mangel, Ausfall auf einem Gebiete (z. B. Fehlen von bestimmten Farbenwahrn.). Defektpsychosen sind mit D. verbundene Geisteskrankheiten; a) angeborene Formen: z. B. *Debilität, *Imbezillität, *Idiotie; abgestuft nach Graden; b) erworben oder sich entwickelnd: jugendliches Irresein, Verblödung = *Dementia praecox, hebephrenica; ferner: *epileptische *Intelligenzschwäche = dementia epileptica; V. nach Gehirnerweichung = dementia paralytica, nach Verletzungen usw.

Defemination [lt. defeminátio] in Verlust gegangene Geschlechtserregbarkeit der Frau. War die Geschlechtskälte stets vorhanden = *Frigibität. Ggs.: Effemination = Vorkommen weiblicher Eigenschaften bei Männern; auch im engeren Sinne der nach Haltung, Gang, Gef.lage, Kleidung verweiblichte *Homosexuelle

Definitionstest [lt. definítio Abgrenzung] ⟨Binet, Pohlmann⟩ Prüf. der *Intelligenz durch Bestimmenlassen des Bedeutungsinhalts von Begr.; Messung der Zeitdauer zur Lösung

Degeneration [lt. degeneráre ausarten] Entartung

déjà vu [frz. schon gesehen] Gedächtnistäuschung, darin bestehend, daß man Gegenwärtiges für einen „schon einmal erlebten" Zusammenhang erachtet. Vielfach dabei Spaltung der Persönlichkeit

Dementia [lt. mens Verstand, de ohne, aufgehört] Blödsinn. Allgemeinausdruck für viele Geisteskrankheiten. Hauptarten: 1. D. praecox [lt. frühzeitig], auch hebephrenica, katatonica oder paranoida = jugendliches Irresein, kurz nach oder in Entwicklungsjahren vorzüglich ausbrechend. Es ist hebephrenisch, [gr. hebe Jünglingsalter, phrēn Seele], wenn fortschreitende Verblödung erfolgt, katatonisch [gr. katateinein herabspannen], sofern in *Halluzinationen, *Melancholie zeigen, paranoid [gr. pará entgegen, nūs Verstand = paránoia], sobald hauptsächlich Sinnestäuschungen vorkommen, Wahnideen. 2. D. senilis [lt. zum Greisenalter gehörig] Altersblödsinn. 3. D. apathica völlige Verblödung. 4. D. epileptica in Verbindung mit Fallsucht, Krämpfen. 5. D. paralytica [gr. parálysis Auflösung] fortschreitende Verblödung nebst Lähmung, meist nach Syphilis (Geschlechtskrankheit). 6. D. acuta [lt. acútus spitz] plötzlich einsetzende Narrheit mit Hemmung des Vorst.ablaufs, s. a. Defektpsychosen, Schizophrenie

Dementia praecox ⟨Kraepelin⟩ s. Defektpsychosen, Dementia

Denken im Selbsterleben und an Verhaltungsweisen anderer beobachtbarer ps. Vorgang, der sich deutlich von der Verarbeitung der Wahrnehmungswelt, dem Spannungszustand des Gef.-lebens und dem Handeln aus Willensakten als gesondertes viertes Gebiet des Seelischen abgliedert. Die funktionelle Natur dieses Vorgangs bleibt vorerst unbekannt. Seine Rückführung auf elementare „Assoziationen" ist fraglich. Zweifellos ist D. in bestimmter Beziehung zur Sprache stehend, als Intuition zu objektiven Erkenntnissen führend. Vermutlich nicht mehr erklärbare Grundeigenschaft der lebendigen Person; biologisch, nicht ps. bedingt

Denkpsychologie zunächst die Ps., welche sich bemüht, assoziative Vorgänge oder höhere Denkvorgänge empirisch zu untersuchen (s. Würzburger Schule). Ggs. eine rein philosophisch gerichtete Betrachtung des Psychischen, welche anschließend an die Neukantianer ⟨Natorp⟩ und die Phänomenologie Husserls gegen den Psychologismus kämpfend eine „Objektivierung" des Psychischen, nebst Beachtung von Wertung, Intentionalität, zu erstreben sucht. Nicht so die Ganzheit eines Historischen als Ausdruck objektiven Geistes (wie in der geisteswissenschaftlichen Ps.), als die begriffliche Logik des absolut „Geistigen" biegt die Betrachtungen hier ins Philosophische um

Denkexperimente zur Unters. des Denkvorganges. a) Form der *Intelligenzprüf.; b) *Assoziationsvers.; c) durch Selbstbeob. (s. a. Introspektion) s. Würzburger Schule

Dentale [lt. dens Zahn] s. Lautlehre

Depersonalisation ⟨Heymans⟩ vorübergehend sich einstellender Zustand, in dem uns unsere Umgebung, die Menschen, wir selbst, im Handeln und Dasein fremd, entrückt zu sein scheinen, und zugleich Selbstbeob. unseres Tuns stattfindet

Depression [lt. depréssus herabgedrückt] seelische Verstimmung, Niedergeschlagenheit, s. a. Affekt

Depreßzeitmarke ein kleiner Elektromagnet mit Schreibborste, die auf

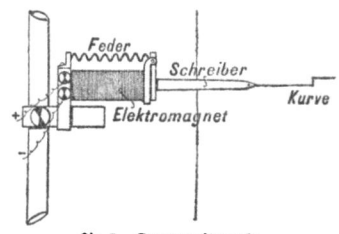

Fig 5. Depreßzeitmarke

das *Kymographion, je nach Stromschluß, Zeichen setzt

Deszendenten [lt. descéndere herabsteigen] Nachkommen, Verwandte in

Deszendenztheorie — Differenztöne

absteigender Linie (Kinder, Enkel). Ggs. Aszendenten

Deszendenztheorie Abstammungs- und Entwicklungslehre

deskriptiv [lt. describere beschreiben] beschreibend. D. Pf., Seelenkunde, die vorwiegend Beschreibung der Erscheinungen pflegt ⟨Dilthey, Brentano⟩

Dessoir, M., Prof. Berlin, * 1867 ebd. Vertritt in Deutschland wissenschaftlich parapf. Fragen und Kunstpf. W.: Geschichte der Pf. (1911). Doppelich (1896). Bibliographie des Hypnotismus (1888ff.). Jenseits der Seele (1917). Ästhetik und allgemeine Kunstwissenschaft (1923). Okkultismus in Urkunden (1925)

Determination [lt. determināre abgrenzen] Bestimmung eines Zusammenhanges und seiner Ursachen. Insbesondere: „determinierende Tendenz". ⟨Ach⟩: regelnder Einfluß des Wollens und Zielbew. auf den Ablauf unseres inneren Geschehens; genauer, die von einer Zielvorst. ausgehende, auf die Bezugsvorst. übergreifende Wirkung. Die d. T. kann dabei auch unbewußt statthaben. Neuerdings wurde D. und *Perseveration gegenübergestellt. Erstere besitzt intentionalen Sinn, ist gewollt und nimmt z. B. im ermüdeten Zustand ab; Perseveration ist nicht beabsichtigt und steigt u. a. in Ermüdung an. Bei Begriffsbildungen spielt die d. T. ebenfalls eine erhebliche Rolle

Detumeszenztrieb [lt. detuméscere mit Schwellen aufhören] s. Contrektationstrieb ⟨Moll⟩

Deuteranopie [gr. deúteros der zweite, an ohne, ópsis Sehen] s. Farbenblindheit

Deutschreie bei Taubstummen u. a. vorkommende Rufe, welche mit Handgebärden hinweisender Art verbunden sind. Hieraus stammen sprachpf. die sog. Deutewörter

Diagnose [gr. diágnōsis das Unterscheiden] Erkennung, Feststellung, Prüf.

Diagrammtest [gr. diágramma Umriß] ⟨Healy⟩ *Intelligenztest. Vp. erhält in einer Linienfigur (Diagramm) Buchstaben verteilt, die sie nach ihrer Lage im Diagramm auswendig lernt, darauf muß sie aus diesen Buchstaben im Gedächtnis Worte bilden, an Stelle der Buchstaben aber Zeichen des Diagramms verwenden

Diapason Bezeichnung für den „durch alle Saiten gehenden *Akkord" [gr. dià pasōn chordōn symphōnía]. Allgemeinausdruck für den *Kammerton, die *Oktave oder auch die *Stimmgabel

Diaphragma [gr. diáphragma Zwischenwand] Schlitz, Blende in einer Scheidewand

diatonische Tonleiter [gr. diátonos angespannt] : aus 8 Stufen bestehende T.

Dichotomie [gr. dícha zweigeteilt, tómos Schnitt] Zweiteilung in gleichwertige Stücke

Dichromaten [lt. dis zweimal, gr. chrōma Farbe] s. Farbenblindheit

differentielle Pf. [lt. differre unterscheiden] ⟨Stern⟩ Seelenkunde, die sich mit den Unterschieden der seelischen Anlagen unter den Individuen beschäftigt, z. B. Pf. der Geschlechtsunterschiede, der Begabungen, Typen, Altersunterschiede usw., s. a. Kollektivpf., Völkerpf., generelle Pf.

Differenztöne solche, die als mittönender neuer *Ton beim Zusammenflang zweier anderer entstehen und durch die Differenz der Schwingungszahlen der beiden bestimmt sind. Beispiel: Ton A mit 300 und Ton B mit 200 Schwingungen würden Differenzton C mit 100 Schwingungen ergeben. Vorhandensein durch *Resonatoren nachweisbar

diffus [lt. diffundere ausbreiten] ausgedehnt, zerstreut

Dilatation [lt. dilatare breit machen] Erweiterung von Gefäßen, Organen usw.

Dilthey, * 1833 Biebrich, † 1912 Berlin, Prof. Begründer der geisteswiss. Pf. W.: Ideen über beschreibende und zergliedernde Pf. (1894). Beiträge zum Studium der Individualität (1896). Das Erlebnis und die Dichtung (1910). Ges. Schriften (ab 1924ff.)

Dioptrie [gr. díoptron Spiegel] Brechkraft einer Linse, z. B. eines Brillenglases. Jene ist umgekehrt proportional der Brennweite. Linse, die 1 m Brennweite hat = Dioptrie 1

Diplakusis [gr. diplús doppelt, ákusis das Hören] Doppelhören. a) D. binauralis [lt. bini je zwei, auris Ohr] derselbe *Ton wird aber von einem *Ohre höher oder tiefer wahrgenommen als vom anderen. Kommt auch bei Erkrankungen des Ohres vor; b) D. echotica [gr. ēchō Widerhall] ein vernommener Ton hallt echoartig nach

Dipodie [gr. dípus zweifüßig] Doppelfußverbindung zweier Versfüße zu einem Versglied. Bei Taktendrücken die natürlichste und einfachste Form des *Rhythmus, ebenso Grundlage der Gehbewegung (kurzlang = betont-unbetont und umgekehrt)

direktes Sehen alles im *gelben Fleck des Auges Wahrgenommene. Jenseits davon wird *indirekt gesehen

Disparate [lt. disparáre trennen] Netzhautpunkte, solche von nicht übereinstimmender Lage, s. identische Netzhautpunkte

Disposition [lt. disponere aufstellen] Anlage, in dem Sinne, daß einer Person von Natur eine gewisse Tatfähigkeit, d. h. die Möglichkeit, bestimmte seelische Inhalte auszuleben, eignet. Oder in dem Sinne verwendet, daß durch Außenreize im Individuum mehr oder minder nachdrücklich eine sog. *Bahnung für jene *Reize vorbereitet wird, die das Wiedererleben derselben erleichtert

Dissimilation [lt. dissimilis unähnlich] Abbau, Zerfall, Kräfteverbrauch

Dissipation [lt. dissipáre zerstreuen] Zerstreuung

Dissonanz [lt. dis-sonáre auseinandertönen] s. Akkord, Konsonanz

Dissoziation [lt. dis = auseinander, sociatio Vereinigung] 〈Sorel〉 die im Gehirn bleibenden *parekphorierten *Engrammkomplexe. Auch gebraucht = Auflösung und Auseinanderfallen von *assoziativen Vorst.verbindungen im Laufe der Zeit unter dem Einflusse neuer Eindrücke

Distribution [lt. dis-tribútio verteilt] Spaltung, Verteilung. Zur Prüf. der Verteilung der Aufmerksamkeit auf gleichzeitig einwirkende *Reize und der davon abhängigen Willensäußerungen bedient man sich verwickelter, den *Reaktionsmeth. angepaßten, Ap. 〈Moede-Piorkowski〉. Bei Fliegerprüf. sind z. B. hintereinander aufleuchtende Lampen zu zählen, gleichzeitig ist auf farbige Lichter zu reagieren und das Geräusch eines Motors zu beachten. Hirnverletzte z. B. werden ferner auf die Abhängigkeit der *Reaktionen von Hand und Fuß geprüft, betr. Geschwindigkeit für Greifbewegungen nach fallenden Gegenständen untersucht und auf die gleichzeitige Verteilung der Aufmerksamkeit auf mehrere nebeneinander auszuführende Befehle beobachtet (Giese). Die Figur zeigt einen derartig umfassend arbeitenden Ap. Vgl. *Serienhandlung, Eignungsprüf.

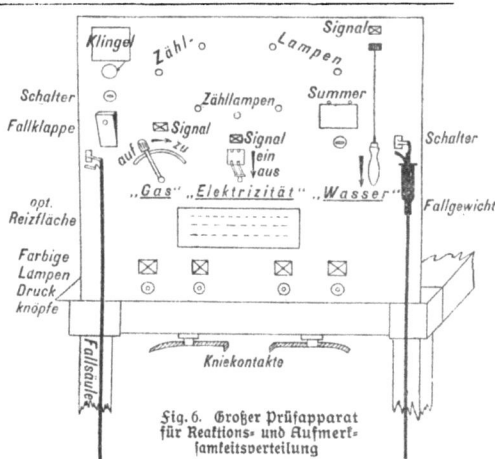

Fig. 6. Großer Prüfapparat für Reaktions- und Aufmerksamkeitsverteilung

dominieren [lt. domináre herrschen] in einem Zusammenhang (vor-)herrschen

Donatismus s. Faszination (nach Donati, einem Hypnotiseur)

Doppelauge Sehen beider Augen, s. Doppelbilder

Doppelbewußtsein Angabe, zumal von *Somnambulen und *Hysterischen, daß sie neben dem eigentlichen noch ein zweites Dasein führen oder geführt haben. In Verbindung damit das *déja vu oder *Spaltung der Persönlichkeit

Doppelbilder zweifacher Gesichtseindruck eines Gegenstandes. Entsteht, wenn obj. gleiche *Reize auf nicht *korrespondierende Netzhautpunkte treffen. Gegenstände, die alsdann vor den *fixierten befindlich, erscheinen in gekreuzten (links und rechts vertauschten) D., entferntere in gleichnamigen D. Das Einfachsehen mit den korrespondierenden Punkten gestattet den letzteren eine gewisse Abweichung, zumal können nichtkorrespondierende = disparate Punkte, die querdisparat sind, benutzt werden, ohne daß sogleich ein D. entsteht. An Stelle dessen zeigt sich bei Querdisparation (Hering) vielmehr ein Tiefeneindruck = körperlich-plastisches Sehen des Gegenstandes. Hierauf beruht das *Stereoskop. D. kann bei Schielen, Augenmuskellähmungen, seitlichem Sehen oder *Akkommodation auf fernes Obj. eintreten, unter gleichzeitiger *Konvergenz auf nahen Punkt

Doppelich s. Spaltung der Persönlichkeit

Doppeltsehen s. Doppelbilder

Dopplersches Prinz. Erscheinung, daß eine dem *Ohre von fern sich nähernde Tonquelle, z. B. eine pfeifende Lokomotive, scheinbar ständige Tonerhöhung erfährt, und daß mit erfolgender Entfernung der *Ton zu sinken strebt

Drehschwindel bei Umkehrung des Körpers um seine Achse (Karussellfahren) entstehendes Gef. der Halt- und Bewußtlosigkeit, s. Bogengänge. Auch im Sinne krankhafter Wahrn., die den Raum um uns in scheinbare Drehung bei ruhiger Lage des Beob. versetzen

Dreidimensionalität [lt. dimetior ausmessen] der Gef. ⟨Wundt⟩ Lehre, daß alle Gef. drei Gegensatzpaare aufweisen: Lust-Unlust oder Spannung-Lösung oder Erregung-Beruhigung. Dies zugleich die Erscheinungsformen der Gef.

Dreiecksmotiv einfachstes Vorbild in der darstellenden Kunst der *Primitiven: ein Dreieck als Zierfigur

dreisinnig Bezeichnung für Taubstummblinde, z. B. Helen Keller, Laura Bridgeman

Dreistufentheorie ⟨Usener⟩ Lehre, daß die Götterbegriffe in aufsteigender Entwicklung von Augenblicks- = unpersönlichen zu Sonder- (örtlich begrenzten) und zu persönlichen Göttern führen

Dreiwortmethode s. Kombinationstests

Dressurmethode a) vorbereitende D. ⟨Thorndike⟩ Tierps. Verf., wobei das Tier angelernt wird, allein bei Eintritt ganz bestimmter *Reize (Farben, Töne) die Nahrung zu nehmen. Nach Einübung hieraus mittelbar Erschließen der *UE. für Töne, Farben usw. (s. a. Srestton); b) eigentliche Dressur für Lernzwecke im Sinne der Tierbändiger ⟨Hachet-Souplet⟩; durch Erregung, Zwang, Überredung

Druckempfindungen auch Berührungs- oder Tastempf. Sinneswahrn. mittels der Haut. Beim Druck infolge Ruhen eines Gegenstandes (Gewichts) auf Körperoberfläche, bei Berührung durch geringen Nahedruck, bei Tasten durch Bewegung der Glieder über einen Gegenstand in

Druckpunkte jene Hautoberflächenstellen, an denen Empfindlichkeit für Druckwahrn. besteht. An behaarten Stellen entfällt auf ein Haar meist ein Druckpunkt, an den übrigen etwas mehr. Auf 1 qcm kommen D. am Unterschenkel: 9—10, Handgelenk 12—44, Daumenballen 111—135, Kopfhaut 115—300

Druckwage ⟨Wundt⟩ Vor. zur Prüf. der Druckempfindlichkeit. Wage, deren eines Hebelende auf die unter ihm befindliche Hautstelle (z. B. der Hand) einwirkt, während das andere durch zweiten Hebelarm, der mit abstufbaren Gewichten beschickt wird, gehoben wird. Jene Hautstelle erfährt entsprechend mehr oder minder abstufbaren Druck

duale Sehtheor. [lt. duo zwei] besagt, daß die *Stäbchen zum *Dämmerungssehen, die *Zapfen für Tagessehen und Farbenwahrn. bestimmt seien. Da stäbchenlos, ist auch die Netzhautgrube nachtblind. Infolge der Stäbchen entsteht das *Purkinjesche Phänomen. Total *Far-

Dunkeladaptation — ebenmerklichen

benblinde besitzen nur Stäbchen, s. Auge; Duplizitäts=Farbentheor.

Dunkeladaptation [lt. adaptáre anpassen] Anpassung des *Auges an Dunkelheit, s. Adaptation, Purkinje

Duplizitätstheorie [lt. duplicáre verdoppeln] a) der Gefühle ⟨Meumann⟩. Gef. bestehen aus *zentralem Vorgange = Veränderung der *psychophysischen (*sensorischen, *motorischen, *vasomotorischen Änderungen, dem sog. Gef.inhalt; b) des Sehens⟨v.Kries⟩dualeSehtheor.s.d.

Durtonleiter [lt. durus hart] s. Molltonleiter

Dynamik Lehre von den Kräften (z. B. bei geistiger Arbeit)

Dynamometer [gr. dynamis Kraft] Kraftmesser. Meist eine Vorrichtung kräftiger Federn, die durch einen Griff zusammengepreßt werden müssen.

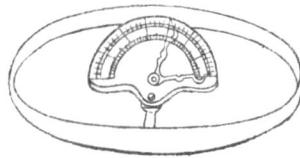

Fig. 7. Dynamometer

Hierbei wird ein Zeiger über eine *Skala mitbewegt, der die erzielte Druckkraft in Kilogramm angibt. Für Handgebrauch nach Collin. In Form eines Zuggriffs, ebenso in Gestalt einer Säule als Arbeitsschreiber ⟨Weiler⟩. Hierbei werden die Außenseiten einer verschiebbaren Metallsäule zusammengedrückt. Zugleich zeichnet ein vorspringender Schreibstift auf einer, am oberen Teil des Ap. unter einer Kapsel befindlichen, Schreibfläche hintereinander die einzelnen Leistungen in Kurven auf

Dysarthrie [gr. árthron Gelenk, dys = miß=, un=] ⟨Kußmaul⟩ s. Ballaties

Dyschromatopsie [gr. chroma Farbe] s. Farbenblindheit

Dyslalie [lt. lallo lallen] Artikulationsstörung durch Fehler an äußeren Sprachwerkzeugen, oder wegen zentraler Innervationsstörung = Stammeln, Silbenstolpern, Stottern

Dyslexie [gr. légō lesen] Lesestörung. Nur Stückchen und Textanfänge werden gelesen, s. a. Alexie

Dysmimie [gr. mimía Nachahmung] Störung in der Gebärdensprache

Dysphrasie [gr. phrásis Satz] Sprachhemmungen aus Intellektstörung

Dyspraxie [gr. präxis Handlung] geringer Grad der Apraxie

Dysthymie [gr. thymós Gemüt] länger anhaltende Schwermütigkeit, *Melancholie

Dysuria psychica [gr. dys erschwert, úrion auf Harn] sog. Harnstottern: Unfähigkeit, in Anwesenheit anderer zu urinieren. Ursache ist Befangenheit, „Sichgenieren"

E ⟨Külpe⟩ Abkürzung für Empfindlichkeit (in der Psychophysik)

Ebbinghaus, H., * 1850 Barmen, † 1908 Breslau. Prof. Grundlegende Unters. des Gedächtnisses, zumal mit sinnlosen Silben. W.: Über das Gedächtnis (1885). Abriß der Ps. (1908)

Ebbinghaussche Kombinationsmeth. s. Kombinationstests

ebenmerklicher Reiz = ein *Reiz von solcher *Intensität, daß gerade noch eine Empf. zur Auslösung gelangt bzw. Empf.unterschiede erkannt werden

ebenmerklichen Unterschiede, Meth.

der a) ⟨Fechner⟩ auf Grund einiger Versuche wird das gewisse „*Intervall des Zweifels" unterschiedslos geklärt und die betr. Empf. scharf aufgefaßt. Die *UE. ist dann dem reziproken Wert des ebenmerklichen Reizunterschieds proportional; b) ⟨G. E. Müller⟩ Schwächen und Verstärken eines *Reizes von deutlich über- und untermerklichem Wert, bis der Unterschied gerade ebenmerklich wird. Das arithmetische Mittel aus einer Reihe ebenmerklicher und ebenunmerklicher Reizunterschiede = UE. c) ⟨Wundt⟩ nicht allmähliche Verstärkung, sondern regelrecht in kleinen Stufen vorgenommene Änderungen des Reizunterschiedes in vorbestimmter Folge, vorwärts und rückwärts. Da die Reize hier geringst geändert, auch = Meth. der minimalen Änderungen. Zu jedem Reizwert r gehört einer als merklich stärkerer (ro), einer als merklich schwächerer (ru) als Grenzwert. Daraus die obere *Unterschiedsschwelle:

$$Er_o = r_o - r,$$
die untere: $Er_u = r - r_u,$
die mittlere: $Er = \dfrac{E_o + E_u}{2}$

Echokinesie [gr. ēchō Widerhall, kinēsis Bewegung] auch **Echopraxie** [gr. práxis Handlung] Trieb, Bewegungen, die man bei anderen sieht, nachzuahmen. Echomimie, soweit es sich dabei um Gebärden handelt

Echolalie [gr. lália Geschwätz] Echosprache. Teils das unbegründetsinnlose Wortnachplappern Geisteskranker, teils *Aphasieform

Echophrasie [gr. phrásis Ausdrucksweise] s. Echolalie

effektive Faktoren diejenigen psychischen Seiten, welche die praktischreale Leistung bestimmen, gleichviel welche Anlagemöglichkeiten vorliegen. In erster Linie Auswirkungen von Temperament (Gefühlsbestimmung) und Willen. Ggs. potentielle Faktoren

Edinger, L., 1855—1918 (Prof., Frankfurt), Gehirnanatom. W.: Vorlesungen über den Bau der nervösen Zentralorgane (1904)

Effemination [lt. effemináre zur Frau machen] s. Defemination, homosexualität

Eichung psychotechnische wissenschaftliche Prüf., die dazu dient, Gebrauchsgegenstände (Lampen, Schreibtische, Schriftarten, Treppen, Schilder usw.) auf ihre psychologische Zweckmäßigkeit zu untersuchen. Beispiel: Eichen einer Schreibmaschine auf Schriftgeschwindigkeit, vorteilhafte Tastenlegung, Ermüdungswirkung beim Gebrauche u. a. objektive Voraussetzungen

Eid völkerpsych. Ausdruck für Wertschätzung bestimmter Gegenstände, Glaube an Macht höherer Wesen; Abformen einer *magischen Beschwörung oder Verwünschung. Beispiele: Treueid, Bundeseid, Zeugeneid, Verpflichtungseid

Eidetik [eidos = die Gestalt, gelegentlich auch „Sinnengedächtnis" genannt] Bezeichnung für die von E. R. Jaensch gemachte Entdeckung, daß (zumal jugendliche) Personen ein dargebotenes Bild, einen Gegenstand später nicht nur als Vorstellung, sondern leibhaftig-anschaulich, mithin empfindungsgemäß reproduzieren können; optisch, jedoch auch akustisch und taktil, wobei das Auf-

Eigenlicht — tauchen derartiger *Anschauungsbilder oft auch gegen den Willen des Betreffenden erfolgt. Die E. klingt mit dem Alter ab, ist abhängig vom Konstitutionstyp, daher beeinflußter durch chemische Mittel (Kalzium) und wahrscheinlich daher auch regional bestimmt (Trinkwasser?). Bei einem Eidetiker trifft das Emmertsche Gesetz (s. d.) nicht zu. Die Entdeckung hat vor allem konstitutionelle und entwicklungspsych. Bedeutung. W. Jaensch fand zwei Typen: den B-Typ, in Richtung des durch Überfunktion der Schilddrüse bestimmten Basedowtyps (Lebhaftigkeit, glänzende, etwas vorstehende Augen, motorisch) und den T-Typ, der der Tetanie-Erkrankung verwandt ist, welche auf Funktionsstörungen der Nebenschilddrüsen beruht (steife, krampfhafte Haltung; gestörtes Mienenspiel; unfrohes, knifliges Wesen). Völkerpsychologisch hat E. R. Jaensch auf die Beziehung zum physioplastischen (s. d.) Zeichnen der Naturvölker hingewiesen, auch zu Fragen der allgemeinen Begriffsentstehung finden sich Beziehungen (s. Flurion). Endlich erklärt sich bei der Wahrnehmungswelt unter Umständen der von Helmholtz angenommene Gedächtnisfaktor, so daß das Bestehen einer sog. „reinen Empf." zu Anfang alles Bewußtseins unhaltbar wird, da aus der urtümlicheren Eidetik Wahrnehmung wie Vorstellung sich erst entwickeln, s. Vorstellung Anschauungsbilder.

Eigenlicht der Netzhaut: Lichterscheinungen, die durch chemische usw. Reizzustände auftreten, ohne daß von außen Licht das *Auge trifft. Bei geschlossenen Augen oft als fleckiger Schimmer

Eignungsprüfungen die zu Zwecken der Auslese von Menschen, zur Berufsberatung, industriellen *Psychotechnik usw. vorgenommenen Verf. ps. Inhalts. Teils in Form von sinnespsych. Prüf., teils als *Intelligenztests, teils angewendet auf Einrichtungen, die bereits dem in Betracht kommenden Arbeitsgebiet des Betr. angepaßt sind, und die Anwärter hierfür unterscheiden nach quantitativer und qualitativer Richtung. Moede gibt z. B. folgende Unters.-gruppen an:

a) Untersuchungsschema für *analytische, synthetische, einfache und komplexe Hauptfunktionen des *Bewußtseins.

1. *Aufmerksamkeit und *Konzentrationsfähigkeit bei unmittelbarem und *reproduktivem Material.
   a) Dauerspannung (= anhaltende Aufmerksamkeit),
   b) *Ablenkbarkeit und Mehrfachhandlung (= Verteilung der Aufmerksamkeit auf mehrere gleichzeitige Bew.Inh.),
   c) *Ermüdbarkeit.

2. *Gedächtnis.
   A. Zuführung neuen Gedächtnisstoffes
      a) Gedächtnis für sinnloses Material bei verschiedener Art der Darb. und verschiedenen Abnahmezeiten
      b) Gedächtnis für sinnvolle Stoffe bei gleichen Gesichtspunkten
   B. Bestand der vorhandenen *Dispositionen, ihre Bereitschaft und Abwicklung

3. *Kombination
   A. Anschauliche
   B. Intellektuelle Kombination
      a) Gebundene Kombination: Ergänzen von Textlücken (*Ebbinghaus)
      b) Freie Kombination: Finden aller möglichen sinnvollen Beziehungen zwischen drei gegebenen Begr., f. Dreiwortmeth. unter *Kombinationstests
4. Begriffsbereich
   A. Bestand an vorhandenen Begr. und seine Flüssigkeit
   B. Stiftung neuer begrifflicher Beziehungen
      a) Heraussuchen des Wesentlichen unter gegebenen Elementen
      b) Finden des Gemeinsamen zwischen gegebenen Gliedern einer Reihe
      c) Erfassen *funktionaler Beziehungen zwischen Gliedern einer Reihe und zwischen mehreren Merkmalsreihen
5. *Urteilsfähigkeit
   A. Allgemeine Beurteilungen auf Grund:
      a) sachlicher Wertung der Umstände
      b) seelischer *Einfühlung im Wirklichkeits- und Bildvers., sowie bei sprachlicher Darb., f. Bildverständnis, Assoziation
      c) sachlich-pf. Wertung des Tatbestandes
   B. Beurteilung von Sonderfällen
      a) Erfassen des Wahrscheinlichsten bei gegebenen Umständen in dargebotenen Beispielen
      b) Finden des Zweckmäßigsten in einer gegebenen Situation
      c) Kritik des Unwahrscheinlichen und Unmöglichen
6. Anschauung und Beobachtungsfähigkeit
   A. Anschauungsfähigkeit im *Wirklichkeitsvers. und bei sprachlicher Darb.
   B. Beobachtungsschärfe und -ergiebigkeit bei kategorialer Einstellung
      a) Aussage über Dinge und ihre Merkmale im *Bildvers.
      b) Erfassen von *Relationen in der Wahrn. auf Grundlage von *Analysen und *Synthesen im Wirklichkeitsvers.

β) Prüfungsmethoden für technisch begabte Schüler
I. Sinneswahrn.
   1. *Auge: *Augenmaß bei einfachen und komplexen Bedingungen. Schätzen und Messen *optischer Größen (Licht und Farben)
   2. *Ohr: absolute und *Unterschiedsempfindlichkeit des Ohres
   3. *Geruch: Wahrn.fähigkeit für charakteristische Gerüche
   4. *Gelenksinn: Empf. von Druck und Widerstand, von fremden und eigenen Bewegungen. Gewichtsschätzung
   5. *Tastempf.: Empfindlichkeit für Druck sowie für Oberflächenbeschaffenheit der Körper
   6. *Raumanschauung (unmittelbar und mittelbar): Anschauung für flächenhafte und kör-

perliche Gebilde, Zeichnung=
lesen, Umsetzung der Beschrei=
bung in räumliche Anschauung
7. *Zeitwahrn.: Geschwindigkeits=
schätzung, Auffassung von
*Rhythmen
II. Sinnesgedächtnis
Behalten räumlich=zeitlicher Grö=
ßen (Linien, Formen, Körper,
Zahlen)
III. *Aufmerksamkeit
a) Dauerleistung sowie Ermüd=
barkeit
b) Ablenkbarkeit und *Konzentra=
tion
c) mehrdimensionale Aufmerksam=
keit: gleichzeitige Beob. mehre=
rer Dinge und Vorgänge
IV. *Reaktionsleistungen
1. Zusammenarbeit von Auge und
Hand: Genauigkeit der Ein=
stellung, Ruhe und Sicherheit,
Geschicklichkeit, Übungsfähigkeit.
Ein= und zweihändiges Arbeiten
bei konstantem und veränder=
lichem Widerstand mit und ohne
*Vorsignal
2. Zeit der *Reaktion bei
a) erwarteten Gesichts=, Gehörs=
und sonstigen Eindrücken
b) unerwarteten Gesichts=, Ge=
hörs= und sonstigen Ein=
drücken
3. *Mehrfachhandlung sowie
Wahl= und Entschlußfähigkeit
4. Schreckreaktion
V. Technisches Verständnis und tech=
nische Begabung
A. *Einfühlende Beob. nach obj.
Gesichtspunkten
1. Gegenständliche Beob.: Din=
ge und Merkmale, Form und
Funktion

2. Analyse: Zerlegendes Erfas=
sen einer technischen Vor.
3. Synthese: Rekonstruktion
einer technischen Einrichtung
bei gegebenen Elementen
B. *Urteilsfähigkeit
1. Beurteilung der zweckmäßig=
sten Lösung einer technischen
Aufgabe
2. Kritik der Unmöglichkeit
einer technischen Anordnung
nebst Begründung
C. Produktive Leistung: Kombi=
nationsfähigkeit
1. Zusammenpassen von Teilen
2. Ergänzung fehlender Be=
standteile einer verstandenen
technischen Vor.
3. Lösung technischer Aufgaben
aus gegebenen Elementen
D. Mathematische Fähigkeiten
(Arithmetik, Geometrie, Ste=
reometrie
VI. *Gefühl und *Temperament
A. *Individualpsf.
1. Fähigkeit zu rhythmischer
Arbeit
2. Verhältnis zur *Monotonie
B. *Kollektivpsf.
1. Ehrgeiz und Wetteifer
2. Verhältnis zur Gruppe (Ein=
ordnung oder Überordnung)
γ) Kraftfahrer=Eignungs=
gutachten
A. Sinnestüchtigkeit
1. *Auge: Sehschärfe, Farbense=
hen, Dunkelsehen, Gesichtsfeld
2. *Ohr: *absolute und *Unter=
schiedsempfindlichkeit
3. *Gelenksempf.
B. *Aufmerksamkeit
1. Momentanakt
2. Dauerleistung

a) *Digilität
b) *komplikative Leistung
c) Konzentration und Ablenkbarkeit (*optisch, *akustisch)

C. Wille
1. *Reaktionsfähigkeit unter verschiedenen Bedingungen
   a) Zeitwerte der Reaktion
   b) Gleichförmigkeit
   c) Fehlerhaftigkeit
2. Wahl- und Entschlußfähigkeit in einfachen und komplizierten Situationen (*Mehrfachhandlung)

D. *Arbeitsfähigkeit
1. *Erregbarkeit und *Schreckhaftigkeit bei Ruhe und Bewegung der Glieder
2. *Übungsfähigkeit, quantitativ und qualitativ (Anpassung und Auffassung, Merkfähigkeit und Geschicklichkeit)
3. *Ermüdbarkeit bei
   a) geistiger (Aufmerksamkeits-)Leistung
   b) körperlicher Leistung

E. Gesamtverhalten: Tatbereitschaft

Die Prüf. für Haupteiten des Bew., ebenso die für technische Begabungen wird u. a. auch angewendet bei Aussuchen der Anwärter für sog. Hochbegabtenschulen (Volksschüler für höhere Lehranstalt). — Für Eisenbahner (Lokomotivführer usw.) benutzt man Prüf. des Ortsgedächtnisses für bewegte und ruhende Punkte, *Ermüdungsunters., *Gedächtnis- und *Störungsexp., Geschwindigkeitsschätzung, Unters. der *Erregbarkeit, *Reaktionsvers. Die letzteren werden angepaßt dem praktischen Bedürfnis. Der betr. Lokomotivführer sitzt vor einer Tafel, die ein Streckenbild zeigt und auf der im Wechsel *Signale erscheinen. Außerdem sind vor ihm Bedienungsap., z. B. ein Wasserstandsanzeiger, ein Dampfdruckmesser angebracht. Die Vp. hat die Strecke, die Signale, Wasserstandsmesser und Dampfdruckmesser zugleich zu beachten und — in verschiedener, aber stets schnellster Weise — durch Hebelbewegungen, wie auf der Lokomotive, zu reagieren, sobald irgendwie ein entsprechender „Gefahrreiz" die Reaktion nötig macht, s. a. Straßenbahntest nach Münsterberg

In ähnlicher Weise werden die Flieger geprüft, bei denen u. a. auch die Schreckhaftigkeit am *Tremographen, die Tatbereitschaft untersucht wird und besonderer Wert auf hohe Verteilung der Aufmerksamkeit und der Willenshandlungen bei gleichzeitig einwirkenden *Reizen zu legen ist. Vgl. Distribution. — In anderen Berufen kommt es wieder darauf an, in der genau erfolgenden Aufeinanderfolge von Teilhandlun-

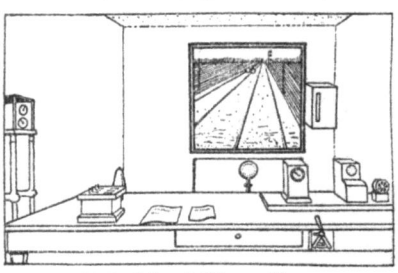

Fig. 8. Lokomotivführerprüfung

gen, die insgesamt eine Ganzheit darstellen, zuverlässig und gewandt zu sein; so etwa bei dem Leitungsverbinden der Fernsprechbeamtinnen. Vgl. Serienhandlung, Gleichgewichtssinn. In der Berufsberatung wird vielfach auch die „Allgemeindiagnose", d. h. die ohne Rücksicht auf Sonderfragen einer bestimmten Arbeit vorgenommene Musterung vollzogen. Hierbei geben Intelligenzprüfungen und *Arbeitsproben den Ausschlag. Man trennt die E. nach Einzel(person)-, Gruppen- und Massenverfahren

Eindrucksmethode ⟨Wundt⟩ bei Gef.unters. das Verf., durch mannigfach veränderte *Reize (*Ton, Licht, Worte) einen Eindruck auf die Vp. zu geben und die daraus folgernden Gef. zu beob. Ggs. Ausdrucksmeth. Die E. erfolgt unmittelbar = direkte E. oder Reproduktionsmeth., bzw. durch willkürliche Weckung von Erinnerungsvorst. Die Ausdruckssymptome werden durch E. unters. Vgl. dazu Pneumograph, Kymographion, Cardiograph, Ergograph, Plethysmograph, Mossosche Wage u. a. m.

Einfachsehen das Sehen beider *Augen, wobei *objektives und *subjektives Sehfeld übereinstimmen. Vgl. Doppelbilder

Einfühlung ⟨Lipps⟩ das innerste, sich nach Gef. und sonstiger Bew.lage völlig anpassende Hineinversetzen in Dinge und Lebewesen

Einstellung jener Aufmerksamkeitszustand, der sich, ausdrücklich auf einen zu erwartenden Eindruck vorbereitend, abwartend verhält, um den neuen Inhalt zu erfassen. Auch allgemeiner das Gesamtverhalten der Person zu einem Gegenstand (Hinnahme und Behandlung derselben) gemeint. Jede E. bedingt auch eine „Umstellung" auf einen neuen Gesamtwert ⟨Marbe⟩

Eisenbahnerprüfung s. Eignungsprüf.

eknoische Zustände [gr. eknoia Sinnlosigkeit] sinnlose Aufgeregtheit, gef.betonte Wahnvorst. im Entwicklungsalter

Ekstase [gr. ékstasis Verzückung] Verzückungszustand, in dem traumhaft Erscheinungen gesehen, Wahrheiten erschlossen, Stimmen gehört werden: meist im religiösen Zusammenhang erfolgend. Für Sinnesreize sind in der E. die Empf. meist eingeschränkt. Sie erfolgt unvermutet oder absichtlich, z. B. durch Selbsthypnose. Subj. wird E. als angenehm empfunden. Weit verbreitete, völkerps. hochwichtige Erscheinung

Elementargedanken ⟨Bastian⟩ die bei allen Völkern gemeinsam vorhandenen Grundanschauungen

Elementargefühle ästhetische, die auf obj. Bedingungen (dargebotene *Reize) Bezug nehmenden Gef. des Gefallens, Mißfallens; zumal angewendet auf Formgrößen, auf Dinge der Kunst, Musik, Dichtung, doch zumeist nur im Rahmen der exp. *Ästhetik. Die E. scheiden sich nach intensiven und *extensiven „Gef.", dazu tritt Gef. für Gestalt und *Rhythmus. Intensive Harmoniegef. zeigen sich in *Klang oder *Farbenharmonie, extensive in Gestalt und Rhythmus als *Proportionalitätsgef.

Elemente Theoretisch die Bausteine grundgebender Art, aus denen sich die einzelnen Bewußtseinsgebiete (Wahrnehmung, Gedächtnis, Wille usw.) zusammensetzen. Nach neueren Forschungen sind derartige E. jedoch keinesfalls rein vorzufinden; selbst die sog. „Sinnesempfindungen" genügen nicht als E., um die Wahrnehmungswelt zu beschreiben. Teils stammen die Theorien der E.-Pſ. noch aus Zeiten der Physiologie, sind aber auch hier nur begrenzt gültig; teils sind sie einfache Annahme (Fiktion) und werden heute ersetzt durch die Erkenntnis, daß die Ganzheit der Erscheinungen erstens kein Isolieren der E. ermöglicht (Einflüsse der Aufmerksamkeit, der Stellungnahme usw. verhindern dies), zweitens — ähnlich, wie die organische Chemie — bestimmt wird aus den Bezugsverhältnissen der Elemente zueinander, nicht durch ein additives Nacheinander von Einzelheiten

Elemente, psychische ⟨Wundt⟩ die Unterinhalte der sog. Erlebnisse, wie Vorst., Gemütsbewegungen u. a.

Emmertscher Satz besagt, daß die lineare Größe eines (auf Projektionsschirm beobachteten) Nachbilds geometrisch proportional mit wachsender Entfernung der Projektionsfläche von Vp.

Emmetropie [gr. óps Auge, émmetros im rechten Maße] ſ. Hypermetropie

Emotion [lt. motio Bewegung] Gemütsbewegung. Emotional, emotionell auf Gef., Gemüt bezüglich. E. neuroſen Störungen im Nervenſyſtem, deren Grundlage Gemütsbewegungen ſind

Emotivität krankhafter Umschlag der Stimmungslage, urſachloſe Erregbarkeit

Empfängnistotemismus Glaube, daß bei Empfängnis außer dem Vater auch der *Totem (Ahne) in den Kindeskeim übergehe

Empfindlichkeit, *absolute Empfänglichkeit für einen *Reiz ſchlechthin. Ggſ. Unterschiedsempfindlichkeit für zwei Reize. Die Grenze für den ersten Fall = Reizschwelle (ſ. d.). Prüf. der E. erfolgt nach Art der Unterschiedsempfindlichkeit. Vorzüglich ⟨Fechner⟩ a) Meth. der Bestimmung des „ebenmerklichen" Reizes; b) Meth. der *Äquivalente; c) Meth. der richtigen und falschen *Fälle. Ähnlich der Meth. der ebenmerklichen Unterschiede, der mittleren Fehler, der richtigen und falschen Fälle bei der UE.-bestimmung. Vgl. die einzelnen Stichworte

Empfindung Element der Vorst. ⟨Wundt⟩, eine einfache Sinnesqualität ⟨Lotze⟩, einfachſter Beſtandteil einer Wahrnehmung⟨Münsterberg⟩. Sie kann *peripher oder *zentral erregt ſein. Zum erſteren gehören die Sinnes- und Organempf., zum letzteren zentrale Gemeinempf. und zentral erregte Sinnesempf. E. hat stets *Qualität, *Intenſität, *Klarheit und *Dauer ⟨Titchener⟩. Beispiele: E. des Hautſinns; Geſchmack, Geruch, Hören, Sehen

Empfindungskreise ⟨E. H. Weber⟩ Hautbezirke, innerhalb deren Grenze eine räumliche Unterſcheidung verſchiedener (Taſt-)Eindrücke nicht mehr möglich iſt. Die Geſamthautoberfläche beſteht dergeſtalt aus verſchieden umfänglichen, ineinander übergreifenden E. Sie entsprechen

emphatisch [gr. émphasis Hervorhebung] feierlich

empiristische Theor. [gr. empeiría Erfahrung] ⟨Helmholtz u. a.⟩ Annahme, daß bei unseren Sinneseindrücken Erfahrung, *Gedächtnis, *Aufmerksamkeit, *Urteile, Schlüsse mitsprechen; daß nur die *Qualitäten selbst reine „Empf." seien

Endogamie [gr. éndon innen, gámos Ehe] Verwandtenehe auch zwischen Blutsverwandten. Vgl. Exogamie

endokrine Organe („Einsonderungsorgane") = solche mit innerer *Sekretion. Bedeutsam für die Konstitutionsforschung s. B-Typ

endopsychisch [gr. éndon innen, psyche Seele] ⟨Lasurski⟩ s. exopsychisch

Energetik, psychische ⟨Stern⟩, die beobachtbaren Erscheinungen des periodischen Ablaufs geistig-körperlicher Kräfte bei Tag und Nacht: Arbeit, Schlaf, s. a. Dynamik

Energie [gr. enérgeia Wirksamkeit] Arbeitsfähigkeit; Arbeitsvorrat

Engramm [gr. engráphein eingraben] ⟨Semon⟩ die durch Reizeinwirkung erfolgte dauernde Änderung der organischen Substanz, s. Mneme

enharmonisch [gr. harmonia Verbindung] solche *Töne, die nur theor. (nach Höhe, Notenschreibart) verschieden, praktisch dagegen gleichartig sind, z. B. f = eis, h = ces. heute nur e. solche, die von zwei benachbarten, oder eine *Terz entfernten, Tönen der Grundskala abgeleitet sind, der Tonhöhe nach aber im 12stufigen (gleichschwebend-=*temperierten) System dargestellt wurden. Vergleich:

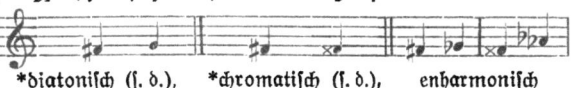

*diatonisch (s. d.), *chromatisch (s. d.), enharmonisch

entoptische Erscheinungen [gr. en in, ops Auge]. Wahrn. von Dingen, die aus der Beob. von im *Auge selbst vorhandenen Obj. (Adern, Netzhautgefäßen, Glaskörpertrübungen) entstehen und so scheinbar der Außenwelt zugehören, s. a. Mouches volantes

Entstehungsmethode s. Bildverständnismetg.

Entwicklungskorrelationen, Ges. der ⟨Meumann⟩ Nach diesem verändert oder vervollkommnet sich eine geistige Eigenschaft niemals für sich allein, ohne auch andere dabei mitzuändern. Auch „entwicklungssteigernde *Korrelation" genannt

Entwicklungspsychologie ⟨Krueger⟩ Teilgebiet der Seelenkunde, das sich der genetischen Verlaufsform geistiger Inhalte, bei Kind, den Naturvölkern usw. widmet. Wertvoll vor allem im Sinne vergleichender Betrachtungsweise, s. a. Kollektivps., Soziologie

Entwicklungsstufen beim Kinde Stufenfolge der Auffassung und Aneignung der Bew. Inh. (s. a. Apperzeptionsstadien). a) Stadium primitivphantastischer *Synthese, bis zum 7. Jahr. Alle Dinge werden als Ganzes verstanden, ohne Beachtung von

Einzelheiten. Starke Ergänzung der Tatbestände durch phantasievolle *Kombination, Märchenstimmung; b) Analysestadium. Vom 8. Jahre ab: kurze Beob., Inbeziehungsetzen, Tatsachenergründung; c) *logische Synthese. Letztes Stadium, tatsächliches Gesamterfassen, ohne *Phantasie. Von da ab Entwicklung des Erwachsenen

Entwicklungstests ⟨Meumann⟩ Ergänzung der *Binet-Simonprüf. Die E. sollen nicht nur den Tatbestand, sondern die ganze kindliche Entwicklung veranschaulichen. Hierher rechnet M. Umfang der *Aufmerksamkeit, sprachliche Fähigkeit, das unmittelbare Behalten (Gedächtnisspanne), *Reproduktion auf ein Reizwort nach Grundsatz des begrifflichen Gegenstücks usw.

Epilepsie [gr. epilēpsia fallende Sucht] Fallsucht. Anfälle von Bewußtlosigkeit mit Krämpfen

Episkotister [gr. epí auf, skótos Dunkelheit] ⟨Aubert⟩ in Umdrehung gesetzte, der Breite nach abstufbare schwarze Blechsektoren, die von einer dahinter befindlichen Lichtquelle mehr oder minder viel Helligkeit durchlassen

Ergänzungsfarben s. Komplementärfarben

Ergänzungsmethode ⟨Heilbronner⟩ bildliche Darstellungen müssen sinngemäß ergänzt werden, s. a. Kombinationstests

Ergograph [gr. érgon Arbeit, gráphein schreiben] ⟨Mosso⟩ Kraftmesser, ähnlich *Dynamometer. Veränderliche Gewichte werden über eine Rolle an einer Schnur taktmäßig (bis zur Erschöpfung, mit Pausen usw.)

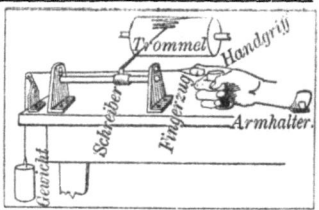

Fig. 9

gehoben. Aufzeichnungen des Hubablaufs erfolgen auf daneben befindlichem *Kymographion, s. Ermüdung, Arbeitskurve

Erhebungsmethode ⟨Stern⟩ Verf., mittels Umfragen, Fragebogen, Statistiken pf. Ergebnisse zutage zu fördern. Vor allem auf sog. Massenmaterialien und allgemeine Eigenschaften, etwa religiöse Vorst., *Ideale angewendet

Erholung Wiedergewinnung voller Arbeitskraft nach Ablauf einer Arbeit, s. Arbeitskurve, Arbeitsschwankungen

Erinnerungsassoziation a) *assimilative = Wiedererkennungs- oder Erkennungsvorgang; b) *sukzessive = gewöhnliche *Assoziation, s. d.

Erinnerungsgefühle solche, die gelegentlich des Wiederauftauchens von Inhalten entstehen, welche vormals gef.betont gewesen

Erinnerungsgewißheit Erkennung einer Vorst. daraufhin, ob sie nur gegenwärtiges Phantasieergebnis oder Vergegenwärtigung eines früheren, wirklichen Erlebnisses ist

Erinnerungsnachbild ⟨Fechner⟩ das einer Empf. folgende, einige Zeit, meist 5—10 Sekunden, anhaltende, nach Art *reproduktiver Vorst. auftauchende Erleben der Zusammen-

Erinnerungsvorstellungen fassung soeben gehabter Wahrn., unabhängig von den wechselnden äußeren Gegebenheiten (Größe, *Intensität) des eindruckgebenden Obj.

Erinnerungsvorstellungen die aus zahlreichen Einzelwahrn. verschmolzenen Wiedererinnerungen

Erlernungsmethode s. Gedächtnismeth.

Ermüdung Nachlassen der geistigen Leistungsfähigkeit, im äußersten Falle als Erschöpfung auftretend. Durch Pausen tritt *Erholung ein. Das *Zentralnervensystem ermüdet schneller als *periphere Nerven oder körperlich die Muskeln. Grundlage der E. sind körperliche Vorgänge, die aber seelisch erheblich beeinflußbar bleiben (Interesse usw.). Chemische Mittel (Phosphatzufuhr z. B.) können vorübergehend Leistungssteigerung durch Ermüdungsbehebung ermöglichen

Ermüdungstest ⟨Meumann⟩ Probearbeiten, an denen man den Einfluß der geistigen Ermüdung, vor oder nach bestimmter Betätigung, zu ermitteln sucht, z. B. Rechnen, Lernen, *Kombinieren

erogene Zone [gr. érōs Liebe, génesis Entstehung] die Körperstellen, an denen ersatz- und ergänzungsweise sexuelle Lustgef. auftreten und getätigt werden können, z. B. Mund, After, Busen, Auge. Zumal im *Autoerotismus

erotisch auf das Liebesleben bezüglich

Erotomanie [gr. manía Raserei] krankhaft übertriebene Liebessucht

Erregung s. Gefühl

Erscheinungen ⟨Stumpf⟩ Inhalte der Sinnesempfindungen (= E. 1. Ordnung) oder gleichnamige Gedächtnisbilder (= E. II. Ordnung). Ggs. „psychische Funktionen" als das Bemerken der E., ihrer Beziehungen, Zusammenfassen zu Komplexen, nebst Urteilsbildung, Begriffsgewinnung, Auffassen, Affekten und Willen

Erscheinungsweisen ⟨Katz⟩ bei den *Farben die verschiedenen Möglichkeiten des Auftretens derselben Farbe a) als Flächenfarbe, durch ein *Diaphragma beob.; b) Oberflächenfarbe = in Wirklichkeit am Gegenstand in künstlicher bzw. natürlicher Form, körperlich, mit *Spiegelung und *Glanz gesehen; c) durchsichtige Flächenfarben = gelatineähnliche Farben; d) Raumfarben = farbige Flüssigkeiten, durch die hindurch Gegenstände gesehen werden; leuchtende, glühende Farben. Die Darstellung der Farben in dreidimensionaler Weise gilt hiernach nur für die Flächenfarben, die vormals zumeist in ps. Untersuchungen benutzt worden sind

Ersparnismethode s. Gedächtnismeth.

Erythrochloropie [gr. erythrós rot, chlōrós grün, ópsis Sehen] s. Farbenblindheit

Ethnologie [gr. éthnos Volk, lógos Lehre] Völkerkunde (Verbreitung, Abstammung, Rassen)

Eugenik [gr. eugenḗs edelbeschaffen] Lehre vom leiblich-geistigen Volkswohl, der sog. „Rassenhygiene". Erforschung der Vererbung von Krankheiten, Begabungen, Einfluß von Alter, Bildung, Herkunft auf geistige Leistung. Meist durch statistische Erhebungen. — Gründer der E. ist Galton

Euphorie [gr. eu phérein sich wohlbefinden] Gef. des Sichwohlbefindens, der vollen Lebensfreude, nach Fließ zumal kurz vor dem Tode

eustachische Röhre die beim Schlucken meist geöffnete, beim Sprechen geschlossene Paukenhöhlenverbindung, welche der Dämpfung unserer eigenen Stimme dient

Exaltation [lt. exaltáre erhöhen] überschwengliches Wesen, krankhafte Lebendigkeit und Aufgeregtheit

Exécution à froid [frz.] die "Hinrichtung" eines Einzelindividuums bei Ameisen, vor öffentlicher Versammlung von Stammesgenossen. Vermutlich wegen artfremden oder feindlichen Geruchs des betr. Tieres

Exhibitionismus [lt. exhibére zeigen] Entblößung sonst verdeckter Körperteile (*Genitalien, Brüste) vor der Öffentlichkeit. Geisteskrankentrieb

Exogamie [gr. éxo heraus, gámos Ehe] ⟨Mac Lennan⟩ die im "Totemismus" vertretene Eheregel, wonach ein Mitglied eines *Clans oder dessen Totemgruppe nur Angehörige eines anderen Clans heiraten darf. Drei Formen von E. ⟨Wundt⟩ 1. **unbeschränkte E.** Ein Mann der Klasse A heiratet eine Frau aus irgendeiner Untergruppe der Abteilung B.

```
   A            B
 lmno         pqrs
```

2. **beschränkte E.** Das Individuum A darf nur aus bestimmter Untergruppe B heiraten, verbunden mit unmittelbarer Vater- oder Mutterfolge, d. h. der Zugehörigkeit der Kinder zur Totemgruppe, zum Clan.

```
   A            B
 lmno         pqrs
```

3. **beschränkte E. mit indirekter Mutter-(Vater-)Folge, australisch.** Die Kinder gehören zwar dem Clan des Vaters (der Mutter) an, gehen aber in eine andere Totemgruppe über (vgl. *binäre Stammesgliederung). Bei allen Formen ist die Ehe zwischen Geschwistern, bei Mutterfolge auch zwischen Sohn und Mutter verboten.

```
   A            B
 lmno        p-q  rs
```

Vgl. Endogamie. Es erlaubt also Fall 1 noch die Ehe Vater-Tochter bei Mutterfolge. Verboten ist die Ehe mit mütterlichen Clanverwandten bei Mutterfolge. Für Fall 2 wie 1 beschränkt sich bei Mutterfolge die Auslese auf die näheren Vaterverwandten im Clan. Fall 3 läßt ausgeschlossen die Geschwister-, Eltern-, Kinderehe. Ebenso ist eine Verwandtenehe — Vater, Base — wegen Totemwechsels unmöglich

exopsychische Seiten ⟨Lasurski⟩ die das äußere Gepräge der Persönlichkeit darstellenden Charaktereigenschaften. Ggs. endopsychisch

Exorzismus Austreiben böser Geister aus sog. *Besessenen. Vielfach religionspsychologische Erscheinung, zumal bei Bekehrungen, Taufen usw.

experimentell [lt. experiméntum] auf (geregelten) Vers. beruhend. Experiment in der Psychotechnik ⟨Giese⟩ "gestaffelte Gewinnung einer Situation, die geeignet ist, Verhaltensweisen des in dem Bereich ihrer Konstellation befindlichen Individuums hervorzulocken und Zwecken der Beobachtung zugänglich zu machen"

extensive Vorst. [lt. exténdere ausspannen] ⟨Wundt⟩ die Gruppe der räumlichen und zeitlichen Vorst. Ggf. intensive Vorst. = Sinnesvorst.

Exteriorisation des Gef. [lt. exterior äußere] in der *Parapf. die Erscheinung, daß die Vp. in *Hypnose auf der Hautoberfläche gef.-los wird, zugleich aber eine allgemeine Gef.empf. auf das Gesamtäußere des *Individuums übertragen ist ⟨Joire⟩

extrospektive Meth. [lt. extra außerhalb, spéctare betrachten] Pf. Unters. anderer, und zwar bei unmittelbarer (Nahmeth.) oder mittelbarer (Fernmeth.) Beob.

exzitierend [lt. excitáre antreiben] reizend s. Affekt

Fadenversuch ⟨Wundt, Hering⟩ zur Bestimmung der Tiefenwahrn. Mehrere senkrechte dünne Fäden oder Stangen, beob. durch den Ausschnitt eines Schirms, werden vor einem gleichmäßigen, grauschwarzen Hintergrund dem Beob.auge näher bzw. ferner gebracht, s. Tiefenwahrn.ap.

Fälle, Meth. der richtigen und falschen. Es werden zwei *Reize, A und B, geboten. Man muß beurteilen, ob A größer, kleiner oder gleich B war. Wurde der obj. Unterschied richtig beurteilt, so „r" = richtiger Fall. Wurde über- bzw. unterschätzt, so ein „f" = falsches Urteil. Lautet das Urteil „gleich" = g-Fall. Sind bei Urteilen p = „größer", n = „kleiner", z = gleich abgegeben, so sind richtige Urteile r = p + ½z, falsche Urteile f = n + ½z. Bleibt der Reizunterschied d *konstant, so wäre d/x das Maß der *UE.

Fallphonometer [gr. phone Stimme] Vor. zur Erzeugung abstufbarer *Schalleindrücke. Aus veränderlicher Höhe läßt ein Elektromagnet bei Stromöffnung eine Stahlkugel auf die darunter befindliche Metallplatte fallen

Farbenblindheit Unvermögen, gleichmäßig alle Farben des Spektrums zu beob. a) *totale F., wenn der Betr. nur Grauschattierungen sieht; b) *partielle, sobald er nur teilweise (z.B. rot-grün) farbenblind ist. a heißt auch *Achromatopsie, b *Dyschromatopsie. Im einzelnen: Rotgrünblindheit = *Xanthocyanopie, Rotblindheit = *Daltonismus, *Anerythropsie, *Protanopie. Grünblindheit = *Achloropsie, *Deuteranopie. Violettblindheit = *Acyanopsie, *Tritanopie. — Blaugelbblindheit = *Erythrochloropie, — Leute, die, im Ggf. zum Normalen (*Trichromaten), nur zwei Grundfarben sehen, heißen auch *Dichromaten

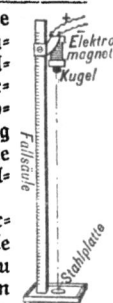

Fig. 10. Fallphonometer

Farbendreieck sinnbildliche Darstellung der *quantitativen Mischungsverhältnisse der Grundfarben (Rot, Grün, Blauviolett). Letztere bilden die Endpunkte des D., von denen aus die gegenseitigen Übergänge zur Darstellung gelangen. Im Schwerpunkt des D. treffen sich die, je zwei *Komplementärfarben verbindenden, Geraden. Vgl. Erscheinungsweisen

Farbendreiklang Vereinigung von drei Farben zu einem (*ästhetischen) Gesamtbild

Farbengleichung die Darstellung des Mengenverhältnisses in Zahlen bei zwei oder mehr Farbenanteilen einer Mischfarbe

Farbenhören s. Audition colorée, Synästhesie

Farbenintensität Helligkeit, die durch die Schwingungsweite der Lichtstrahlen bestimmt ist. Sie bewirkt die Farbstärke. Bei großer Helligkeit verschiebt sich der Farbeneindruck des Spektrums zu Gelb und Blau; bei geringer überwiegen Grün und Rot; schwach beleuchtet erscheint alles grau

Farbenkenntnisprüfung Unters. von Kindern, Jugendlichen, Mindersinnigen, Verletzten, um nach der *Wahl=, *Deckungs= oder *Wiedererkennungsmeth. Wahrn. von Farben bei ihnen zu prüfen

Farbenkreis Darstellung der Farbenlinie ohne Rücksicht auf das Mischungsverhältnis nach Empf.abstufung für Farben. Der größte Teil entfällt auf Gelb und Blau, es folgen Grün, endlich Rot, Violett

Farbenkreisel Vor. für die physiologische Mischung von zwei Farben zu einem Gesamteindruck, bestehend aus schnell umlaufender Scheibe mit zwei durch einen radialen (halbmesser=)Schnitt ineinandergesteckten Farbenkreisstücken. Nach Belieben lassen sich die Anteile beider Ausschnitte an der ganzen Kreistafel verändern, der erzielte Farbenton abstufen. Umdrehung erfolgt durch Hand=, Uhrwerk= oder Motorbetrieb. Vgl. Farbenmischap.

Farbenkugel Ersatz für die Darstellung durch Farbendoppelpyramide oder Doppelkegel. Die Pole schwarz=

weiß; um den Äquator die Folge der gesättigten Farben

Farbenlinie Darstellung der Farbenmannigfaltigkeit durch eine Linie, in der jeder Punkt durch eine *qualitativ bestimmte Farbenempf. vertreten ist, so daß man von ihm aus zu jedem anderen Punkte gelangen kann

Farbenmischapparat ⟨Marbe⟩ eine Farbenscheibe wird durch Motor zur Umdrehung gebracht; mittels Schnekkengetriebe können die Teile der Farbenscheibe während des Umlaufs verdreht werden, so daß der Gesamtton sich ändert. Verschiebung der Farbenkartonblätter erfolgte ursprünglich durch eine, in der verlängerten Umdrehungsachse befind-

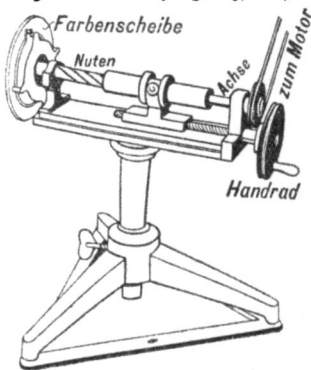

Fig. 11. Farbenmischapparat nach Marbe, Lummer=Brodhun

liche Darmsaite, ähnlich dem *Spiegeltachistoskop nach Wirth. — Nach Helmholtz erfolgt Farbenmischung durch sinnreich gebaute Vor., bei der zwei Spektren (s. Spektralap.) durch Stellschrauben beliebig unterein-

Farbenmischungsgesetze — Farbentheorie

ander verschoben werden können, so daß die Farben, unmittelbar gemischt, nach *Intensität und *Sättigung veränderlich sind

Farbenmischungsgesetze Rot und Violett ergeben Empf. Purpur, die im Spektrum nicht erscheint. Aus Rot, Grün, Blauviolett sind alle Farben darstellbar. *Komplementärfarben ergeben gemischt Weiß. Zu jeder Farbe läßt sich eine entgegengesetzte (*komplementäre) finden, die bei entsprechender Mischung mit ihr eine reine Helligkeitsempf. hervorruft, im anderen Falle eine Mischung von verminderter *Sättigung und im Farbton der in der Mischung vorherrschenden Farbe. Bei Mischungen aus zwei nichtkomplementären Farben ergibt sich die Farbe eines zwischen beiden liegenden Farbtons. Je nach dem gegenseitigen Abstand in der Farbenfolge entsteht Sättigung, je nach Anteil der benutzten Mischfarben der Ton. Ergeben zwei Farbenmischungen gleiche Helligkeits- und Farbenempf., so zeitigt eine Vermischung beider Mischungen dieselbe Empf. ⟨Newton⟩

Farbenoktaeder [gr. okto acht, hédra Fläche] eine, meist aus Pappe hergestellte, Versinnbildlichung der Verwandtschaftsverhältnisse aller Farbenempf. Die Grenzspitzen sind durch Schwarz-Weiß belegt, auf der Oberfläche liegen alle satten Farben, nach innen die ungesättigten (stumpfen), in der Achse der O. die neutralen. Sämtlich sind sie aus Schwarz-Weiß ableitbar (z.B. sind als weißverwandt Hellrosa, Himmelblau; als schwarzverwandt Weinrot, Marineblau, Dunkelbraun eingetragen)

Farbenproben ⟨Holmgren⟩ zahlreiche farbige Wollfäden. Dieselben befinden sich in einem Kasten gemischt und sind nach Bedarf von der Vp. in Abstufungen zu ordnen oder einzeln auszusuchen

Farbenpyramide s. Farbenoktaeder

Farbenqualität = Farbton. Abhängig von der Wellenlänge. Psychophysiologische Grundlage s. Farbentheor. Ps. sind alle Farben und ihre Mischungen, ebenfalls das physiologisch-physikalisch anders abgeleitete Weiß, als Erlebnis gleichwertige Größen. Ob Empf. schwarz-farblos sei, wird noch bestritten. Fernere Unterschiede: kalte und warme Farben ⟨Goethe⟩, je nach Art des mit der Empf. verbundenen Gef.inhaltes. Rot, Orange, Gelb sind warm; Grün, Blau, Violett gelten als kalte Farben

Farbensinn zunächst Allgemeinbezeichnung für Unterschiedsempfindlichkeit hinsichtlich der Farbentöne, ferner für Farbensättigung, für Verwendung von Farben in Kunst und Leben, *ästhetisches Verständnis für Farben in gegebenen Zusammenhängen

Farbentheorie Lehre vom Zustandekommen der Farbenempf. 1. Young-Helmholtzsche F. Rot, Grün, Violett sind drei Grundfarben (s. Farbenoktaeder), ihnen gleichen drei Grundempf. = Dreikomponententheor. Entsprechend farbenempfindliche Nervenausläufer im *Auge. Gestützt auf die Erscheinungen der *Farbenblindheit. 2. Heringsche Theor. auf chemischer Grundlage. Es gibt drei verschiedene Substanzen im Auge: rot-grün-, blau-gelb-, schwarz-weiß-empfindliche. Das die Netzhaut treffende Licht zersetzt diese Substanzen, anderseits erholen und bauen sich diese wieder auf. Helle Farben entstehen daher aus *Dissimilation, dunkle aus der nachfolgenden *Assimilation. Wird als Theor. durch Erscheinungen der Farbenblindheit, *Nachbilder, *Kontraste gestützt = Vierkomponententheor. 3. Duale Sehtheor., Duplizitätstheor. ⟨v. Kries⟩. Das Auge ist ein Doppelorgan, getrennt nach Tätigkeit von *Stäbchen und *Zapfen (s. Auge). Im Dunkeln arbeiten die Stäbchen, im Hellen Zapfen, vgl. Purkinjesches Phänomen, indirektes Sehen usw. 4. Stufentheor. ⟨Wundt⟩. Schwarz ist ein Hemmungsvorgang. Jede sonstige Nervenreizung ergibt einen *achromatischen, gleichförmig „photochemischen" Vorgang; abhängig von der Schwingungsweite der Lichtwellen = nichtfarbige *Intensität. Zweitens einen vielfach photochemischen, von der Wellenlänge abhängigen Vorgang = chromatischer Reiz = *Farbton, *Sättigung, s. Grundfarben. Ostwald hat neuerdings durch Verbesserung und Ausbau der Heringschen Theor. sehr erfolgreich die praktisch-objektive Festlegung aller erdenklichen Farbtöne ermöglicht. Alle Farbenmischungen werden (wie Töne) durch gewisse Zahlenangaben genau *reproduzierbar bestimmt (Farbnormen)

Farbenwirkung die *ästhetisch-*gef.-mäßige Wirkung von Farbeneindrücken. Rot, Orange, Gelb, Purpur erregen; Grün, Blau, Indigo, Violett beruhigen. Wohlgefällig wirken *Kontrastfarben und kontrastähnliche Farbenzusammenstellungen. Im Spektrum benachbarte Farben sind zugleich geboten unerfreulich: Rotgrün oder Blau wirken zusammen angenehm; Purpur, Violett mißfällig

Farbtonforschung ⟨Anschütz⟩ Richtung der Ps., die sich, ausgehend von den *Synästhesien, mit Anwendungen derselben auf künstlerische Fragen befaßt; z. B. die „Farblichtmusik" usw.

Farbton die von der Wellenlänge des Lichts abhängige Erscheinungsform der Farben. Rot am langwelligen, Violett am kurzwelligen Spektrumende. In der Mitte folgen Orange, Gelb, Grün, Blau

Faszination [frz. Bezauberung] auch = Kaptation ⟨Descourtis⟩, der in der *Hypnose vorkommende Zustand eines Gebundenseins an den Hypnotiseur. Hinsichtlich Nachahmungstrieb = Donatismus

Fausse reconnaissance [frz. falsches Wiedererkennen] s. déjà vu

Fechner, Th., * 1801 Großärchen, † 1887, Prof. Leipzig. Begründer der *Psychophysik, exp. *Ästhetik, der Grundlagen *experimenteller Ps. Auch *parapsych. interessiert. W.: Elemente der Psychophysik (1862). Seelenfragen (1861). Zur exp. Ästhetik (1873). Ps. Maßprinzipien (1887). Kollektivmaßlehre (1897). Nanna oder über das Seelenleben der Pflanzen (1848). Die Tagesansicht (1879). — F. war der erste, der in geregelter Abfolge, unter Verwendung mathematisch-physikalischer Meth., seelische Vorgänge exp. zu untersuchen begann. Vgl. auch *E. H. Weber

Fechnersches Gesetz s. a. Webersches Ges. Zu gleichen Empf.zuwüchsen müssen stets gleiche Reizzuwüchse treten und das Verhältnis dieser *konstant sein. Die einzelnen ebenmerklichen Empf.zuwüchse werden als Einheiten aufgefaßt. Es läßt sich daher mathematisch sagen: d · S = konstant, wenn S die Gesamtempf., d der ebenmerkliche Zuwachs ist. Der wechselnde Reizzuwachs (die sog. „Urschwelle", die d · S bewirkt) steht zum zahlengemäß festlegbaren Reize R in konstantem Verhältnis = $\frac{d \cdot S}{R}$ = konstant. Ferner ist allgemein: S = C · log R. Hierbei bedeutet C eine konstante, für jede Empf.art feststellbare Zahlengröße.

Fechner-Helmholtzscher Satz nimmt auf die (*optischen) Nachbilderscheinungen Bezug und besagt, daß die durch ein *Nachbild betroffene Netzhautstelle sich verhält wie eine gereizte, wenn sie von einem, um den Betrag der Nachbildwirkung verminderten *Reiz getroffen würde. Fechner nannte es daher (theor.) Parallelges. zum Weberschen = *Äquivalenz der Reizbarkeitsänderung und proportionaler Reizänderung bei *konstant bleibender Reizbarkeit

Fehler, 1. **mittlerer** durchschnittliche Größe der Abweichungen der Einzelwerte einer Reihe vom Mittelwert. Ist n Zahl der Einzelwerte, d Unterschied des Einzelwerts vom Mittelwert, S Summe dieser Differenzen, so ist der m. F.

$$m. F. = \frac{S \cdot d}{n}$$

hat auch Namen der mittleren „Variation". 2. **wahrscheinlicher Fehler** (w. F.) a) bei Einzelbeob. diejenige Größe, von der aus gerechnet mit gleicher Wahrscheinlichkeit im Rahmen der betr. Beob. ebensoviel größere oder kleinere Fehler auftreten können

$$wF = \pm 0{,}8433 \cdot \frac{S \cdot d}{n},$$

genauer:

$$wF = \pm 0{,}6745 \cdot \sqrt{\frac{S \cdot d^2}{n-1}}$$

b) als w. F. des arithmetischen Mittels ergibt sich:

$$wF_m = \frac{wF}{\sqrt{n}}$$

c) für *Korrelationskoeffizienten ist zur Bekräftigung des gefundenen Korrelationswertes die Regel aufgestellt, daß der Koeffizient (r bez. ϱ) etwa fünfmal so groß wie der w. F. sein soll. Die Größe des w. F. beträgt bei Maßkorrelation:

$$wF_r = \pm 0{,}6745 \cdot \frac{1-r^2}{\sqrt{n}}$$

bei Rangkorrelation:

$$wF_\varrho = \pm 0{,}706 \cdot \frac{1-\varrho^2}{\sqrt{n}}$$

3. Meth. der m. F.: ⟨Fechner⟩ zur Ermittlung der *UE. Ein von der Vp. aus veränderbarer *Reiz wird zu (zwei) anderen gegebenen in ein bestimmtes Verhältnis gesetzt (halbieren, Gleichgroßmachen von Entfernungen usw.). Ist der Normalunterschied der zwei = N, die eingestellte Unterschiedlichkeit = F, so wäre der m. F. d = F — N. Aus einer Reihe von Vers. wird für d ein arithmetisches Mittel gefunden, das aber nicht gleich N sein, sondern noch einen *konstanten F. c enthält (s. a. Konstanzmeth., Korrespondenzsatz). Diese Meth. der m. F. kann auch die Tendenz der Unter- und Überschätzung (je nach Vorzeichen des F.) verraten

Fehlhandlung *Symptomhandlungen, bei denen eine Absicht ohne äußere sichtbare Ursache vereitelt wird. Beispiel: Versprechen, Verlesen, Verschreiben. Nach Freud birgt sich hinter F. unbewußte Vorst.

Fellatio [lt. felláre lecken] s. Cunnilingus

Fenestra [lt. Fenster] das „Fenster" im Ohr, und zwar a) das kleine Fenster (f. cochleae) am hinteren-unteren Abhang zur *Paukenhöhle (am Vorsprung, Promontorium), von dieser zur knöchernen Schnecke führend und durch ein Häutchen (Membrana tympani secundaria) verschlossen. Auch rundes Fenster (f. rotunda, triquetra) genannt; b) f. vestibula, auch das ovale (f. ovalis) geheißen. Die oberhalb des Promontoriums liegende Öffnung, von der Paukenhöhle zum *Labyrinthvorhof führend; Grundsitz des Steigbügels

Fernaldsche Meth.: Verf. zur Prüf. des Verstehens sittlicher Handlungen und der sittl. Empf.

Fernmethode s. extrospektive Meth.

Fernpunkt s. Akkommodation

Fernraum s. Greifraum

Fernsinn bei Blinden vielfach angenommene Fähigkeit, Menschen und Dinge auf Entfernung hin zu „fühlen". Druck-, Schall- und Temperaturempf. wurden zur Erklärung der Erscheinung herangezogen. — Auch bei Vögeln, zumal Brieftauben, wurde ein besonderes „Orientierungsvermögen" veranschlagt: daher Zurückfinden der Zugvögel an frühere Wohnsitze, ebenso das angebliche Nachfliegen der Erdoberflächenumrisse in entsprechender Wellenlinie der Flugbahn. Noch ungeklärt

Fernwirkung *assoziative Erscheinung, daß sich Sprachlaute durch Verwandtschaft oder sonstige Beziehungen zu anderen Wörterbildungen umformen können (s. a. Analogiebildung). Es werden hierbei *induzierende und *induzierte Laute unterschieden. Diese Erscheinung steht grammatischen oder *logischen Umänderungen an sich fern

Feststellungsmethoden ⟨Stern⟩ die sich der *introspektiven und *extrospektiven Beob. widmenden pf. Unters.verf.

Fetischismus [port. feitiço Zauber] völkerpf. Bezeichnung für den Glauben an geheimnisvolle, übersinnliche, *dämonische Macht lebloser Gegenstände, die künstlich hergestellt werden und Zauberzwecken dienen (Zaubersteine, Hölzer). Im Fetisch ruht ein gebannter Dämon, er ist eigentlich ein Individuum. Abarten: das Amulett und der Talisman. Beide sind Zaubermittel. Das A. ist passiv-schützend (gegen Schuß usw.), der T. aktiv-helfend (z. B. Stein der Weisen, der alles zu Gold verwandelt). Menschliche Körperteile, wie Nägel, Haare, Herzen, Tierbilder, Zauber- und religiöse Kultgegenstände werden als Obj. genutzt. F. ist die ursprünglichste Form eines *Kults. F. bedeutet auch noch eine Art der *sexuellen *Libido für Gegenstände, z. B. Schuhe, Schleifen, Haare, die von dem vom Fetischisten verehrten Menschen stammen. Meist ersetzt der Fetisch die Person dabei vollkommen

Fingerbeere Innenhandseite des Na-

Singerschlüssel — Fluoreszenz

gelgliedes der Singer. Hauptsitz der Tastempf.

Singerschlüssel bei *Reaktionsvers. benützter elektrischer Kontakthebel, ähnlich dem Telegraphentaster. Beim Loslassen der Singer öffnet sich der Strom, s. a. Chronostop

Singersprache s. Daktylologie, Cheirologie

Fischer, Aloys, o. Prof. München. Jugendkunde. (* 1880 Fürth). W.: Beruf, Berufswahl, Berufsberatung (1918). Erziehung als Beruf (1921). Ps. d. Gesellschaft (1922). Jugendführer (1924)

Fixation [lt. fixus fest] s. Auge. — F. bewegung Bewegungen beim Insaugefassen eines Dinges. — F.-punkt der direkt gesehene Punkt, dessen Bild in der Mitte der Netzhautgrube liegt (s. Auge, *Blickpunkt, Blickfeld). Sein Richtungsstrahl = Gesichtslinie

fixe Idee auch wohl = *Monomanie, fest im Bew. verankerter Gedanke, der sich dem sonstigen Bew.Inh. geregelt einordnet, aber sinnlos ist

fixierende Aufmerksamkeit s. Aufmerksamkeit; Typen

fixiert festgelegt

Flächenfarbe s. Erscheinungsweise

Flagellation [lt. flagellare geißeln] Geißelung des Körpers durch Peitschen, Schinden. Völkerps. weitverbreitete Erscheinung, die oft ansteckend erregt wird. Form geschlechtlicher, unbewußter oder bewußter Lusterregung, s. *Metatropismus

Flaschenorgel (Helmholtz) aus Glasflaschenkugeln von verschiedener Größe bestehendes Musikinstrument, s. Tonvariator

Flechsig, P., Prof. Leipzig, * 1847 Zwickau. Begründer der neueren Lehre von den *Gehirnzentren. W.: Gehirn und Seele (1896). *Lokalisation der geistigen Vorgänge (1896)

Fliegerprüfung s. Eignungsprüf.

Fließ, W., Dr. med. Berlin, * 1858 Arnswalde. Begründer der *Periodenlehre. W.: Ablauf des Lebens (1906). Vom Leben und Tod (1924). Jahr im Lebendigen (1918). Periodenlehre (1923)

Flimmern, farbiges: bei Umdrehung von schwarzweißen Scheiben auftretende rote bzw. blaue Färbung = Abklingen des Weiß

Flimmerskotom [gr. skótoma Schwindel, skótos Finsternis] *entoptische Verdunklung des *Gesichtsfeldes, beginnend am *Fixierpunkt, oft bis zum Netzhautrande fortgesetzt. Die Umrandungen sind glänzend, flimmernd: „Daubansches Festungsbild", auch = *Teichopsie. Vorkommen z. B. nach Kopfschüssen

Flor s. Kontrast

Flournoy, Th., Prof. Genf, 1854 bis 1926, *Paraps. Des phénomènes de synopsis (1893). Des Indes à la planète Mars (1900). Esprits et médiums (1911)

Fluchtbewegungen zumal bei niederen Tieren solche B., die das Wesen aus dem Bereich eines *Reizes unangenehmer Art führen sollen

fluidal [engl. fluid flüssig] paraps. Ausströmungen der Persönlichkeit. Sollen sich bei *somnambulen *Medien als bandähnliche Abspaltungen vom Körperlichen trennen und Verbindung zum *Hypnotiseur aufweisen, s. a. Aura, Materialisation

Fluoreszenz [lt. fluor Fließen; physikalisch wurde F. am Fluorkalzium zuerst beob.] ſ. Eigenlicht, entoptiſche Erſcheinungen uſw.

Flüſterſprache ⟨Bezold⟩ einfachſtes Derf. der hörſchärfeprüf.: Flüſtern in verſchiedener Entfernung von der Vp.

Fluxion ⟨E. Jaenſch⟩ Erſcheinung der Selbſtbewegung von Gebilden beim B-Typ der Eidetik = Ineinanderübergleiten eidetiſcher Gebilde. Beſtätigt von Goethe, Joh. Müller u. a., bedeutſam zur Erklärung gedanklicher Begr.bildung. Ggſ. „Kompoſitoriſches" Denken, d. h. wertende Auswahl kennzeichnender Züge, um konſtruktive Syntheſen zu gewinnen

Folklore [engl.] Volkskunde, die ſich mit den Sagen, Legenden, Märchen, Redensarten, Sprichwörtern uſw. einzelner Stämme beſchäftigt

Forel, A., Prof. Yvorne, * 1848 Morges. W.: Gehirn und Seele (1894). *Hypnotismus (1911). Sinnesleben der Inſekten (1910). Sexuelle Ethik (1906). Pſ. Fähigkeiten der Ameiſen (1905)

formale [formáre bilden] *Partialeigenſchaften ⟨Meumann⟩ ſolche, die an den einfachen und zuſammengeſetzten Dorgängen des Seelenlebens eines Individuums hervortreten. Hinſichtlich der Verhaltungs- und Handlungsweiſe auch = praktiſche Formaleigenſchaften. Zeigen ſie ſich am Geſamtcharakter = formale Totaleigenſchaften. Ggſ. inhaltliche Eigenſchaften, d. h. ſolche, die in der beſonderen Art dieſes einen Individuums liegen

Formanten ⟨L. Hermann⟩ diejenigen Begleittöne der menſchlichen Stimme, die gleichbleibende Höhe beſitzen und wohl Eigentöne der *reſonanzbietenden Mundhöhle ſind. Die F. bleiben in gleicher Tonlage, welche Grundtöne die Sprech- oder Singſtimme auch benutzt. Daraus der eigentümliche *„Vokalklang" der Stimme

Formenbrett ⟨Goddard⟩ zur Intelligenzprüf. von Kindern. Holzbrett mit eingeſchnittenen Lücken, in die entſprechende Holzklötze (Sterne, Kreuze uſw.) einzufügen ſind

Forſchungsfläche ⟨Cornetz⟩ Abſuchraum; das bei Ameiſen zu beob. Verf., während des Verlaufs ihrer Beutewege im Vormarſch Kreisbahnen zu beſchreiben, in deren Rahmen alles genau abgeſpürt wird

Fovea centralis retinae [lt. fóvea Grube, centrális in der Mitte gelegen, reteNetz] Netzhautgrube, ſ. Auge

Fraktionierung [frz. fractionner verteilen in Brüche] Gliederung (eines Verf.materials) in zwei und mehr Gruppen, z. B. in über-, unterdurchſchnittliche Leiſtungen, gute, mittlere, ſchlechte Beob. — F. = *Korrelation, Korrelierung von Bruch- und Teilſtücken einer Rangreihe

Fraktur [lt. fráctum zerbrochen] Bezeichnung für die ſog. „gotiſche" Schrift in Druck oder Handſchrift wie bei vorliegendem Werk. Ggſ. Antiqua = lateiniſche Buchſtaben. Der Streit, welche Schrift leichter lesbar ſei, iſt trotz vielfacher exp. Forſchungen noch nicht klar entſchieden. Bei kleinen Schriftteilen iſt Antiqua beſſer zu leſen, dagegen ſoll ſich bei Satzzuſammenhängen, wie ſie in Büchern üblich ſind, durch Verminderung der Augenbewegungen die Fraktur mehr bewähren

Francé, R., Prof. München, * 1874 Wien. W.: Leben der Pflanzen (1905). Sinnesleben der Pflanzen (1898). Pflanzenpf. (1907). Pflanze als Erfinder (1917). Bios (1922). Begründer einer umfassenden Erforschung seelischer Vorgänge an Pflanzen

Fratzentraum Form des Angstraums, bei dem Menschen und Tiere, fratzenhaft verzerrt, auftauchen, s. Incubus

freisteigende Vorstellungen ⟨Herbart⟩ Erscheinung, daß scheinbar unvermittelt Vorst. — aber auch andere Bew.Inh. — in uns auftauchen, ohne daß der Wille Einfluß hat. Herbart verband dies mit dem Begr. „Schwelle", die f. V. sind durch die Psychoanalyse neuerdings beachtet worden, da man sie aus der Wirkung des *Un(ter)bewußten ableitete (vgl. Komplex, Hemmung)

Fremdhypnose s. Autohypnose

Freßton derjenige *akustische *Reiz, bei dem nach *Dressurverf. Tiere einzig und allein Nahrung annehmen. Zur Prüf. der *UE. bei Tieren

Freud, S., Prof. Wien, * 1856 Freiberg i. M. Begründer der *Psychoanalyse. W.: Tr.umdeutung (1911). Der Witz und seine Beziehung zum Unbewußten (1912). Vorlesungen (1916). Ges.Schriften (ab 1924) etwa 11 Bände. Freuds Lehre bildete sich heraus durch Beob. an *hysterischen und gehört heute zu den bedeutendsten Fortschritten der neueren Ps., die das sog. *Unterbewußte in gänzlich anderem Licht erscheinen lassen. Freilich ist von anderen Forschern die Psychoanalyse auch einseitig angewendet worden

Frey, M. v., Prof. Würzburg, * 1852 S.lzburg. W.: Ges. und ihr Verhältnis zur Empf. (1894). Sinnesfunktionen der menschlichen Hand (1896). Physiologie (1911)

Frigidität [lt. frigidus kalt] Gleichgültigkeit im geschlechtlichen Fühlen

Fugues [lt. fuga Flucht] Wandertrieb. Zumal anschließend an *epileptische Störungen

Fühlersprache ⟨Wasmann⟩ Verständigung der Tiere (Ameisen) durch Schlagen und Berühren mit den Fühlern (s. a. Betrillern). Nachweislich ergeht auf diesem Wege an Genossen Aufforderung zum Mitkommen, Nestverlassen, Angriff, zur Flucht, Warnung usw.

funktionell [lt. fungor verrichte] die Tätigkeit betr.

funktionelle Unbestimmtheit ⟨G. E. Müller⟩ Bezeichnung für eine verschwommene Vorst., die durch spätere, erst durch sie geweckte Inhalte bestimmten Gepräges geklärt wird. Ausdeutung nach Ähnlichkeit usw. Die „verschwommene Vorst." an sich ist von einem ganz bestimmten Inhalt erfüllt, nur funktionell allgemein

Funktionen, psychische s. Erscheinungen

Funktionsindifferenz Prinz. der ursprünglichen des Gehirns ⟨Wundt⟩. Alle Unterschiede sinnlicher *Bew.Inh. nach *Empf., *Ges. hängen ab von der Art der *peripheren Teile. Zunächst sind die Gehirnfelder sozusagen ein unbeschriebenes Blatt. Daher auch Ausgleich von Teilgebieten bei Verletzungen, Ausfall von Funktionen bei Blinden, Taubstummen, ohne daß das Gehirn der Form nach verkümmert und entartet

Funktionslust Annahme K. Bühlers, daß das spielende Kind nicht aus Genuß- oder Schöpferfreude, sondern aus Lust an der biologischen Arbeit der Funktionen unermüdlich Handlungen gestalte und wiederhole

Galton, F., 1822—1911, Cambridge. Begründer der *Eugenik. W.: Hereditary Genius (1896). Inquiries into human Faculty (1883). Natural Inheritance (1889)

Galtonpfeife kleine gedackte, durch Gummiballdruck betätigte Pfeife. Mittels der Kleinstell-(Mikrometer-)schraube läßt sich im Innern Kolben verschiebbar einfügen, so daß verschiedene Tonhöhen erfolgen. Für höchste hörbare, zirpend klingende *Töne physikalisch bis zu 50 000 Schwingungen. Neuere Untersuchungen haben gezeigt, daß die obere Grenze des Hörens bei schwingenden Platten ⟨Melde⟩ sich noch unter 24 000 bewegt, die musikalisch bewußten Töne liegen zwischen 40-4000 Schwingungen

Gameten [gr. gamétēs der Gatte] Geschlechtszellen von Mann und Frau, s. Vererbungslehre

gamotropische Bewegungen [gr. trópos Richtung] Befruchtungsbewegungen bei Blütenpflanzen

Gang des Menschen ein noch ziemlich unerforschtes Gebiet. Durch Reihenphotographie wurde Aufzeichnung der Gelenk- usw. Bewegungen versucht ⟨O. Fischer⟩ und die mathematische Berechnung unternommen (f. ANuG Nr. 539, S. 35). Die Beschleunigungen und Verzögerungen der Geschwindigkeiten der Körper- und Gliedschwerpunkte in jedem Teile des Ganzen erweisen sich als vorwärts-aufwärts, abwärts, soweit es sich um Körperschwerpunkt; als Drehung im Mittelpunkt der Gelenke („Winkelbeschleunigung"), soweit es sich um Arm- und Beinglieder handelt. Dazu treten seitliche Schwankungen des Kopfes usw. Ähnlich wurde Arbeitsleistung beim Sprunge zu prüfen versucht. Ergänzend treten Beob. pathologischer Erscheinungen (Gang von Rückenmarkskranken) hinzu

Ganglienzelle [gr. ganglion Knotenanschwellung] Nervenzelle, zumal im *Zentralnervensystem, den Sinnesorganen

Ganzheit, im Ggs. zur elementaren = atomisierenden Teiluntersuchung, diejenige Form pf. Betrachtungsweise, welche das Gesamtgefüge des Seelischen (z. B. den Charakter) zum Ausgangspunkt aller Forschung macht, in der Erkenntnis, daß die Summe aus den Teilen (= die Addition aus den *Elementen!) niemals das Bild des Gesamtgefüges ergibt, vgl. Gestaltpf., Struktur

Ganzlernmethode Verf., einen einzuprägenden Stoff sich sogleich als Gesamtheit beizubringen. Ggs. Lernen in Stücken = Teillernmeth.

Gaunersprache Verständigungssprache der fahrenden Händler, Landstreicher usw. Oft als Bilderschrift an Häusern usw. — Gaunerzinken, in Rohstrichen Mitteilungen über Bewohner, Warnungen, Winke den Genossen gebend

Gaupp, R. E., Prof. Tübingen, Psychiater (Herausgeber der „Z. f. d. ges. Neurologie und Psychiatrie" 1870 Neuenbürg). W.: Pf. des Kindes (ANuG. 1001. 5. Aufl. 1925). Fall Wagner (1914). Das sexuelle Problem

Gebärdensprache — Gedächtnis 59

(1920). Ermüdung (1920). Unfruchtbarmachung Minderwertiger (1923)
Gebärdensprache sog. Ursprache der Naturvölker, der Taubstummen, zumal Angehöriger südlicher Länder (Italien, Spanien). Wundt unterscheidet hinweisende, nachbildende, mitbezeichnende, *symbolische Gebärden. Hervorgegangen aus Ausdrucksbewegungen noch einfacherer Art, findet sie sich wieder in der *primitiven Kunst, s. a. Bildersprache. Hinsichtlich der Taubstummen wird die G. heute vielfach durch *artikulierte Sprechverf. ersetzt
Gebärdensyntax Gebärdenfolge beim Ausdrücken von Inhalten, die in der gewöhnlichen Sprache in Satzform grammatisch festgelegt werden. Wird mit S hierbei das Subjekt (Hauptwort), mit O das Objekt (Ding-Gegenstandswort), mit A das Adjektivum (Beiwort) und mit V das Verbum (Zeitwort) bezeichnet, so folgt im Sprechsatz A — S — V — O, dagegen in der *Gebärdensprache S — A — O - V
Gebetsformen völkerps.: Beschwörung, Bitt-, Dank-, Bußgebet, Lobpreisung
Gebilde, psychisches = Gesamtheit eines (aus sog. „Elementen" zusammengefügten) seelischen Inhalts
Gedächtnis Fähigkeit, Bew.Inh. für späteren Bedarf über Zeitspannen bereit zu behalten. Umfaßt ⟨Meumann⟩ inhaltlich: a) das beob. Merken (= Einprägung durch bloße Wahrn.); b) *assoziierendes Auswendiglernen; c) denkendes Einprägen (inhaltliche, durch denkende Verbindung erfolgende Einübung). Zeitlich gibt es unmittelbares, vorübergehendes, dauerndes Behalten. Stofflich: Sinnes-, Raum-, Zeit-, Gegenstands- und Vorgangsgedächtnis, Diagramm-, Begriffszusammenhangs-usw. - G.ap.Vor.zur opt.Darb. sinnloser Silben oder sonstiger einzuprägender G.stoffe. Entweder eine Trommel des *Kymographions, auf der ein Papierstreifen mit dem Lernstoff hinter dem *Diaphragma vorbeigleitet, oder besondere, ruckweise vorrückende Ap. ⟨Wirth, Ranschburg⟩, die Bänder usw. nach Art des Films elektrisch abrollen und stückweise der *Vp. darb. — G.ges.: G. ist verschieden nach Art der Darb. Abhängig von *Intensität des Eindrucks (intensiveres wird besser behalten), der Reizart (sinnloses fällt schwerer, anschauliches leichter), den Darb.wegen (*motorisch-*visuell und *akustisch leicht; rein ak. schwer), der Zahl gleichzeitiger Eindrücke, von *Rhythmus (der unterstützend wirkt), Tageszeit (abends besser als tags). Wiederholungen auf mehrere Tage verteilt sind gleichwertig dem Gesamtinhalt an einem einzigen Wiederholungstage. Inneres Aufsagen verbessert die Leistungen. In der Jugend wird besser behalten (Höhepunkt 20—25 Jahre). Genußmittel (Alkohol, Kaffee, Tee) beeinflussen die Lernfähigkeit. Jede Gef.betonung verändert das Behalten wesentlich. *Übungsfähigkeit scheint vor allem die *Aufmerksamkeit, weniger das eigentliche G. zu betr. — Vergessen von G.stoff geht periodisch vor sich (z. B. nach einem Tage weniger als nach 8 Stunden). G.meth. a) Beschreibungsmeth. = genaue *Aussage nach Vorführung auf Grund von *Reproduktion; b) *Wie-

Gedankenübertragung — Gefühle

dererkennung, Wahlmeth. = Herausfinden eines früher beob. *Reizes aus Reihe ähnlicher. Urteile nach gleich, verschieden, ähnlich; c) Vergleichung = *Schwellenmeth., ähnlich bei *UE. An zweiter Stelle wird stets nur ein Inhalt geboten, um festzustellen, ob schon dagewesen oder nicht; d) Reproduktion = getreue Wiedergabe des Dargebotenen, ähnlich wie a), doch eingeengter. — Demgegenüber: G.- oder Lernmeth. 1. Meth. der behaltenen Glieder = einmalige *Darbietung des Stoffes und Nachprüf., wieviel Treffer der Vp. 2. Erlernungsmeth. = die Reihe so oft darb., bis sie fehlerfrei behalten ist. Die Zahl der Ganzwiederholungen wird gemessen. 3. Ersparnismeth. = Lernenlassen einer Reihe. Pause. Neulernenlassen nach etlicher Zeit. Feststellung, wieviel vom Inhalt durch das erstemal gespart wurde. 4. Hilfenmeth. = Hersagen der Stoffreihe nach Einübung. Messen, wie oft der Vp. eingeholfen werden mußte, da sie feststaß. 5. Paarwortmeth. = Einlernen einer Reihe. Alsdann Darb. bestimmter Teilinhalte (z. B. bei Silbenpaaren die ersten jedes Paares). Die Vp. muß auswendig den nachfolgenden oder damit zusammenhängenden Teil nennen. Zahl der richtigen Angaben = Treffer

Gedankenübertragung s. Telepathie
Gefühle die Elemente der Gemütsbewegungen. Es wird bezweifelt, ob es „reine" G. an sich gebe. Auch G.empf. sind angenommen worden ⟨Stumpf⟩, hauptsächlich begrenzt auf mit Empf. eng verbundene Lust-Unlusterlebnisse. — G.erinnerungen Denken an frühere G. — G.erklärungshypothesen a) G. = besondere Betätigung der Erkenntnis (philosophische Erklärung seit *Aristoteles); b) G. = Wechselwirkung der Vorst. ⟨Herbart⟩; c) G. = subj. Ergänzung *objektiver Empf. und Vorst.; d) G. = physische Nebenwirkung der Empf.reize ⟨Müller, Weber, James, Lange⟩. — G.irradation [lt. irradiáre ausstrahlen] Ausbreitung von Lust (Unlust) auf Grund eines Einzelvorgangs auf Gesamtheit anderer, zum Teil zeitlich nahestehender Inhalte („zerstörte Stimmung eines Tages"). — G.lage Gesamtstimmung einer Person bei einem Bew.Inh. (z. B. beim Lernen). — G.theorie *dreidimensionale ⟨Wundt⟩ Lehre, daß unsere G. zwischen den drei Polpaaren Lust-Unlust, Erregung-Beruhigung, Spannung-Lösung sich bewegen. Sie finden ihren Ausdruck in entsprechenden Zeichen (Kurven) der *Ausdrucksmeth. Auf Puls und Atem bezogen ergibt sich:

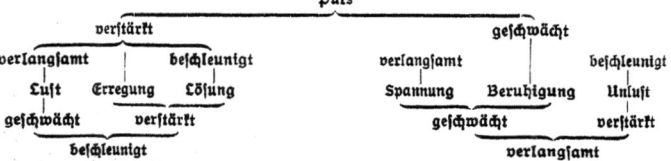

Ggf. eine nur eindimensionale Lust-Unlusttheorie. Krueger hat ergänzend betont, daß jedes Gef. innere Wärme (Nichtgleichgültigkeit), bewußtseinserfüllte Breite und eine (nach verschiedenen Formen gestaffelte) Tiefe besitzt. Nach Bleuler ist zudem die *Ambivalenz der G. gegeben. G. sind ferner Ganzheitserlebnisse. Entwicklungspf. gelten sie heute als Ausgangspunkt seelischer Aufstützung der Lebewesen. G.ton der einer Dorst. eigene G.wert

Gehirn f. Cerebrum. Hauptsitz der Nerventätigkeit und des Bewußtseins. Teile: Großhirn = $7/8$ der Masse, aus zwei, durch einen Balken verbundenen, Halbkugeln (Hemisphären) bestehend. Auf ihnen bestimmte Zonen (Vorder-, Mittel-, Hinterhauptslappen). Viele Furchen und dazwischen liegende Windungen(gyri). Rinden= hirnsubstanz ist grau; innere Marksubstanz weiß. Ferner: Kleinhirn f. Cerebellum. Endlich ein eigener Nervenzweig als sog. „automatisches", „vegetatives" = „sympathisches" System. — Für die Anatomie und Physiologie des G. usw. vgl. A u. G 201 ff., 530. — G.thermometer [gr. thermós warm, métron Maß] Wärmeanzeiger für Oberflächentemperatur an Kopfhaut, Gehirn usw., um Änderungen beim Arbeiten usw. festzustellen. G.zentren örtliche Festlegung für die einzelnen seelischen usw. Funktionen, und Rindenbezirken. Funktionell werden *motorische und *sensorische Zentren unterschieden. Der Raumlage nach zentrale, okzipitale, temporale Hippokampuszone, dazu noch kortikale Assoziationszentren. Die zentrale Zone befindet sich etwa in Gegend der 3. Stirnwindung, der 2. Zentralwindung und dem sog. Parazentrallappen. Enthält im großen und ganzen Mittelpunkte für Bein-, Arm-, Zungen-, Mundmuskulatur, Schreibbewegung, Brocasche Windung, Rumpfmuskulatur. Als sensibles Zentrum des sog. Muskelsinns hier die Körperfühlsphäre ⟨Flechsig⟩. — Die okzipitale Zone = Außenfläche des Hinterhauptlappens, Anhänge der Fissura calcarina des Cuneus enthält Sehzentrum, *optische Erinnerungs- und Sprachzentren. — Zur temporalen Zone in den Gyri temporales transversi rechnet die Wernickesche Stelle = *sensorisches Sprachzentrum. — Zu der Hippokampuszone am Gyrus hippocampi und dem Ammonshorn Sitz für *Geruch, *Geschmack. Die *kortikalen Assoziationszentren liegen in der Vorder hirnrinde, Regio praefrontalis, dem Gebiet der 2., 3. Schläfenwindung. Grundfläche des Temporookzipitallappens, der Insula, ist dem Umfang nach $2/3$ der Gesamtfläche. Ein frontales, parietotemporales, insulares Feld läßt sich abgrenzen. Flechsig unterschied ein hinteres, vorderes, mittleres Assoziationszentrum. Dort Sitz der höheren Denkfunktionen, der *Intelligenz, *Phantasie. Das Letzte ist aber im einzelnen noch völlig unerforscht

Gehörknöchelchen in der *Paukenhöhle des *Ohres. Der Hammer (vom Trommelfell ab gerechnet) = malleus; Amboß = incus; Steigbügel = stapes, der mit dem ovalen Fenster (f. Fenestra) des Innenohrs verbunden. Übertragen den von

außen einwirkenden *Reiz schallabschwächend weiter zum Innenohr
Gehörorgan besteht aus äußerem, Mittelohr und Labyrinth. Äußeres Ohr = Ohrmuschel, Gehörgang, Trommelfell als Schallfänger. Mittelohr = schrägliegende *Paukenhöhle, mit *Gehörknöchelchen, ovalem und rundem Fenster (s. Fenestra), der *eustachischen Röhre. *Labyrinth durch das Fenster mit Mittelohr verbunden, s. a. Bogengänge; Schnecke; Ohr

Gehörvorstellungen, zeitliche, die durch *akustische Eindrücke hervorgerufenen zeitlichen (*rhythmischen) Bew.Inh.

geisteswissenschaftliche Ps. ⟨Dilthey; Fortsetzer Spranger⟩ im Ggs. zur naturwissenschaftlich-empirisch gerichteten Ps. entwickelte Darstellung des Seelischen in Bezogenheit auf die Wertverwirklichungen des „obj. Geistes" (s. d.) Mithin wendet sich die g. Ps. am angemessensten historischen Erscheinungen zu und kommt leicht in Schwierigkeit, wenn es gilt, individuelle Tatbestände funktionell zu erklären oder überhaupt dynamisch zu deuten. „Sinn" und „Wert" des ps. Daseins bilden hier Mittelpunkt auch der Erlebnisbetrachtung. In dieser Beziehung spricht die g. Ps. auch von „Struktur" (s. d.) und leitet sie Lebensformen (s. d.) der Menschen ab. Das Individuelle ist zielgemäß gerichtet und erscheinungsgemäß bestimmbar durch den obj. Geist, also etwas eigentlich Unpsychologisches, vielmehr spekulativ-metaphysisch Erfaßbares, letzten Endes eine philosophische Fiktion (Annahme und Voraussetzung)

geistige Gef. Inhalte, die nicht von *Empf., sinnlich, sondern von „Akten des Gegenstandsbew." bedingt sind ⟨Messer⟩. Beispiel: Gef. des Vorwärtskommens, des Erfolges, der *Ästhetik, der Ethik, *Logik; Messer trennt neben den sinnlichen (s. Gefühl) die geistigen in:

A = Formale

1. Kraft, 2. Spannungsgef.

B = Materiale

1. Persongef.   2. Sachgef.

a) eigene, b) Fremdgef.   logische, ästhetische, ethische, religiöse

gelber Fleck = Macula lutea s. Auge. Stelle des deutlichsten Sehens

Gelenkempfindung das in den Gelenken vorhandene Raum- und Bewegungsempf. (s. d.). — G.empfindlichkeitsprüfer ⟨Riebe⟩

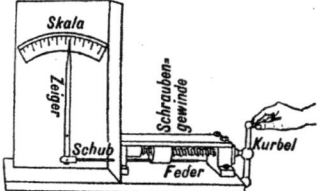

Fig. 12. Gelenkempfindlichkeitsprüfer

Drehen einer Kurbel bis zu einer Federspannung, die vorher dargebotener entspricht. Auf einer Skala sind alsdann die Unterschiede beider Spannungen ablesbar

Geltungstrieb Grundeinstellung des Menschen, sein Ich in Beziehung zu anderen dynamisch in den Mittelpunkt zu rücken; nach Adler meist

Gemeinsinn ableitbar aus frühen organischen Fehlern der Person (Kleinwuchs, Kurzsichtigkeit, Blasenstörung usw.)

Gemeinsinn auch vitaler, somatischer Sinn. Ohne bestimmtes Organ, auf das Allgemeinbefinden bezüglich = Wohlbefinden. Abhängig von Ges.⸗ werten; unerforscht. — **Gemeinempf.** Empf. von Teilen, die wir nur in erkranktem Zustand wahrzunehmen pflegen (Organempf., zentrale Gemeinempf.). Ferner aber auch Empf. rein *subjektiven Charakters = Juden, Kitzel, Schauder, Muskelmüdigkeit usw.

Gemmination [lt. gemminátio Verdoppelung] s. Lautverdoppelung

Gemütsbewegung Allgemeinbezeichnung für rein *subjektive Seelenregungen, die von *objektiven Gegebenheiten unabhängig sind. Ggs. *Intelligenz, Denken, *Vorstellen. Nach *Wundt fallen *Wille und *Affekte mit unter G.

Gemütslage, Einheit der ⟨Wundt⟩ besagt, daß niemals zwei *Vorst. bestandteile nebeneinander bestehen, ohne daß ihre *Ges.elemente sich zu einem daraus folgernden gemeinsamen Ges. verschmelzen, s. Partialges.

Gen [von gr. gignomai werden oder gennáo erzeugen]⟨Johannsen⟩ auch = **Gene,** Ausdruck dafür, daß die Erbeigenschaften eines Individuums durch bestimmte Elemente in der Anlage der *Gameten bzw. *Zygoten bedingt liegen. Diese besonderen Elemente können auch als Bestandteile abgesondert und beob. werden

Generalisationsprobe [lt. generáliter im allgemeinen] ⟨Terman Childs⟩ *Test, der Deutung der Pointe oder Moral von Fabeln usw. fordert

generelle Pf. Pf. der allgemeinen Ges. und Erscheinungen des Seelenlebens, mit ausdrücklicher Vernachlässigung aller *individuellen Unterschiede. Ggs. *differentielle Pf.

genetisch [gr. génesis Entstehung] ursächlich, entwicklungsgeschichtlich

Genie höchste Form menschlich-geistiger Entwicklung und schöpferischer Tätigkeit. In vielem abweichend vom Normalbew.

Geniologie [gr. lógos Lehre] ⟨Ostwald⟩ Lehre von Herkunft, Wesensart, Erblichkeit hervorragender Persönlichkeiten, s. a. Psychographie

Genitalien [lt. genitális erzeugend] Geschlechtswerkzeuge

Gentilstaat [lt. gens Geschlecht, Rasse] s. Stammesstaat

geometrisch-optische Täuschungen [gr. gẽ Erde, métron Maß, ópsis Gesicht] Augenmaßirrtümer und Fehler in der Gestalterfassung bei geometrischen Figuren a) umkehrbare perspektivische Zeichnungen (s. Schröderʃche Treppe); b) veränderliche Strecken- und Winkeltäuschung, mit perspektivischen Nebenvorst. (s. u. Winkeltäuschung); c) Dauertäuschungen = *Zöllnersche, *Müller-Lyersche u. a. Täuschungen; d) veränderliche, *assoziativ bedingte Täuschungen, z. B. Kontrasttäuschungen. Dgl. die entsprechenden Schlagworte

geopsychische Erscheinungen ⟨Hellpach⟩ die von der Atmosphäre, dem Erdboden usw. ausgehenden Einflüsse auf das Seelenleben. Wetter, Temperatur der Luft, Luftfeuchtigkeit, Klima, Luftdruck, Luftelektrizität, Bodentemperatur, Landschaftsformen und Farben u. a. m. beeinflussen unseren Charakter, unsere

5*

seelischen Eigenarten. Dazu treten z. T. auch *astropsychische, *periodische Einflüsse

Geotropismus [gr. trópos Richtung] Einstellung, zumal niederer Lebewesen, gegen Richtung der Schwerkraft. Äußerung eines *statischen Sinnes. Zumal bei Pflanzen, an der bestimmten Einstellung zur Vertikalen beobachtbar. *Experimentell am *Klinostat nachweislich. G. ist positiv, wenn die Pflanze erdabwärts (Wurzel), transversal, wenn sie horizontal (Wurzelstock), negativ, wenn sie zur Luft aufwärts wächst. Beim Winden von Pflanzen (Efeu) spricht negativer G. mit. Wurzelspitze ist für G. am empfindlichsten

Geräusche, einfache (Schuß), oder zusammengesetzte (Donner), *periodische (Mühlrad) durch Schallstoß zustande kommende Hörwahrn. Physikalisch = nichtperiodische Wellenzüge. Als explosive G. rechnen Krach, Knall, Schlag, als kontinuierliche Sausen, Dröhnen, Zischen. Inwieweit auch Tonelemente dabei sind, ist noch nicht erforscht. — G. empf. vorläufig noch hypothetische Bezeichnung für „sichstörende" Tonempf. Vermutlich Mischung von *Ton und Geräusch unter Hervorhebung bestimmter Tonlage. — G. laute s. Lautlehre. G. variatoren Ap. zur Erzielung abstufbarer Geräusche. Meist durch Wechselstrom betriebene Telefone, die Blechscheiben zur Schwingung beliebiger Art bringen ⟨Giese⟩

Geruch Wahrn. verschiedenartiger Duftstoffe, meist gasförmiger Ausscheidungen. Enge Verbindung mit Geschmacksempf. Formen der G.-empf.: 1. ätherische Gerüche (Apfel, Wein); 2. aromatische G. (Kampfer, Terpentin, Anis); 3. balsamische G. (Jasmin, Orange, Veilchen); 4. Moschusgerüche (Ambra, Patschuli); 5. lauchartige G. (Zwiebel, Fische, Jod, Chlor); 6. brenzlige G. (Tabak, Teer, Karbol); 7. Kaprylgerüche (Schweiß, Käse); 8. widerliche, betäubende G. (Opium, Wanzen); 9. ekelhafte, gestankähnliche G. (Säulnis, Kot). Diese Einteilung gab Zwaardemaker. Juhász entdeckte bei bestimmten G. im Vergleich noch eine „Höhe" des G. Henning unterscheidet nach den Grundgerüchen: würzig, blumig, fruchtig, harzig, brenzlig, faulig, und ordnet demgemäß fortlaufende Qualitätsstaffelreihen, ohne Berücksichtigung von irgendwelchen, aus dem praktischen Leben stammenden, für die G.-Psi. aber zu fehlwirkenden *Assoziationen führenden Erfahrungseinteilungen. Es gibt Mischgerüche, bei denen gleichzeitige Kombination von Teilbestandteilen unter Bestehenbleiben der Bestandteilseigenarten doch einheitliche Neueindrücke schafft, oder aber im Nacheinander die Teile einzeln hervorstechen läßt (Sukzessionsgeruch). Dualitätsgerüche bedingen doppelseitiges Riechen. Dabei können Elemente auch unvermischt nebeneinander bestehen bleiben (z. B. Kampfer und Bergamottöl). Viele Teilerscheinungen erinnern an Vorgänge auf *ak. Gebiete; ein Zusammenfassen obj. nacheinanderfolgender G. tritt nicht ein. — G. organ = organon olfactus in der Nase, der obersten der drei Nasenmuscheln gelegen.

Bräunlich gefärbte Riechschleimhaut, mit sensiblen Nervenendigungen versehen. Die mit dem Atemzug emporströmenden Gase werden hier als G. bemerkt. Die *absolute *Reizschwelle ist sehr klein: für Schwefelwasserstoff z. B. $1/5000$ mg in 1 l Luft, Merkaptan $1/100$ mg in Saal von 230 cbm Inhalt. Außerdem befindet sich am Nasenscheidewandteil noch ein mit zylindrischen Stützzellen versehenes Sonderorgan, das Jacobsohnsche Organ, vermutlich ein zurückgebliebener Überrest, ohne eigentliche Funktion

Gesamtfamilie erster Übergang zur Vergesellschaftung, aus Eheverbindungen hervorgehend, zwischen nahen Blutsverwandten; bei Naturvölkern vielfach bedingt durch Zusammenleben in Höhlen, der Einteilung in Jagdgebiete des Landes

Gesamtqualität [lt. quálitas Beschaffenheit] ⟨Lipps⟩ Form der Verwebung von in Beziehung stehenden Einzelheiten zu einem Ganzen

Gesamtwille Ausdrucksform der herrschenden Wünsche einer Anzahl Individuen, aber ohne *kollektivistische Entstehung. Auch auf Kultgenossenschaften übertragen. Festgelegt z. B. in den Formen des Rechts

Geschlechtstotemismus Vereinigung von Männern und Frauen eines Stammes oder *Clans in einem *Totem

Geschlechtsunterschiede, psychische: die seelischen Verschiedenheiten von Mann und Frau. Nach den neueren Forschungen ist die Frage noch unentschieden. Völlige seelische Gleichheit ist aber ausgeschlossen. Ebensowenig stimmt der volkstümliche Unterschied nach der Formel Mann = *Intelligenz, Frau = *Gefühl. Zutreffend bisher nur das *Intervariabilitätsges.

Geschmack Schmecksinn, wahrgenommen durch Zungenrand, Zungenspitze, Zungenwurzel und weichen Gaumen. Das Gebiet ist ringförmig ausgebreitet. Die Nervenenden der Geschmacksnerven sind die sog. Geschmacksknospen (Calyculi gustatorii), auch Geschmacksbecher genannt. Knospenartige Epithelgebilde. — G. qualitäten süß, bitter, salzig, sauer, metallisch, alkalisch (seifig). Süß wird besonders mit der Zungenspitze, bitter mit dem Zungenende, sauer mit den Zungenrändern empfunden. Im Gegensatz etwa zu den Farben finden keine Übergänge der G. qualitäten statt. *Absolute *Reizschwelle Wasser: Zucker im Verhältnis 1 : 80, Schwefelsäure 1 : 10000, Saccharin 1 : 200000, Strychnin 1 : 2000000. *Perzeption des Geschmacks verläuft für salzig am schnellsten, für Qualität „bitter" am langsamsten

Gesichtsfeld Gesamtraum, den das unbewegte Auge zu überschauen vermag (s. Auge). — G. linien (s. Auge, Fixationspunkt, Blickfeld). — G.schwindel Dreh- und Tastschwindel bei rascher Eigenumdrehung des Körpers, Scheinbewegung der Umgebung, entgegengesetzt zur eigenen (s. Bogengänge, Drehschwindel). — G. sinn Gesamtbezeichnung für die *Wahrn. des Auges = Helligkeit, (*Intensität) *Farben, (*Qualität), *Tiefen- und *Bewegungswahrn.

Gesinnung des Menschen = seine geistige Gesamthaltung, soweit sie in ihren Auswirkungen ethischen Urteilen unterliegt

Gestaltpsychologie Bezeichnung für die von Wertheimer, Köhler u. a. vertretene Experimentalrichtung, welche im Wesen der „Gestalt" etwas Grundsätzliches sah: die Erkenntnis, daß das Ganze mehr ist als die Summe der Elemente (s. Komplexqualitäten) und daß alle (isolierten) Elemente stets nur begreifbar werden aus dem Ganzzusammenhang, in dessen Bezugsverhältnis sie stehen. Man spricht in diesem Sinne auch von „Einbettung" eines ps. Teilinhalts und überträgt den Grundsatz auch auf charakterologische Fragestellungen, wie die Tierps. Als naturwissenschaftliche Parallele findet sich das Ganzheitsprinz. im Vitalismus ⟨Driesch⟩, endlich hat man auch physiologische Theor. entwickelt ⟨Wertheimer⟩, deren Gültigkeit jedoch noch umstritten ist (Kurzschlußtheor., Querfunktionen usw.)

Gestaltqualität [lt. quálitas Beschaffenheit] ⟨Ehrenfels⟩ Beschaffenheit der von uns aufgefaßten Gestalten im Raum, und zwar über die Wahrn. ihrer Einzelheiten hinaus, als besondere Verbindungsform ihrer Elemente. Diese Beob. der G. erschien als besondere Seite des Bew., nicht bloße Zusammensetzung aus Größe, Farbe, *Geruch usw. Neuerdings nimmt man in der G. auch ein besonderes Relationserlebnis als maßgebend an. Kernbeispiel einer G. ist die Melodie, welche, auch bei Transponieren in andere Tonarten, stets ihre Wesenheit behält. Ursprünglich wurden ferner bestimmte geometrisch-opt. Täuschungen Unters.gegenstand für die G. Am wichtigsten bleibt die aus diesen Ursprüngen beispielhafter Form hervorgegangene Gestaltps.

Gestaltsgefühl die *ästhetische Elementarwirkung der *Proportionalität von geometrischen usw. Figuren. Wohlgefälligkeit. Beispiel: Der Goldene Schnitt, s. d.

Gesten Handbewegungen, die einen Vorst.inhalt dartun. Vgl. Amimie, Gebärdensprache

Gesundbohren, auch Einpflöcken genannt = abergläubische Sitte, Bäume anzubohren, um Krankheiten zu heilen. Völkerps. = Übertragung der Krankheit auf ein anderes Wesen

Gewichtsheben ⟨G. E. Müller⟩ Prüfweise für Bewegungsempf. Hochheben kleiner Kästen in bestimmtem Tempo. Die äußerlich gleichartigen Kästen sind verschieden schwer, Vp. muß sie dem Gewicht nach ordnen

Gewohnheit, Gewöhnung Gesamtbezeichnung für, dem Individuum fast unbewußt gewordene, vertraute Bew.Inh., Handlungen usw. Beide hervorgerufen durch mehrfache Wiederholung, s. Arbeitskurve

Giddings, F. H., Prof. Columbia, *1855 Sherman, U.S.A. Soziologie. W.: Theory of sociology (1894). Principles of sociology (1896). Scientific Study of Human Society (1924)

Gignomene ⟨Ziehen⟩ die Grundlagen des Bew., getrennt nach Vorstellungs- und Empf.-G., wobei letztere sinnlich-lebhafter sind. Die Vorst.-G. teilen sich nach primären Individualvorst. (= integrale, individuelle Erinnerungsbilder), den sekundären Allgemeinvorst., Isolations-

Gilbrethuhr Vor. zum Messen kleinster Bewegungen bei *kinematographischen Aufnahmen. Ein großes Zifferblatt, das, ähnlich dem *Chronoskop, kleinste Zeiteinheiten angibt und mitphotographiert wird. Zeigerstellung und Bewegung sind alsdann auf dem Bilde leicht in Beziehung zu setzen, f. Taylorsystem

Girlandenschrift f. Ariadenschrift

Glanz, stereoskopischer ⟨Dove⟩ die bei Vereinigung von zwei verschieden hellen oder farbigen *stereoskopischen Bildern auftretende Erscheinung. Der beide Bilder Beob. sieht zugleich eine Art Durchsichtigkeit und Spiegelung

Glaskörper f. Auge

Gleicheinstellung, Meth. der, f. Meth. der mittleren Fehler

Gleichförmigkeit a) des menschlichen Gedankens, zeigt sich nach Taylor, Bastian usw. in der überall wiederkehrenden Form gleicher Kulturen. Bastian spricht daher auch von Elementargedanken der Völker, Ratzel von Entlehnung der Kulturgüter (f. AllgG Nr. 487); b) G. des psychischen Geschehens ⟨Marbe⟩ Satz, wonach höhere geistige Funktionen die Neigung haben, unter gleichen Bedingungen bei verschiedensten Individuen zu angenähert gleichen Äußerungen zu führen; z.B. gleichmäßige Bevorzugung bestimmter Zahlen (0, 5, 8, 2) bei Schätzungen, bei Gerichtsurteilen, Vorliebe für bestimmte *Assoziationen (Vater — Mutter, klein — groß). Ebenso

Komplexions-, Kombinations-, Beziehungsvorst., Gefühlstönen, Strömungen, Affekten, Urteilen, Schlüssen, Wollungen

zeigt sich die G. in der *Statistik, Unfallversicherung, dem Glückspiel, der Philologie usw.

Gleichgewichtsorgane f. Bogengänge

Gleichung, persönliche die bei Beob. dem Individuum eigene Größe des *konstanten Fehlers, f. Passageinstrument

Glieder, behaltenen Meth. der, Darb. von Reizreihen auf *ak. oder *opt. Wege. Prüf., wieviel Einzelteile der Reihen behalten wurden; f. Gedächtnis, Vorst.typus

Globalresult [engl. Gesamtresultat] f. Zentralwert

Glossolalie [gr. glóssa Zunge, laléō rede] Zungenreden. Die, zumal religionspf. verbreitete Erscheinung, daß Leute angeblich, im Zustand einer *Ekstase, in fremden, meist unbekannten Sprachen reden und in ihnen Wahrheiten verkünden

Goldener Schnitt *elementar-ästhetisches Teilungsverhältnis von Strecken. Die Teilung muß so erfolgt sein, daß das Ganze sich zum größeren Teil verhält, wie dieser zum kleineren. Bei einer Strecke a mit größerem Abschnitt x gilt die Proportion $a/x = x/a - x$. Von Fechner an einfachen geometrischen Figuren als „höchst wohlgefällig" erwiesen

Götter Entstehung ⟨Wundt⟩ Vers., Persönlichkeit von *Dämon und Helden zu einen; auch Verherrlichung der Ahnen spricht mit. Ursprünglich Glaube an einen Gott (Monotheismus); dann Polytheismus. Erstere Möglichkeit = Entwicklungstheor., letztere Entartungstheor. — G.gericht völkerpf. das Eingreifen höherer Wesen in die irdische Rechtsordnung.

Hiermit hängt auch der Opferkult (f. d.) zusammen. — G.mythenformen, in denen Volksüberlieferung und Dichtung die Götter schildern. a) Göttermärchen; b) Kultlegende; c) *kosmogonischer Mythus = Entstehung der Welt (f. d.) und theogonische *Mythen = Entstehung der Gottheiten. — G.vorst. Erklärung des Ursprungs der höheren Wesen: 1. animistische Theor. (f. Animismus); 2. spiritualistische Herkunft = 3. B. als Zaubermacht; 3. polytheistische Entwicklung = ausgehend von vielen, z. B. Wettergottheiten; 4. monotheistische Entwicklung = ursprüngliche Gottesidee. — Praktisch hängt bei Naturvölkern die Göttervorst. vor allem mit dem *Kult zusammen (Kultgötter) und entwickelt sich von dort aus

graduell [lt. gradi schreiten] gradweise

Graphologie [gr. gráphein schreiben, lógos Kunde] Handschriftenkunde. Lehre, aus der Handschrift den Charakter des Schreibers zu ermitteln. Begründet von Michon und Jamin (um 1875). Kriminalpf. bereits voll anerkannt, birgt diese Lehre doch auch allgemein interessierende Dinge, die der Wahrheit nicht entbehren. Den wissenschaftlichen Ausbau versuchte Klages, f. Arkadenschrift

Greifraum, auch Nahraum genannt, Gebiet der räumlichen Orientierung beim Kinde, nach dem *Oralraum. Alles im Bereiche der Arme wird räumlich beob. Ggf.: Fernraum. Dieser zeigt sich nach der Bewegung des Kindes im Raum (auch bei Umhergetragensein = *passiver Lokomotion), also etwa vom 7. Monat ab

Grenzmethode ⟨Kraepelin⟩ auch = Meth. der *minimalen Änderungen ⟨Wundt⟩. Derf.anordnung, bei der erst langsam auf-, dann wieder langsam absteigend in gleichmäßigem Zuwachs ein *Reiz verstärkt bzw. vermindert wird

Groos, K., Prof., Tübingen, * 1861 Heidelberg. Grundlegende Forschungen über das Spiel und das Übungsproblem. W.: Spiele der Tiere (1896). Spiele der Menschen (1899). Lebenswert des Spiels (1910). Seelenleben des Kindes (1903). Das Spiel (1922). Bismarck (1920). Metternich (1912). Ästhetik (1924)

Grünblindheit f. Farbenblindheit

Grundeigenschaften ⟨Kraepelin⟩ solche, die durch Messung usw. die Individuen kennzeichnend unterscheiden. 1. *psycho-physische Zeitverhältnisse (*Reaktions-, *Apperzeptionsgeschwindigkeit); 2. *Übungsfähigkeit; 3. allgemeine Übungsfestigkeit (General-*Gedächtnis); 4. alle Spezialgedächtnisse; 5. Empfänglichkeit; 6. *Ermüdbarkeit; 7. *Erholungsfähigkeit; 8. Schlaftiefe; 9. Ablenkbarkeit; 10. *Gewöhnungsfähigkeit

Grundfarben pf. Rot, Gelb, Grün, Blau (f. Farbenpyramide). Für Pigment-Malerfarben: Rot, Gelb, Blau. Grün entsteht aus Blau und Gelb. — Physikalisch: Rot, Grün, Blauviolett. Spektral gemischt ist hieraus alles herstellbar. — Physiologische Grundfarben: Purpurrot, Blaugrün, Gelb, Blau der mittleren Netzhautzone. — Entsprechend trennt man nach achromatischen = farblosen, di- (= zwei-) und tri- (= dreifarbenen) chromatischen Systemen. Achromatisch ist der gänzlich Farbenblinde, Dichromat der teilweise Farbenblinde. Das normale Auge sieht trichromatisch

Gruppenehe eine (australische) Zwischenform zwischen *Agamie und *Monogamie. Mehrere Frauen und Männer heiraten als Gemeinschaft, zumal bei Geschwistern im Rahmen der Sippe. Praktisch Verknüpfung der *Polygamie und *Polyandrie. Die Frauen sind dabei meist Hauptfrau eines, Nebenfrau der anderen Männer. Bezeichnen A, B, C die Männer, H 1, H 2, H 3 die Hauptfrauen, N 1, N 2, N 3 Nebenfrauen, so ergibt sich z. B. als Beziehung:

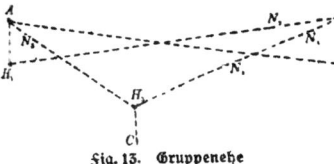

Fig. 13. Gruppenehe

gustativ [lt. gustus Geschmack] auf Geschmack bezüglich

Guttural [lt. guttur Kehle] Kehllaut, s. Lautlehre

Gynäkokratie [gr. gyné Weib, kratein herrschen] Frauenherrschaft, s. Mutterrecht

Gynäkomastie [gr. mastós Mutterbrust] weibliche Brust beim Mann

Gyrus [gr. Kreis] Hirnwindung

habituell [frz.] gewohnheitsmäßig

Haeckel, Prof. Jena, * 1834 Potsdam, † 1919. Panpsychismus. W.: Zellseelen und Seelenzellen (1909). Kristallseelen (1917).

Hall, G. St., Prof. Worcester, * 1846 Ashfield U.S.A. W.: Adolescence — Youth (1907). Founders of modern Psychology. (1912) Senesc. (1922)

Halluzination [lt. alucinári träumen, faseln] Sinnestäuschung, die ohne irgendeine äußere Ursache auftaucht

Haploskop [gr. haplóos einfach, skopein einsehen] ⟨Hering⟩ Dor. zur Vereinigung zweier getrennt beob. Sehobj. in gemeinsames Sehfeld. Ein *Stereoskop ohne Linsen und Prismen. Zwei Zylinderröhren, deren Achsen mit den Blicklinien zusammenfallen. Senkrecht dazu ein weißer Schirm, auf dem die Obj. (Linien usw.) dargeboten sind. Der Schirm liegt im Fernpunkt des künstlich kurzsichtig gemachten *Auges

haptische Empf. [gr. háptein berühren] Berührungsempf.

Harmonie [gr. harmonia Übereinstimmung] musikalisch-angenehmer Zusammenklang von *Tönen, pf. entsprechend den betr. Intervallen (s. d. und Konsonanz, Klangverwandtschaft). Ähnliche Anwendung auf Farbenzusammenstellung, endlich ganz allgemein als Übereinstimmungsgef. in Weltanschauung und G.lage bei (einer Gruppe) Individuen. — H.g. a) die auf *elementarer G.wirkung von Tönen beruhenden G.; b) die Wirkung der Farbenharmonie

Haschisch [arab. Kraut] (s. Cannabismus) orientalisches Genußmittel, das aus getrocknetem, pulverisiertem, mit Gummi und Zucker gemischtem Kraut des indischen Hanfs besteht. Wird geraucht, gegessen, gekaut. Sein Genuß erzeugt merkwürdige *Halluzinationen und von Glücksempf. erfüllte Traumzustände

Hauchseele, auch Schattenseele, Annahme, daß dem Atem (aus Nase, Mund) Seelencharakter zukommt.

Beim Tode entweicht diese mit dem Blut, verwandelt sich in Tiere usw. Ggs. *Körperseele. — Daher auch der Hauchzauber: Heilwirkung des Atems

Hauptfarben psſ. verwandte Farben, denen alle Zwischenfarben nach Ähnlichkeit angegliedert werden können, so daß ein Gesamtkreis der Farbenempf. entsteht. H. sind Rot, Gelb, Grün, Blau. Ggs. *Grundfarben, die rein physikalisch-physiologisch bestimmt sind

Haut Sitz des *Tastsinns, der Empf. für Wärme, Kälte, Druck, Schmerz. Für jede dieser Teilempf. bestehen besondere Reizstellen („Wärme"-, „Kälte"-usw. Punkte), die in verschiedener Zahl auf der Hautoberfläche verteilt sind. Hinsichtlich der Schmerzempf. neigt man neuerlich zur Ansicht, daß doch möglicherweise einfache Wahrn.organe hier gar nicht vorliegen, sondern daß — da der Schmerz als solcher keine Gegenständlichkeit, wie andere Empf., aufzeigt — wahrscheinlich entwicklungspſ. Erfahrungserlebnisse ihn staffeln und mit den gleichzeitigen Empf. anderer Art auch koppeln

Hebephrenie [gr. hébē Jünglingsalter, phren Geist, Seele] s. Defektpsychosen. Dementia

Hebungen, Ges. der dreistufigen. — Hiernach stufen sich bei (mehr oder minder schnell dargebotenen) längeren Taktfolgen die den *Takt gliedernden Hebungen selbst in 2—3 Graden ab. Niemals wird eine dreistufige Hebung überschritten. Daher führt sich der $^3/_4$- auf den $^3/_8$-, ebenso der $^3/_{16}$-Takt darauf zurück, desgl. der $^6/_2$- auf den $^6/_4$-, der $^6/_4$-, $^6/_8$- auf den $^3/_4$-Takt zurück, s.a. Bew.umfang

Heiligkeitsattribute [lt. attribútus zuerteilt] die vom Volk in den Götter-*mythen den höheren Wesen beigelegten Eigenschaften: Allwissenheit, Weisheit, Barmherzigkeit, Macht, Gerechtigkeit

Heiligungsriten eine für den Handelnden selbst nützliche Tat = Befreiung von bösem Einfluß, Schuld, Verfehlung. Formen: Reinigungszeremonie = verhütend, verteidigender Einfluß. — Vergöttlichungszeremonie = verbessernder, veredelnder Einfluß

Heimkehrfähigkeit die bei Ameisen usw. zu beob. Fähigkeit, aus größeren Entfernungen stets wieder an einen sehr genau bestimmten Punkt (Nest) zurückkehren zu können. Abweichungen von der geraden Linie werden im Wegablauf stets ausgeglichen. Es ist noch unerforscht, ob besonderes Muskelgedächtnis oder anderes mitspricht, s. a. Fernsinn

Heldensage kindlich-märchenhafte Erzählungen von Helden, die mit allerlei Zaubermächten im Bündnis stehen, vermengt mit geschichtlichen Ereignissen, übergehend zu religiösen Legenden und Göttersagen. Im Ggs. zum *Mythenmärchen völkerpſ. stets in ganz bestimmte räumliche Umgebung, einen festen Kulturabschnitt, eingeordnet. Orts-, Stammes-, Wandersagen. Beispiele für besondere Abenteuerformen, die allgemein bei Völkern verbreitet sind: Herakles- und Argonauten- (= Einzelheld-Heldengruppen)Sage. — Das H.zeitalter ist die Zeit, in der eine führende Persönlichkeit im

Stamme, als Fortsetzung der *totemistischen Epoche, den Ausschlag gab. Zeit des Pfluges, der Haustierzähmung, der Entwicklung der ersten politischen Gesellschaften, der Teilung nach Ständen, Berufen, Anfänge von Städten und einer Rechtsordnung. An Stelle des *Clans tritt Gesamtfamilie mit Vaterfolge, s. Exogamie usw.

Heliotropismus [gr. hélios Sonne, trópos Richtung] *Tropismus auf Grund von Sonnenstrahlen

Helligkeit a) bezogen auf *Sättigung einer Farbe, qualitativ gemeint (gelb ist „heller" als blau); b) bezogen auf die *Intensität, die physikalisch von *Schwingungsweite abhängig ist. Je nach Lichtquelle hat die Farbe stärkere Leuchtkraft (blaues Papier, Meerblau, Blau einer Lampe). Intensitätszunahmen von $1/100$ bis $1/120$ der Anfangshelligkeit werden noch beob.

Hellpach, W., Prof. Heidelberg, *1877 Oels. W.: Soziologie des Genies (1900). Geistige Epidemien (1907). *Geopsychische Erscheinungen (1911). Pathologische in der modernen Kunst (1911). Gruppenfabrikation (1922). Das fränkische Gesicht (1921)

Helmholtz, H., 1821 (Potsdam) bis 1894 Berlin, Prof. Genialer Begründer der Sinnesps., Erfinder des Augenspiegels usw. W.: Über das Sehen des Menschen (1855). Handbuch der physiologischen Optik (1859). Lehre von der Tonempf. (1863). Tatsachen der Wahrn. (1879)

Helmholtzsche Quadrate. Zeichnet man ein Quadrat, neben ihm zwei gleichgroße, in denen aber die Fläche durch gleichweit voneinander entfernte wagerechte bzw. senkrechte Parallelen erfüllt ist, während die entsprechenden Quadratseiten nicht ausgezogen wurden, so erscheint die Fläche dieser zwei Quadrate größer als die des leeren

Hemeralopie [von gr. heméra Tag, ópsis das Sehen] Tagsichtigkeit = Nachtblindheit. Durch Herabsetzung der Netzhautempfindlichkeit wird in der Dämmerung oder bei künstlichem Licht vermindert oder gar nichts gesehen (s. Dämmerungssehen). Ggs. Nyktalopie [gr. nyx Nacht] = Tagblindheit. Wegen Überempfindlichkeit der Retina wird nur in Dunkelheit gut gesehen

Hemi [gr.] halb

Hemianopsie [gr. an ohne, ópsis Sehen] auch Hemiopsie halbblindheit, die durch Fortfall eines Teils des Gesichtsfeldes hervorgerufen wurde; z. B. bei Hirnverletzungen

Hemmungen Störung der *normalen Tätigkeit des Bew. *Assoziative, auch generative genannt = Erschwerung der Gedankenverknüpfung einer Vorst. a mit einer c, da a bereits mit b verbunden. Infolgedessen bei *Reproduktionen besonders h. = reproduktive Hemmung. Verknüpfung von Einzelteilen zweier verschiedener Bestände (z. B. Rückenmark-Rückgrat = Rückengrat. Schumann-Bach = Schubach)

Hemmungstheorie der *Aufmerksamkeit ⟨Wundt⟩. A. entsteht durch Ablenken, Bremsen aller unbeachteten, auf den betr. Inhalt nicht bezüglichen Eindrücke. Dadurch gewinnt dieser höheren Grad des Bew.

Henning, H., Prof. Danzig (*Straßburg 1885). W.: Traum (1914)

E. Mach (1915). Geruch (1916). Geschmackſinn (1922). Aufmerkſamkeit (1925). Pſ. der Gegenwart (1925)

Heredität [lt. hereditas] Erblichkeit

Hering, E., Prof. Leipzig, * 1834 Alt-Gersdorf. †1918. HervorragenderForſcher ſinnespſ. Gebiete. W.: Raumſinn und die Bewegung des *Auges (1879). Lichtſinn (1905). Über das *Gedächtnis (1873). Deutungen des pſycho-phyſiſchen Geſ. (1909). — H.ſcher Fallverſ. Zur Prüf. der Tiefenwahrn. wird in verſchiedener Entfernung vom Auge der Vp. ohne deren vorherige Kenntnis, bei mono- oder binokularer Beob. im Tiefen-

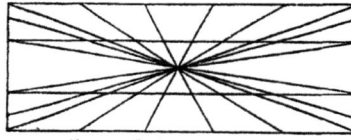

Fig.14. Heringſche Sternfigur

wahrn.ap. (ſ. d.) eine Kugel fallen gelaſſen. H.ſche Sternfigur *geometriſch-opt. Täuſchung. Die zwei Parallelen in der Mitte erſcheinen ausgebuchtet. Ggſ. die pſeudoſkopiſche Sternfigur. Hier erſcheinen die Horizontalen nach innen eingebogen, ſ. a. Kymographion (Heringſche Schleife)

Hermaphroditismus [Hermaphroditos Sohn des Hermes und der Aphrodite] Zwittertum. Körperliche Mißbildung von Mann und Frau. Iſt dieſe nur ſcheinbar: Pſeudohermaphroditismus, ſ. Androgynie.

Herſtellungsmethode Verf., bei dem die Vp. ſich den neuen *Reiz durch Selbſtbedienung einſtellt. Angewendet zumal bei *äſthetiſchen uſw. Verſ.

hetero- [gr. héteros ein anderer] = entgegengeſetzt, unterſchiedlich (von einem anderen). H.hypnoſe ſ. Autohypnoſe. — H.ſenſoriell ſ. homoſenſoriell; vgl. Aſſoziationsformen. — H.ſexuell auf das andere Geſchlecht bezüglich. Ggſ.homoſexuell

Hexenglaube Volksvorſt., daß manche Menſchen (ſ. Dämonen) böſe Geiſter kennen, beherrſchen uſw., um der Mitwelt zu ſchaden

Heymans, G., Prof. Groningen, * 1857 Ferwerd. *Korrelations- und Geſchlechtsunterſchiedsfragen. W.: Unterſ. über *Hemmungen. Pſ. der Frau (1910). Energiebegriff (1921)

Hilfsmethode ſ. Gedächtnismeth.

Hippokampuszone [gr. Fabeltier im Meere] ſ. Gehirnzentren

Hirſchfeld, M., Dr. med. Berlin, * 1868 Kolberg. Grundlegende Sexualforſchungen. W.:*Transveſtie (1910). *Homoſexualität (1912). Sexualpathologie (1917)

Hobhouſe, L.T., Prof. London, * 1864. Soziologe. W.: Labour Movement (1893). Development and Purpose (1913)

Hochbegabtenprüfung ſ. Eignungsprüf.

Höffding, H., * 1843, Prof., Kopenhagen, naturwiſſenſchaftlich gerichtet, Erforſchung von höheren geiſtigen Bew.Inh. (Humor, Vergleichung uſw.). W.: Pſ. in Umriſſen (1922). Der Humor als Lebensgeſ. (1918)

Homophonie [gr. homós gleich, phōné Stimme] ⟨Semon⟩ Zuſammenklingen *ſynchroner Erregungszuſtände im Organismus mit der

homosensorielle — Hyperakusie

vorhandenen *Engrammeinheit eines ehemaligen *Reizes. Homophon s. a. Musik

homosensorielle [lt. sensus Sinn] *Reproduktionen ⟨Ziehen⟩. R. aus dem gleichen Sinnesgebiet. Ggs. heterosensorielle R.

Homosexualität [lt. sexus Geschlecht] auch *Inversion gleichgeschlechtliche Liebe zwischen Männern und zwischen Frauen untereinander. Bei Männern auch = Uranismus, bei Frauen = lesbische Liebe, Tribadismus, Sapphismus geheißen. Die entsprechende, auch äußerliche Vermännlichung der Frau = Viraginität, Verweiblichung des Mannes = *Effemination, Seminismus, *passive *Päderastie. Das normale, entgegengesetzt geschlechtliche Empf. = Bisexualität

homozygot [gr. zygón Joch, Paar von Wagentieren] Nachkommen von hinsichtlich eines Merkmals — z. B. Kurzsichtigkeit — gleichbeschaffenen *Gameten. Ggs. heterozygot, s. a. Bastard

Hönigswald, Prof. Breslau (* 1875 Ung.-Altenburg). W.: Prinzipienfragen der Denkps. (1913). Grundlagen der Denkps. (1921). Problem des Rhythmus (1926)

Horde erster Anfang der Volksgruppenbildung

Hornhaut s. Auge

Horopter [gr. hóros Grenze] die Sehgrenze. Alle Punkte der Umwelt, die bei bestimmter Augenstellung auf korrespondierenden Stellen der Netzhaut zur Abbildung kommen; vom H. weitabliegende Gegenstände werden doppelt gesehen. Im Nahesehen ist der H. eine Kugelfläche, bei fernen Obj. entspricht er einer senkrechten Ebene

Hörraum Annahme einer besonderen, von Gesichts-, Tast- usw. Empf. unabhängigen Raumwahrn. in ak. Beziehung: daher räumliches Ansetzen von Schallempf. (ähnlich wie Raumwahrn. durch beide Augen, hier durch beide Ohren)

Hörschärfe Empfindlichkeit für *akustische *Reize auf Entfernung, s. Akumeter

Hörstummheit Unfähigkeit zu sprechen, obschon alles richtig verstanden wird. Zumal bei Kindern

Humanitätsepoche [lt. humanitas Menschlichkeit] ⟨Wundt⟩ völkerps. die an das *Heldenzeitalter anschließende Zeit. Weltreiche, Weltkulturen, Weltreligionen, Weltgeschichte gehören dazu

Hybrid [gr. hýbris Regellosigkeit] s. Bastard

Hydrocephalus [gr. hýdor Wasser, kephalé Kopf] Wasserkopf. Zu große Flüssigkeitsansammlung im Schädelinnern

Hydromanie [gr. manía Wahnsinn] krankhaftes Streben, Ertrinkungstod zu finden

Hydrotropismus [gr. trépein sich wenden] Empfindlichkeit der Pflanze auf Feuchtigkeit. Hinneigen zur feuchteren Richtung (s. ANuG Nr. 569, S. 74), s. Tropismen

Hylozoismus [gr. hýlē Wald, zoē Leben] Annahme, daß auch anorganischen Vorgängen Leben und seelisches Dasein eigen ist

Hyperakusie [gr. hypér über hinaus, akúein hören] übergroße *Schall- und *Tonempfindlichkeit

Hyperalgesie [gr. álgēsis Schmerz] übertriebene Schmerzempfindlichkeit

Hyperästhesie [gr. aisthesis Empf.] Übelempfindlichkeit z. B. in Sinneswahrn.

Hyperbulie [gr. bulé Wille] krankhaft geartetes Betätigungsstreben

Hyperhedonie [gr. hedoné Lust] übertriebene Steigerung der Wollustempf.

Hypermetropie [gr. métron Maß, ópsis Sehen] auch Hyperopie, sog. Übersichtigkeit. Die parallelen Lichtstrahlen vereinigen sich nach *Akkommodation erst hinter der Netzhaut, während sie bei Normalsichtigkeit (Emmetropie) als aus unendlicher Ferne kommende Parallelstrahlen ohne Akkommodationsanspannung in einem Punkt der Netzhaut sich treffen müssen. Weitsichtigkeit des Alters = Presbyopie

Hypermnesie [gr. mnémē Erinnerung] abnorme Gedächtnissteigerung

Hyperthymie [gr. thymós Gemüt] krankhafte Selbstüberhebung

hypnagogische [gr. hýpnos Schlaf] *Halluzinationen. Bilder bei Augenschluß und vor dem Einschlafen. Farblose *Visionen. S. hypnopompische H.

Hypnolepsie [gr. lēpsis Anfall] auch = Lethargie = Schlafsucht, s. aber Hypnose

hypnopompische *Visionen ⟨Myers⟩ solche V., die kurz vor völligem Erwachen auftreten. Ggs. obige hypnagogische H.

Hypnose besonderer, durch Fixieren, *Suggestion usw. hervorgerufener Bew.zustand, in dem die Vp. zu andersgearteten als den normalen Leistungen veranlagt ist. Auch = Schlafzustand. Charcot und Joire unterscheiden vier verschiedene H.zustände. Diese brauchen weder alle bei einer Vp. einzutreten noch ineinander überzugehen. Je nach der Tiefe der Hypnose folgen: 1. Lethargie = Erschlaffung des Körpers, Schließen der *Augen, Suggestionen sind wirkungslos und alle Sinne noch tätig. 2. Katalepsie = Starrezustand. Der Körper ist steif, unbeweglich, keine *Reaktion auf Außenreize, starrer Blick, völlige Empf.losigkeit. 3. Somnambulismus = Augen bleiben offen, höchstens schlafähnliches Aussehen, sonst scheinbar normal. Hierbei höchst auffällige psychische Leistungen: *Telepathie, *Clairvoyance, *mediumistische Fähigkeiten usw. 4. medianer Zustand (*passiv = *induziert, *aktiv = *induzierend) besonderer Abhängigkeitszustand von der Umgebung, insbesondere für mentale Suggestion. Hier kommt auch Befehlsautomatie vor. Forel trennt in H.: Somnolenz (Schläfrigkeit), *Hypotaxie und Somnambulie. Der Vers.leiter heißt Hypnotiseur. Die Vp. gelegentlich, zumal für Fall 3 und 4, *Medium. Der Zustand muß nach Vers.schluß beseitigt werden, ist keinesfalls dauernd, sondern nur (mehr oder minder leicht) vorübergehend eintretend

Hypnosigenese [gr. génesis Entstehung, Zeugung] ⟨Moll⟩ Bezeichnung für Erzeugung der Hypnose. Ein Hypnosigen = Mittel zur H.

Hypochondrie [gr. hypochóndrios unter dem Brustknorpel liegend] trübe, traurige Seelenstimmung, oft verbunden mit Krankheitseinbildung

Hypophysis [gr. phýsis Wuchs, Bildung] Gehirnanhang. Rotgraues, etwa bohnengroßes Gebilde, das der

Hirnbasis anhaftet und vermutlich in Wechselseitigkeit mit der Zirbeldrüse das Wachstum regelt

Hypospadiasis [gr. hypospáo nach unten ziehen] auch Fistula urethra inferior, Mißbildung zumal der männlichen Genitalien, darin bestehend, daß die Harnröhre an der unteren Gliedwandfläche endet. Hieraus wurde häufig fälschlicherweise *Hermaphroditismus ersehen

Hypotaxie [gr. hypótaxis Unterwürfigkeit] auch = Charme ⟨Sorel⟩ zweiter *Hypnosezustand

Hypsophobie [gr. hýpsos Höhe, phóbos Furcht] Furcht vor hochgelegenen Orten, auch = Höhenschwindel

Hysterie [gr. hystéra Gebärmutter] ursprünglich = Mutterweh, d. h. eine mit der Gebärmutter zusammenhängende Krankheitserscheinung voll verschiedenartiger Äußerungen: Krämpfe, Sinnesstörungen, Gemütsbewegungen, auffallendes Benehmen; aber auch Männer unterliegen der H. Die ursprüngliche Bedeutung ist durch die *Psychoanalyse ⟨Freud, Breuer⟩ z. T. bestätigt worden. *Sexuelle, meist peinliche Erlebnisse ruhen hinter dem Auftreten der H. In jedem Falle erwächst H. aus Dorst. und Einstellungen krankhafter Natur

Hysteromanie [gr. mania Wahnsinn] s. Nymphomanie

Ich Gesamtbezeichnung für die im *Individuum ruhenden und seine Eigenart ausmachenden Bew.Inh.

Ideal [gr. idéa das gedachte Ding] ein vom *Individuum besonders bevorzugter und gepflegter Bew.Inh. (meist philosophische Begr.gebiete). In der *experimentellen *Pädagogik für Kinder usw. bedeutet J. schlechthin Lieblingsvorst. oder Lieblingsgewohnheit. J.kunst f. Kunstentwicklung

ideatorisch f. Apraxie

Ideenflucht auch = Idéorrhée [frz.] krankhaft rascher, zusammenhangloser Ablauf von Dorst., die höchstens nach Äußerlichkeiten (Klang) verbunden sind. Beobachtbar bei Geistestrankheiten, nach Alkoholgenuß

identisch [lt. idem derselbe] gleichartig. — J.lokalisierung Ges. der: diejenigen Bilder, die in Netzhäuten auf geometrisch ähnliche Punkte fallen, werden räumlich als am gleichen Orte befindlich wahrgenommen. — i.Netzhautstellen ⟨Joh. Müller⟩ auch Deckpunkte ⟨Helmholtz⟩ oder *korrespondierende Punkte: alle diejenigen der beiden Netzhäute, die bei gleichzeitiger Reizung zusammen stets nur je eine einzige Gesichtsempf. vermitteln, das *Auge gleichsam zu einem einzigen, einheitlichen Sinnesorgan gestalten. Genauer: solche zwei Punkte beider Netzhäute, auf denen bei *Bulbusparallelstellung Bildpunkte liegen, die einem gleichen Punkte eines unendlich fernen Gegenstandes entsprechen. — „Deckpunkt" bezieht sich dabei auf das von Fall zu Fall verschiedene Obj., „korrespondierende" bzw. „identische" Punkte auf die Netzhäute. Korrespondierende sind solche, deren Eindrücke praktisch am häufigsten bevorzugt und verschmolzen werden. — Der Blickpunkt (f. Auge) ist stets alles drei zugleich. — i.Sehrichtungen Ges. der ⟨Hering⟩: bringt zum Ausdruck, daß die Dinge im Sehraum genau so angeordnet sind, als wenn wir die wirklichen Dinge mit einem einzigen über der Nase befindlichen (Zyklopen-) Auge sehen würden

Ideogeographie [idéa gedachtes Ding, gẽ Erde, gráphein beschreiben] ⟨Giese⟩ die nach Landstrichen usw. erdkundlich nachweisbare Sammlung von Vorzugsideen und verbreiteten Anschauungen und die Beeinflussung der Bew.Inh. eines Menschen durch die Vorzugsanschauungen seines Geburtsortes

Ideographie Schrift, die Begr. durch bestimmte Zeichen ausdrückt

ideokinetisch [gr. kinēsis Bewegung] s. Apraxie

ideomotorische Vorst. [lt. mótus Bewegung] ⟨James⟩ solche, die ohne besonderen Willensantrieb oder Auftrag schlechthin durch die bloße Vorst. zur Auslösung gelangen (Gewohnheits-Schredhandlungen)

ideoplastisch s. physioplastisch

Idéorrhée [frz.] s. Ideenflucht

Idiosynkrasie [gr. idios eigenartig, synkrasía Mischung] heftige Abneigung von einzelnen gegen irgendwelche Dinge, z. B. bestimmte Speisen, Tiere, Gerüche usw.

Idiotie [gr. idiótes Dummkopf] hochgradige Form des Schwachsinns; schon vor oder kurz nach Geburt entstehend, mit allgemeiner Entwicklungshemmung verbunden. *Aufmerksamkeit, Wiedererkennen ist gestört, *konkrete und *abstrakte Begr. sind meist abwesend

Illumination [frz. illuminer erleuchten] religionspf. Bezeichnung für *Ekstase

Illusion [lt. illúdere vortäuschen] Falschdeutung von Sinneseindrücken, bei denen im Ggs. zur *Halluzination äußere Erscheinungen gegeben sind.

I.spiele spielerische *Phantasietätigkeit der Kinder, bewußtes, mehr oder minder völliges Sichhineinversetzen in unwirkliche Gegebenheiten (z. B. Schornsteinfegerspielen, Lokomotive sein)

imaginär [lt. imago Bild] eingebildet, scheinbar vorhanden

Imbezillität [lt. imbecillus der eines Stabes (bacillus) Bedürftige, Schwache] einfache *Idiotie mit *konkreten Vorst.- und Erinnerungsbildern

imitative [lt. imitári nachmachen] Bewegungen nachahmende Bewegungen, schon bei Tieren zu beob. Völkerpf. wichtig für Gebärdensprache

Impuls [lt. impúlsus Antrieb] Anreiz, Anstoß; impulsiv: lebhaft, auf Anreize hin handeln

Incubus [lt. incubare in oder auf etwas liegen] beim *Dämonenglauben zugrunde liegende Vorst. eines den Menschen bedrückenden Wesens (s. Alptraum, Fratzentraum). Ist das Wesen männlich = I., ist es weiblich = succubus [succumbo darunterliegend]

indeterminiert [lt. in =un, terminare beschließen] unentschlossen, unbestimmt

Indifferenzpunkte [lt. indifferens gleichgültig] der Zeitauffassung die Größe, bei der eine Zeitstrecke weder über-, noch unter-, sondern annähernd *objektiv richtig geschätzt wird. Etwa um $^6/_{10}$ Sekunden. Nähert sich also der unteren Grenze für *rhythmische Bewegungen, s. d.

indirektes Sehen s. Auge, direktes S. Die von der Randzone der *Netzhaut bemerkten *Farben erscheinen nur schwarz, weiß, grau; darauf folgt eine Zone, die nur Gelb-Blau wahrnimmt; das mittlere Hauptgebiet sieht alle Farben

Individualitätenliste [lt. individuus ungetrennt] Fragebogen, bzw. Ausfüllschein, mit genau festgelegten Einteilungen, zur Ermittlung von seelischen Merkmalen einer Person

Individualpsychologie Seelenkunde, die sich mit dem Einzelwesen befaßt und alle seelischen Leistungen, auch die der Kultur, auf einzelne Personen zurückführt. In neuerer Bedeutung die durch Adler aus der älteren Psychoanalyse abgespaltene Richtung, deren Grundlagen den Einfluß organischer Minderwertigkeit auf soziale Verhaltungsweisen, insbesondere geistige Minderwertigkeitsgefühle, Geltungstrieb, männlichen Protest, gegenüber der mehr sexualisierenden Psa. betonen

Individualvorstellung solche, bei der vom Betr. an einen ganz bestimmten Einzelfall gedacht wird. Ggs. Gattungs-Allgemeinvorst. In J. denkt z. B. vorzugsweise das Kind

Individuum Einzellebewesen (Mensch, Tier, Pflanze)

indolent [lt. indoléntia das Freisein von Schmerzen] gleichgültig

induzierend [lt. indúcere wohin führen, veranlassen] beeinflussend; induziert = beeinflußt

Infantilismus [lt. infantílis kindlich] Beharrenbleiben auf kindlicher Entwicklungsstufe, zumal hinsichtlich des Gef.lebens

Infektion [lt. inficere etwas (Schädliches) hineintun] ansteckungsartige Verteilung von *Bew.Inh. Psychische J. findet sich oft in religiösem Wahnsinn, Revolutionserscheinungen

Influenzen [lt. influere hineinfließen, beeinflussen], **psychische** ⟨Giese⟩ überpersönliche, *kollektive *Bew.Inh., die alle Menschen mehr oder minder gleichmäßig beeinflussen. Beispiele: die *geopsychischen Erscheinungen, sexuelle Inhalte, alle epidemisch auftretenden Kulturerscheinungen (Krieg, Schlagworte, Religion), Vorst., die den Kampf um das Dasein betr. u. a. m.

Inkorporierung [lt. corpus Körper] der Seele: Übergang des Menschen in ein anderes Lebewesen, zumal beim Tode (z. B. in Schlange, Baum, Fisch. Glaube an Baumseelen usw.)

innere Tastempfindung s. Gelentempf.

Innervation [lt. nervus Nerv] Zuleitung eines *Reizes durch die Nervenleitung oder Beschickung eines Körperteils mit Nerven. — Änderung Prinz. der direkten ⟨Wundt⟩, Erscheinung, daß bei starken Gemütsbewegungen die Zentralen der *motorischen Innervation unmittelbar in Mitleidenschaft gezogen, so daß bei heftigsten *Affekten teilweise Muskellähmung, bei geringeren Erregung nebst nachfolgender Erschlaffung stattfand, s. Affekte, Asthenie

Inspiration [lt. inspiráre einatmen] Eingebung: plötzliches Gefangennommensein von einem Bew.Inh., ohne willensmäßige Einstellung. Zumal bei dichterischem Schaffen, künstlerischer Arbeit vorkommend

Instinkte [lt. instinctus Antrieb] triebartige Handlungen von Mensch und Tier. Sie fallen meist zugleich zweckmäßig aus, sind gehemmt durch *Gewohnheiten, veränderlich nach Alter und Zeit. J.bewegungen zusammengesetzte Bewegungen vorzüglich in Fällen der Gefahr (Ggf. *Reflexbewegungen). — J.hemmung ⟨Thorndike⟩ Verf., um bei Tieren zu beob., wieweit durch *Gewöhnung ursprüngliche J. außer acht gelassen werden. So benutzen z. B. auf den *Vexierkasten eingeübte Tiere den umständlicheren Weg ins Freie, auch wenn eine bequeme Öffnung zur Außenwelt vorhanden ist. Durch den *Behaviorismus ist die J.lehre wichtiges Teilstück vergleichender Pf. (Kind, Tier, Primitiver, Menschenmasse) geworden.

Instruktion [lt. instrúctio Aufstellen] Anordnung, Anweisung, Aufforderung für die Vp. Zu jeder Vers.anordnung gehört eine genaue J.

Integralkurve graphische Darstellung von pf. Streuungswerten in einer Schaulinie, bei der die Steigung der Kurve proportional der Zunahme des Flächenstücks einer üblichen — vorher festzulegenden — Streuungskurve ist. Die J. offenbart die Versuchsergebnisse unter Umständen klarer, als die gewöhnliche Häufigkeitskurve

intellektualistische Aufmerksamkeitstheor. [lt. intellégere einsehen] ⟨Ziehen⟩ erklärt die *Aufmerksamkeit aus einem Kampf der Vorst. Die stärkste siegt

intellektuelle Gef. = *apperzeptive Gef. ⟨Wundt⟩, die auf *assoziativen Vorgängen beruhen, s. a. geistige Gef.

Intelligenz 1. nach Ebbinghaus = *Kombination. 2. Wundt = Kombination von *Phantasie und *Verstand. 3. Stern = Fähigkeit, sich mit zweckmäßiger Verfügung von Denkmitteln auf neue Forderungen einzustellen. 4. Krueger - Spearman = *korrelativer *Zentralfaktor = psychophysiologisch auch gesteigerte „plastische Funktion" des Bew., zum Ausmaß der J., wodurch letzten Endes die Person ihrer Leistung nach bestimmt wäre. Man kann in diesem Sinne auch von „geistigem Niveau" = Entwicklungshöhenschicht sprechen ⟨Giese⟩ und zugleich gegenständlich nach allgemeiner (auch „gnostischer", Lipmann), praktischer und technischer J. trennen. 5. Allgemein oft = Bestand an Kenntnissen und Fähigkeiten = geistiges Inventar. — J.alter (*Testalter) die J.stufe, die jemand auf Grund der *Binet-Simontests dem Alter nach besitzen müßte. Oder die Leistung (beides auf sich entwickelnde Individuen bezogen!) nach Schulgraden (Klassen). Praktisch finden von beiden Einheiten im Einzelfall Ausnahmen statt, die angeben, inwieweit jemand über- oder unterbegabt ist. — J.fragen ⟨Binet⟩ Verf. zur Prüf. vernunftgemäßer Überlegung. Die Vp. erhält Fragen, in denen bestimmte, meist praktische Aufgaben gestellt sind, die sie zu lösen hat („was ist zu tun, wenn...?"). — J.prüf. vielfaches Verf., die J. zu unters., hauptsächlich durch *Tests (s. Binet-Simontests, Ebbinghaus, Abelson, Kombination, Definition, Ring von Royce u. a. m.). — J.typen ⟨Meumann⟩ Formen bevorzugter Denkmutungen bei *Kombinations= usw.prüf. 1. Hilfloser *Typ = Fehlleistung. 2. Teillösungstyp = kleine Stücke werden kombinatorisch verbunden. 3. Pointenloser *Typus = Verbindung ohne Leitgedanken. 4. Verschiebungstyp = Pointe des Zusammenhanges wird anderweitig gesucht. 5. Reiner Phantasietyp = Überwuchern blühenden Zusammenphantasierens, wortreich. 6. Verstandesgemäßer Typ = *logische, phantasiearme Arbeit. 7. *Emotional-phantasievoller Typus = Betonung der *Gef. mit Phantasieanteil. 8. Typus aus Verbindung von reicher Phantasie und Verstand

Intensität [lt. intendere anspannen] Stärke, quantitative Seite eines Bew.Inh. (Stärke eines *Tones, Lebhaftigkeit eines *Gef.). J.pf. ⟨Werner⟩ neuerlich in Richtung der physiologischen, phänomenologischen und entwicklungspf. ausgebautes Sondergebiet, das ebenfalls in komplexen Betrachtungsweisen endet

intentionale [lt. intentio Absicht] Tätigkeiten ⟨Ach⟩ Richtung des *Willens auf eine Handlung usw.

Interesse [lt.] Anteilnahme, Hingezogensein zu einem geistigen Inhalt, s. Ideale

Interferenzapparat [lt. inter zwischen, ferre tragen, bringen] Vor. zur Unters. von *Schwebungen und *Kombinationstönen, die gestattet, Teiltöne eines *Klanges durch „Interferenz" (Zusammentreffen) entgegengesetzter *Schwingungsphasen desselben *Tons zu beseitigen. 1. Durchführen eines (Stimmgabel-) Klangs durch zwei, um eine halbe Wellenlänge des auszulöschenden Teiltons verschiedene, Zweigleitungen, die am Ende vor dem *Ohr der *Vp. wieder vereinigt werden ⟨Quincke⟩. 2. Auf einer Hauptleitungsröhre befinden sich senkrechte Seitenröhren, deren Wellenlänge = ¼ der Wellenlänge auszulöschender Töne beträgt. Die Seitenröhren sind oben durch eine Klappe verschließbar. Die ins Hauptrohr zurückkehrende Welle weist einen Unterschied von ½ Wellenlänge auf ⟨Nörtemberg⟩

Interjektionen [lt. interjéctio Einschieben] in der Sprache verbliebene, reine Naturlaute (a, ach, ham, au) = primäre. Sie sind sekundär, wenn sie sprachlich geformt eingeleitet (Donnerwetter! ach Gott!)

Intervalle [lt. intervállum] Zwischenraum, auf die Musik bezogen insbesondere die Unterschiede der *Schwingungszahlen von *Tönen untereinander. Die Schwingungszahlen *simultaner Töne verhalten sich bei *Oktave wie 1:2, *Quinte = 2:3, *Quarte = 3:4, großer *Terz = 4:5, großer *Sext 3:5, großer *Sekunde = 8:9, großer *Septime = 8:15, kleiner Terz = 5:6, kleiner Sext = 5:8, kleiner Septime = 5:9, verminderter Septime = 4:7, verminderter Quinte = 5:7, verminderter Terz = 6:7, übermäßiger Sekunde = 7:8, übermäßiger Terz = 7:9. Der erste ist der Grundton

Intervariation [lt. variátio Verschiedenheit] Leistungsunterschiede zwischen den Verf.ergebnissen an einer Reihe pf. geprüfter *Individuen. Normalmaß ist der Mittelwert aus den Leistungen aller Beteiligten. Das Verhältnis zur Intravariation (s. d.) wird durch den Inter-Intraquotienten

$$\frac{\text{Inter-Var.}}{\text{Intra-Var.}}$$

6*

ausgedrückt und bewegt sich um 1, wenn die Unterschiede zwischen vielen Personen und die Schwankungen innerhalb der Teilleistungen eines einzelnen gering sind. Ist sie groß, so erweist es verhältnismäßige Gleichmäßigkeit der Leistungen beim einzelnen, aber große Abweichungen zwischen den verschiedenen *Vp. Die J. ist beim Manne größer ⟨Lipmann⟩

Intichiumazeremonien in Australien übliche *Vegetationskulte, insbesondere Pflanzenverehrung, verbunden mit geheimnisvollen Handlungen am *Churinga

Intravariation [lt. intra innerhalb] Abweichungen der Leistungen einer Person (gemessen an irgendeinem Fall) zu verschiedenen Zeiten. Hieraus folgert die persönliche Schwankung bzw. die Gleichmäßigkeit des seelischen Ablaufs bei jemandem. Besonders wichtig bei Vergleich nach Altersstufen, der Entwicklung von Gedächtnis, Sprache, Intelligenz eines Individuums

Introspektion [lt. intro hinein, spectáre sehen] Insichselbstversenkung = Selbstbeob. zur Gewinnung pf. Aufschlüsse. Auch „Ichmeth."

Intuition [lt. intuéri sehe genau hin] die „Eingebung", das überraschende, ahnungsweise Entdecken und Finden von neuen Gedankenverbindungen beim künstlerisch=wissenschaftlichen Schaffen. Vielfach als höhere Erkenntnisart angesehen, s. a. Inspiration

Inversion [lt. invérsus umgekehrt] 1. bei *geometrisch=*opt schen Täuschungen: die Umkehrbarkeit verschiedener Figuren, die je nach Gesichtspunkt der Betrachtung verschiedene perspektivische Vorst. wachrufen (z. B. Schrödersche Treppe). 2. sexuell: Umstellung auf erotische Bindung zum gleichen Geschlecht (Inversionstyp). S. Homosexualität

Inzest [lt. incéstus unrein] = Blutschande. Geschlechtliche Beziehung zwischen unmittelbar verwandten Personen (Eltern=Kindern, Bruder=Schwester)

Ipsation [lt. ipse selber] ⟨Hirschfeld⟩ *Masturbation

Iris s. Auge

Irradiation [lt. rradiáre bestrahlen] ⟨Kepler⟩ Erscheinung, daß ein helles Obj. auf dunklem Grund (weißer Kreis auf schwarz) größer als ein dunkler Gegenstand auf hellem Hintergrund erscheint (s. ANuG. Bd. 27, Figur 30). Weiterhin = Ausstrahlen von Gef. werten von einem Bew. Inh. auf einen anderen, vordem unbetont gewesenen (s. a. Stimmung)

Ischnophonie [gr. ischnós zart, phoné Stimme] zarte, feine, undeutliche Distantstimme

Ischophonie [gr. ischein hemmen, phoné Stimme] Stottern, Stammeln; s. Dysarthria syllabaris = Anarthria syllabaris

Isochromen [gr. ísos gleich, chróma Farbe] Grenzlinien gleicher Farbenempf. im *Auge, um die Netzhautmitte als Mittelpunkt gezogen gedacht

Isolierung [it. isoláre absondern, von lt. insúla Insel] Absonderung, Abschließung (eines psychischen Inhalts von einem anderen)

Jacobsohnsches Organ s. Geruchsorgan

Jaensch, E. R. (* 1883 Breslau), Prof. Marburg, Erforscher der Eidetik. Zur Analyse der Gesichtswahr-

Jahresschwankungen — Kaptivation

nehmungen (1909). Über die Wahrnehmung des Raumes (1911). Aufbau der Wahrnehmungswelt (1923). Eidetik (1925)

Jahresschwankungen Verschiedenheiten der geistig-körperlichen Arbeitsleistung, die im Ablauf des Jahres mit Wetter, Jahreszeit, Luftdruck usw. zusammenhängen (s. a. geopsychische Erscheinungen). Beispiel: beim Kinde ist das Längenwachstum am höchsten Ende März bis Mitte August, *dynamometrische Leistung Januar—Mai und September—November, Abhängigkeit des *Addierens von der Temperatur

James, W., * 1842 Neuyork, † 1910, Prof. Harvard Universität. *Introspektive Ps. — W.: Principles of ps. (1890). The Varieties of Religious Experience (1902). Ps. (1905). Wille zum Glauben (1899). Pragmatismus (1908)

James-Langesche Theor., behauptet, daß nicht besondere Gef. hinter den Gemütsbewegungen stehen, daß vielmehr körperliche Erscheinungen die Gemütsbewegungen auslösen. Die niederen Organempf. (Atmung, Herzschlag, Gefäß*innervationen usw.) sind eigentliche Träger der Gemütsbewegungen. „Wir weinen nicht, weil wir traurig sind, sondern wir sind traurig, weil wir weinen"

Janet, P., * 1859, Prof. Paris. Parapsch. W.: L'automatisme ps. (1889) L'Etat mental des hystériques (1893). Obsessions (1903). Névroses (1909). Méditations ps. (1920)

Jaspers, K. (* 1883 Oldenburg), Prof. Heidelberg. W.: Allgemeine Psychopathologie (1920). Ps. der Weltanschauungen (1919). Max Weber (1921). Strindberg und van Gogh (1922)

Jastrow, J., Prof. Wisconsin, U.S.A. (* 1863 Warschau). W.: Mental phenomena (1890). Subconscious (1909). Character and Temperament (1915). Ps. of Conviction (1918)

Jodl, 1849—1914 (Wien), Synthetiker aus ps. Kleinarbeiten, ohne Systematiker zu werden. W.: Lehrbuch der Ps. (1924). Geist und Gedächtnis (1913)

Jugendkunde Wissenschaft, die die körperlich-geistigen Eigentümlichkeiten von Kind und Jugendlichem erforscht und ihre Beziehung zu Erziehung, Umwelt, Vorfahren usw. erschließen will

Jung, C. G., Dr. med. et jur., Begründer der Züricher analytischen Schule, Zürich. W.: Ps. der unbew.Prozesse(1918).Ps.Typen(1921)

Kaleidoskopmethode [gr. kalós schön, eidos Gestalt, skopein erblicken] s. Kombinationstests

Kälteempfindung die durch die „Kältepunkte" (s. Haut) wahrgenommenen Temperaturen. Die K. gilt als „konträr", sobald sie durch schwächere Wärmeenergie, als „*paradox", wenn sie durch stärkere Wärmeenergiemengen ausgelöst. Beide stehen in Ggs. zur „natürlichen" K. Vgl. Wärmepunkte

Kammerton das sog. eingestrichene a in der Musik = 435 Schwingungen besitzend, s. a. Diapason

Kammerwasser im Auge, s. Auge

Kaptation [lt. captátio eifriges Trachten] s. Faszination

Kaptivation [lt. captivus gefangen] 〈Hirsch〉 schlafähnlicher Zustand zu

Beginn der *Hypnose, auch Pseudohypnose gelegentlich genannt

Kardiogramm [gr. kardía Herz; gráphein schreiben] graphische Darstellung der Herzbewegung

Kartenwechsler ⟨Kraepelin, Minnemann u. a.⟩ Dor., um (3. B. bei *Gedächtnisverf.) *Objekte kurzdauernd und ruhend, im Wechsel, doch nicht fortlaufend in Bewegung befindlich, darzubieten

Kastration [lt. castráre der Zeugungskraft berauben] Entfernung der körperlichen Geschlechtsmerkmale bzw. der zeugungsfähigen Organe. Psychische Folge: Aufhebung der Geschlechtscharaktere und Änderung des *Individuums nach der Seite des anderen Geschlechts. Steinach fand bei Tieren (Mäusen) z. T. völlige Vertauschung der Geschlechtseigenarten

Katalepsie [gr. katálēpsis das Erfassen] s. Hypnose, Suggestiv., wenn die Vp. ohne Befehl des *Hypnotiseurs die Glieder in starrer Haltung beläßt

Kataphasie [gr. katá herab, phásis Sprache] Sprachstörung: Wiederholung von Antworten

Katatonie [gr. katateíno herabspannen] Spannungsirresein, begleitet von Muskel-, Schluck- und Sprachbeschwerden, starren, stereotypen Haltungsweisen des Körpers, seelisch mit Gleichgültigkeit, *Halluzinationen usw. verbunden, *Negativismus

Kategorien [gr. katēgoría Eigenschaft] s. Apperzeptionsstadien

kathartische Meth [gr. kathaírein reinigen] s. Abreaktion

Katz, D., Prof. Greifswald (* 1884 Kassel) entscheidende Forschungen auf sinnesps. Gebiet. W.: Erscheinungsweisen der Farben (1911). Ps. des mathematischen Unterrichts (1913). Kinderps. (1913). Ps. der Amputierten (1921). Aufbau der Tastwelt (1925). Erziehung im vorschulpflichtigen Alter (1925). Musikgenuß bei Gehörlosen (1926)

kausal [lt. causa Ursache] ursächlich, psychische Kausalität: ursächlicher Zusammenhang seelischer Vorgänge. Sie hat als Prinz. ⟨Wundt⟩ a) Prinz. der schöpferischen *Resultanten = das Produkt von Elementen ist mehr als deren bloße Summe; b) Prinz. der beziehenden *Relationen = alle Teile eines psychischen Ganzen stehen in bestimmten Beziehungen zueinander; c) Prinz. der steigernden *Kontraste = alle in einem Ganzen gebundenen Einzelheiten werden ges.mäßig gesteigert, wenn sie sich im Ggs. befinden

Kegelhütte afrikanische Nachbildung künstlicher Erdhöhlen zu Wohnzwecken. Fortführung ist die Giebelhütte-Urform des Hauses (Zelt)

Kehltonschreiber ⟨Wirth-Krueger⟩ nach Grundsatz der *Mareyschen Tambours gebaut, zur Aufzeichnung der feinsten Schwingungen des Kehldeckels beim Sprechen, Singen usw. und Übertragung als *Kurven auf *Kymographion. Der Tambour wird auf den Schildknorpel aufgelegt, die Kurven mikroskopisch ausgedeutet (Dialektfärbung von Vokalen usw.)

Kenotoxin [gr. kenún erschöpfen, toxikón Pfeilgift] ⟨Weichardt⟩ ein künstlich, aus Eiweiß, gewonnener Ermüdungsstoff. Zerfallsprodukte aus zu Tode ermüdeten Mäusen, Meerschweinchen usw. Eingespritzt, erzeugt sich im menschlichen Körper ein sog. Antikenotoxin = Gegengift, das auch für sich darstellbar war und ein Gegengift gegen Ermüdung, nach körperlicher oder geistiger Arbeit ist. Durch dieses läßt sich Ermüdung (theoretisch) aufheben

Keratoskop [gr. kéras Horn (wohl gemeint Hornhaut), skopein blicken], auch Astigmatoskop, Vor. zum Feststellen des *Astigmatismus. Eine runde, mit konzentrischen schwarzen und weißen Ringen versehene Scheibe, die vor das Auge der Vp. gehalten wird. In der Mitte enthält sie ein Loch, so daß von der Scheibenrückseite aus das Auge beob. werden kann. Bei Astigmatismus erscheinen die Kreise darin verzerrt

Kernfläche des Sehraums = Fläche, auf der von den als räumlich äquivalent gedachten, *korrespondierenden Punkten der Längsschnitte aus gezogenen, Richtungslinien sich schneiden. = Ort aller natürlichen, ursprünglich gegebenen Ordnung unserer Raumempf., s. Sehraum

Kinästhesie [gr. kinún bewegen, aisthēsis Empfindung] Muskelsinn = Kraftsinn = Gemeingef., das durch die Muskeln uns Schwere, Lage, Widerstände zum Bew. bringt, s. Gemeinsinn. Manche rechnen auch das Gleichgewichtsempf. hinzu

Kinderpsychologie Seelenkunde der geistigen Entwicklung und Erscheinungsart des Kindes bis zur Reifezeit. — K.sprache die dem Kinde eigentümliche Ausdrucksweise

Kinematograph [gr. kinēma Bewegung, gráphein zeichnen] Vor., um durch kurzzeitige photographische Aufnahmen von Bewegungsfolgen Bewegungen, Handlungen usw. vergrößert und dauernd wieder vorzuführen. Die Darb. erfolgt durch den üblichen Projektionsap. Hierbei löst sich pf. die ruckweise (mit zwischen ein regelmäßig erfolgender Abblendung) dargebotene Teilstückbewegung *subjektiv zur unterbrechungsfreien Bewegung auf. (Verschmelzung der Elemente zu scheinbarem Dauervorgang). Bei wissenschaftlichen Untersuchungen spielen der Zeitraffer und die Zeitlupe eine erhebliche Rolle, welche Vorgänge über lange Zeitstrecken (z. B. Wachstum) additiv geschaltet kurzfristig vorweisen oder schnelle Bewegungen, deren Einzelheiten menschlicher Beob. opt. unzugänglich werden (z. B. Sprung), technisch durch kurzzeitige Vielfachphotos abfangen und verlangsamt in Phasenauflösung dem Auge darbieten. Durchschnittlich werden 16 bis 40 Bilder je Sekunde abgerollt. Der Vorgang der kinematographischen Beob. ist noch nicht einheitlich erforscht, hängt auch mit den *stroboskopischen Erscheinungen z. T. zusammen, ist aber etwas durchaus anderes! Benutzt wird der K. in der angewandten Pf. für *Aussageverf., Festlegung von Bewegungsäußerungen in der Ausdrucksmeth., Wiedergabe von psychopathologischen Bewegungen (z. B. im Gange), Festlegung des Insektenfluges ⟨Bull, Marey⟩, Taylorsystem u. a. m.

Kinematometer Vor. zur Unters. der Bewegungsempf. Z. B. wird der Arm senkrecht oder wagerecht auf einer Grundplatte bewegt, die in Kreisbogen veränderlich abstellbare Raumstrecken besitzt. Die *Vp. muß mit dem Arm (*Herstellungsmeth.) die vorangehend dargebotene Raumstrecke nachbilden. Im einzelnen Prüf. der Winkelbewegungen für Hand, Arm, Bein

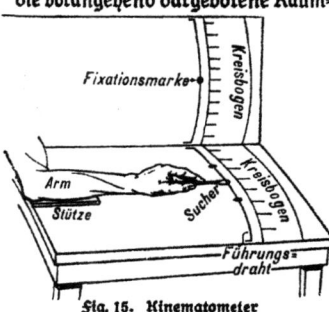

Fig. 15. Kinematometer

kinetischer Sinn s. Gemeinsinn, Kinästhesie

Klages, L., Dr. phil. Kilchberg. Begründer der Ausdruckskunde, speziell auf graphologischem Gebiete (* 1872 Hannover). W.: Probleme der Graphologie (1910). Charakterpf. (1910). Ausdrucksbewegung (1913). Handschrift und Charakter (1916). Wesen des Bewußtseins (1921). Pf. der Handschrift (1924)

Klang Allgemeinbezeichnung für die Gesamtheit eines Grundtons mit sämtlichen zugehörigen Obertönen. Letztere sind im Resonator nachweisbar ⟨Helmholtz⟩. Entsteht physikalisch beim Einwirken *periodischer *Schallschwingungen auf das *Ohr. — K.analyse Anspannung der *Aufmerksamkeit zur Ermittlung der Einzelbestandteile des Klanges. — K.farbe die eigentümliche und je nach dem betr. klanggebenden Instrument besondere Natur von *Tönen derselben Tonhöhe und Stärke, die sie z. B. auf Geige oder Flöte ganz anders klingen läßt. Grund dafür sind die Teiltöne, die bei jedem Musikinstrument nach Zahl und Höhe verschieden ausfallen. K. ist abhängig von Schwingungsform der Teil-(Ober-)töne. K. wird auch Timbre genannt und kennzeichnet sich in volkstümlichen Bezeichnungen, wie „leise", „zart", „gewaltsam". Auch die gesamte Instrumentation bei vielen Instrumenten (Symphonieorchester) spricht mit. — K.gef. die bei Hören von Klängen auftauchenden Gef., zumal die rein ästhetischen. Nach Wundt zeigt sich etwa folgendes System

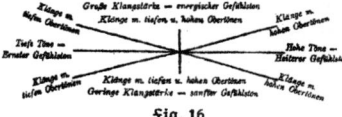

Fig. 16

K.verwandtschaft liegt vor, wo „die Schwingungsverhältnisse der Grundtöne in kleinen, ganzen Zahlen ausdrückbar" (s. Intervalle). Stark verwandt sind z. B. *Oktave, Doppeloktave, Duodezime, *Quinte, *Quarte, große *Sext, kleine *Terz. Die Verwandtschaft steigt, wenn die Verhältniszahl des tieferen K. eine gerade, sie mindert sich, wenn jener eine ungerade Zahl darstellt. Indirekte K. liegt vor, sobald bei zwei Klängen Bestandteile vorhanden, die einem dritten, beiden gemeinsamen, Einzelklang zugehören. Dieser entsteht als „Grundklang" durch die gemeinsamen übereinstimmenden Obertöne beider Klänge. — Der gemeinsame Grundton liegt bei allen

Klarheit einer Empf. deutliches Bew.; mit *Aufmerksamkeit wahrgenommen werden

Klassifikationsmethode ⟨Lipmann⟩ Unters.- und Verrechnungsweise, bei der die Zahl der *Vpp. nach Leistungen, Eigenschaften abgestuft und gruppiert wird. Ggf. *Alternativmeth.: Zweiteilung des Materials nach dem entweder — oder: Vorliegen oder Nichtvorliegen einer Eigenschaft. Dort Einteilung in Klassen, hier Sonderung nach plus oder minus, ja oder nein

Kleinhirn s. cerebellum

Kleptomanie [gr. kléptein stehlen, mania Wahn] auch Klopemanie, krankhafte Stehlsucht

Klimakterium auch Klimax [gr. klimaktēs Stufe, Absatz] Wechseljahre der Frau. Zeit des Aufhörens der Geschlechtstätigkeit. Entsprechend Änderungen *charakterologischer Art, z. B. Reizbarkeit, Stimmungswechsel

Klinostat [gr. klínein neigen, statós stehend] Umdrehungsvor. für Pflanzen in beliebiger Lage zwischen vertikal und horizontal mittels Uhrwerk. Zur Unters. der *Tropismen, zumal des *Geotropismus

Klitrophobie [gr. kleithron Schloß, Riegel, phóbos Furcht] s. Claustrophobie

Kniesehnenreflex = Patellarreflex. Strecken des Unterschenkels bei Beklopfen des Kniescheibenbandes. Hieraus Schlüsse hinsichtlich nervöser usw. Störungen

Knotenpunkt des Auges = *optischer Kardinalpunkt, Schnittpunkt der Richtungsstrahlen des *Auges. s. Blickpunkt

Koehler, W., Prof. Berlin (* Reval 1887). Mitbegründer der Gestaltps. *Akustische und Unters. an Menschenaffen. W.: Intelligenzprüf. an Menschenaffen (1917). Die phys. Gestalten (1920)

kollektive *Aufmerksamkeit [lt. colligere sammeln] = ⟨G. E. Müller⟩ bezogen auf Erfassung der *Komplexe. 1. f. *Simultanaufmerksamkeit = gleichzeitiges, als einheitliches Ganzes Erfassen des *Komplexes. 2. f. *Sukzessivaufmerksamkeit = schnelles Durchlaufen der Komplexeinzelglieder

Kollektivgegenstand nach Fechner jede Sammlung von Obj. usw., die in einzelnen ihrer Träger gemessen werden, um den Typus der ganzen Art festzustellen

Kollektivmaßlehre ⟨Fechner⟩ Grundzweig der Wahrscheinlichkeitsrechnung, angewendet auf die *Psychophysik. Kollektivgegenstand (s. o.) hier = Menge gleichartiger Dinge, die sich zahlenmäßig nach festlegbaren Merkmalsunterschieden ordnen las-

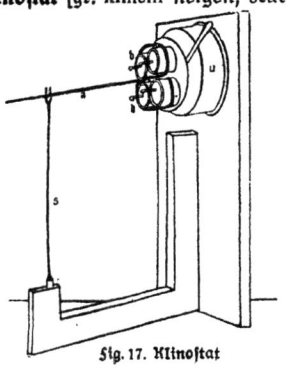

Fig. 17. Klinostat

sen. Die Verteilung der einzelnen Merkmalsunterschiede folgt gewissen Verteilungsges., so daß der „Zufall" einer Erscheinungsform annähernd ausgeglichen ist

Kollektivpsychologie Seelenkunde, die sich nicht auf Einzelpersonen, sondern Menschenmengen bezieht (Sammelseele). Verhältnis des einzelnen in der Masse, Äußerungen der Massenseele in Kultur und Leben, Gruppenps., Beeinflussung der Massen durch äußere (z. B. *geopsychische) Einflüsse. Ggs. *Individualps. Die Völkerps. berücksichtigt nur *Primitive und ist individualistisch ⟨Wundt⟩, da sie einzelne Urheber ansetzt. Die *Soziologie beschäftigt sich im Ggs. zur K. mit rein wirtschaftlichen Gebieten und mehr physiologischen Fragestellungen

Kombination [lt. combināre vereinigen] Vereinigung, Verbindung. — *binäre Farbenk.: zwei *Farben zur Prüf. des Gef.- und Wohlgefälligkeitscharakters derselben. — K.tests Verf. zur Unters. des K.vermögens als *Intelligenzprüf. 1. Heilbronner = *Ergänzungsmeth. 2. Binet = Ergänzen von Lücken in Bildern. 3. Stern = Zusammensetzen von Teilstücken zerschnittener Bilder ⟨Puzzle⟩, Anwendung von Geduldspielen. 4. Binet-Henri = Ausdeuten von Tintenklexen in phantasievoller Weise, Deuten gegebener Bilder. 5. Kaleidoskopmeth. ⟨Meumann⟩ = *Symmetrische Ergänzung halbseitig gezeichneter Figuren. 6. Ebbinghaus = Ausfüllen von Wortlücken in einem sinnvollen Text. Das Ganze muß einen vollen Zusammenhang ergeben. 7. Granden = Darb. einer Reihe von Einzelzeichnungen, die, teilweise zusammengesetzt, eine sinnvolle Gesamtabbildung ergeben können (z. B. ein Regenschirm und eine Männerfigur). 8. Dreiwortmeth. ⟨Masselon⟩ Darb. von drei Worten, die zu einem sinnvollen Satzgefüge zu ergänzen sind, das einen streng*logisch-*kausalen Zusammenhang bietet (z. B. stehengebliebene Uhr — Eisenbahnunglück — Freude). Meumann verwendet auch zwei Worte. 9. Dreiwortmeth. ⟨Giese⟩ = Darb. von drei Substantiven, die gänzlich freikombiniert werden müssen (z. B. Sonne — Schlüssel — Tinte). 10. Partikelmeth. ⟨Ziehen⟩ = Darb. eines unvollständigen Nebensatzes, zu dem sinngemäßer Hauptsatz zu finden ist (z. B.: ... obgleich die Suppe angebrannt ist). 11. Stichwortmeth. ⟨Meumann⟩ Darb. einer ganzen Reihe tragender Schlagworte, aus denen die *Vp. eine Geschichte ersinnen muß. — K.töne = *Summations- und *Differenztöne

Komparation [lt. comparāre vergleichen] Vergleichung von zwei oder mehr Persönlichkeiten, Rassen, Altersklassen, zumal hinsichtlich Erblichkeitsfragen. Grundlage sind dabei zumeist *Psychogramme und *Statistiken

Kompensation [lt. compensāre ausgleichen] Ausgleich, Ersatz. — *Psychanalytisch: für ehemalige, durch irgendwelche Umstände unterdrückte Vorst. — K.prinz. ⟨Wundt⟩ Tatsache, daß bei Hirnverletzungen andere Hirnzonen den dadurch entstandenen Ausfall ausgleichen können K.werte ⟨Giese⟩ solche geistigen

Inhalte, die vom Individuum ausgleichbietend zu anderen Lebensinhalten gepflegt werden. Z. B.: Nährberuf: Liebhaberei, gleichzeitige oder absetzende Doppeltätigkeit auf verschiedenen Kulturzonen. Diese K. werden ausdrücklich zur Ausfüllung und zum Ausgleich erstrebt

Komplementärfarben [lt. complére vollfüllen, ergänzen] Ergänzungsfarben, s. Grund-, Hauptfarben. K. sind solche, die bei gegenseitiger, der *Intensität nach geeigneter Mischung „weiß" ergeben. Es sind dies: rot—grünblau, orange—blau, gelb—indigoblau, grüngelb—violett, grünpurpur. Im Ggs. zu dieser physikalischen Mischung steht die Pigmentmischung der Maler: jene ist „additiv", diese „subtraktiv". Hier ergibt z. B. gelb und blau grün. Vgl. Farbentheor., Nachbilder

Komplementarismus, binasaler: Sichaufheben zweier Gerüche (z. B. Rizinus—Vanille), die getrennt den zwei Nasenlöchern zugeführt wurden, ohne daß ein chemisch geruchloser Körper entstand

Komplex [lt. complexio Umfassung] a) ⟨Freud⟩ Gruppe in sich zusammenhängender, mit Gef. meist peinlichster Art verbundenen Vorst., die oft *unbewußt bleiben. Ansatz für die *psychanalytische Behandlung. Vorst.natur ist meist *erotisch oder das Selbstbew. belangend. Beliebte psychanalytische K. sind „Vater", „Mutter", „Kind", „Eltern", „Geld" usw. betr. b) ⟨G. E. Müller⟩ beim *Gedächtnis die fest*assoziierten Glieder von Einzelgruppen, in denen wir Inhalte erlernen und zu erfassen pflegen. Entsprechend verfügt das Gedächtnis eines jeden über einen bestimmten *konstanten K.umfang. Komplexbildend wirken besonders fest verkittete Vorst. des Individuums. c) In der Denkpf. die Gesamtgestalt eines zusammenhängenden Ganzen, im Sinne eines organischen Bezugsystems der Teile zueinander, als der Wesenheit der Form. — K.umdichtung = Anpassung eines K. an neue Bew.Inh. zwecks Ausschmückung und Veranterung des alten K. — K.psychologie eine Seelenkunde, die ausdrücklich die nur additive Aufteilung des Seelischen vermeidet und den K.begriff zur Erklärung der größeren Zusammenhänge benutzt. Nicht dagegen ist Bedingung, daß damit auch von *Struktur gesprochen wird

Komplexionstheorie Lehre, daß das Seelenleben großzügiger, organisch gearteter Natur ist und in den Bew.Inh. sich alles zu einem Ganzen verbindet. Dieses zeigt sich bis ins einzelne, so dem Erlernen von Worten, im Denken usw., s. a. *Konstellationstheor.

Komplikation [lt. complicáre zusammenhalten] ⟨Herbart⟩ Verbindung zweier Vorst. verschiedener Sinnesgebiete. — K.uhr: Vor. zur Prüf. der persönlichen Gleichung (s. d.). Ein Zeiger läuft ohne Unterbrechung mäßig schnell über eine Zifferblattkreisscheibe. Hinter derselben, unsichtbar für die *Vp., parallel dazu auf ähnlichem Zifferblatt ein *Kontakt, der beliebig verschoben und durch einen mitlaufenden Doppelzeiger berührt werden kann. Der Kontakt löst *akustisches, *optisches usw. *Signal aus. Die Vp. gibt an, bei welcher Zeigerstellung das Signal (subj.) eintrat. Der Vorderzeiger stellt hierbei den einen, das Signal

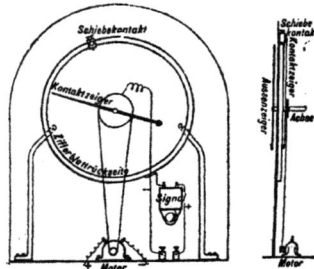

Fig. 18. Komplikationsuhr

den zweiten *Reiz dar. Die K. (persönliche Gleichung) folgert aus dem Zusammenfallen beider. Steigt der Zeiger (sinngemäß der Uhr) auf, so besteht Neigung zur sog. „negativen" Zeitverschiebung, umgekehrt zur positiven. Ebenso negativ bei geringer, positiv bei großer Geschwindigkeit der Darb.

kompliziert verwickelt

Komponententheorie [lt. compónere zusammenstellen] Drei=K., Vier=K. s. Farbentheor.

Konfabulation [lt. confabulári schwatzen] sinnlos=*phantastische Ausdeutung (z. B. eines beob. Bildes)

konkret [concrétus zusammengewachsen] anschaulich (von Begr.). Ggs. *abstrakt

konkurrierende Tätigkeiten [lt. concúrrere zusammenlaufen] gleichzeitiges Ausführen von zwei oder mehr Handlungen, oft = *Mehrfachhandlung

Konsonanz [lt. consonáre zusammenklingen] Zusammenklang. Verwandtschaft, Verschmelzung zweier (sukzessiv od. simultan dargebotenen) *Töne, s. Akkord. Die K. stellt einen angenehmen Zusammenklang dar, s. Harmonie. — Ggs. *Dissonanz. — K. bieten vor allem *Oktave, *Quinte, *Terz, Dissonanz z. B. *Sekunde, *Septime. — Ursache der K. (Lipps) sind gewisse rhythmische Miteindrücke = *unbewußte *Rhythmik. Nach Stumpf die *Verschmelzung. S. auch Tonalität

konstant [lt. constans] beständig, andauernd

Konstanzmethode (Wirth) Verf. zur Feststellung der *UE. u. a. m. *Sukzessive Darb. je zweier *Rei e, des *Normal= (= vorangehenden) und des *Vergleichsreizes. In jeder Vers.=reihe werden viele Vergleichsreize mit dem gleichbleibenden Normalreize verglichen. Die *Vp. entscheidet nun nach den drei Fällen: größer, kleiner, gleich (oder z. B. höher, tiefer, gleich usw.). Die Vergleichsreize folgen in bunter Reihe. Die Berechnung erfolgt auf Grund mathematischer Erwägungen. Ist Eo das obere, Eu das untere Grenzstück, von denen ab alle Vergleichsreize völlig sicher beurteilt wurden, und i das *Intervall, d. h. die Entfernungsunterschiedlichkeit der Vergleichsreize untereinander, so beträgt die obere *Schwelle

$$ro = Eo - i \cdot Sg + i/2$$
$$ru = Eu + iSk - i/2,$$

wobei Sg bzw. Sk die Zahl der abgegebenen größer bzw. kleiner Urteile bedeutet. Daraus folgt der *Äquivalenzwert

$$A = \frac{ro + ru}{2},$$

das heißt der „Schätzungswert des Normalreizes" (N). Zieht man den Schätzungswert vom Normalreiz ab, so erhält man den begangenen *Konstanten Fehler: c = A — N. Der Äquivalenzwert (aus Schwellen), erneut zum Normalreiz gemacht, muß als nunmehrigen 2. Schätzungswert AII = $\frac{ro + ru}{2}$ den ursprünglichen Normalreiz ergeben: „*Korrespondenzsatz". — Aus dem erhaltenen mittleren *Fehler erzielt man ferner einen Maßstab für die Sicherheit der Urteile der Vp. In einem Werte M gewinnt man eine Charakteristik der Aussagen, kurz die Gesamtstreuung des Betr. M ist das mittlere Gesamtpräzisionsmaß, das einmal den mittleren *Fehler, ferner die *Differenz der Schwellen enthält. Wird der Wert ro—ru mit 2S ausgedrückt, durch p (q) die Maßzahl der Ordinaten Eo (Eu) bezeichnet, nachdem man die Ordinaten von innen nach außen aufsteigend mit Nummern versah, so ist

$\frac{1}{p^2} Mo^2 = 2[(p-1)g_1 + (p-2)g_2$
$+ \cdots g^{p-1} + \frac{1}{8}] - [S \cdot g - \frac{1}{2}]^2$

$\frac{1}{p^2} Mu^2 = 2[(q-1)k_1 + (q-2)k_2$
$+ \cdots k^{q-1} + \frac{1}{8}] - [S \cdot K - \frac{1}{2}]^2$

oder:

$M = \sqrt{Mo^2 + Mu^2 + 2S^2}$

Konstellationstheorie grundsätzliche Anschauung, daß alle Bew.Inh. für sich (isoliert) und einzeln wahrgenommen, wie Atome eines chemischen Körpers zusammentreten und so das Gesamtgebilde „*Seele" ergeben, s. a. *Komplexionstheor.

Konstitutionslehre = Wissenschaft von der Gesamtveranlagung des Menschen unter Berücksichtigung der leiblichen wie seelischen Grundlagen, insbesondere auch ihrer Abhängigkeit von Sekretion, ihrem Widerstand gegen Krankheiten, ihrer Entwicklungsmannigfaltigkeit zwischen normalem und pathologischem Befund. Man spricht heute von einer „Biologie der Person" und deutet damit den Übergang des Psychologischen in das Biologische und mithin auch die Umgehung der Fragen des Parallelismus oder der *Wechselwirkung an

Konstriktoren [lt. constringere zusammenziehen] „Zusammenzieher"; Muskeln, die Öffnungen schließen. Ggf. *Dilatatoren

Kontakt neuere Bezeichnung (Bühler) für die Bezugsverhältnisse des Ichs zu einem Du; wichtig für die Ps. des Kindes (z. B. als „Affektübertragung" bzw. „Präsenzwirkung" zwischen beiden Ichheiten; Schau=, Berührungs=, Hörkontakt usw.) und die verstehende Ps.

Kontaktleiste [lt. contáctus Berührung] auch *Tremometer

Kontaktpendel ein Pendel, das durch seine Bewegungen elektrische Stromschlüsse herstellt oder öffnet. Ähnlich dem *Tachistoskop nach Berliner. Verwendung z. B. bei *Reaktionsvers., um in genau abgestufter Zeit ein *Vorsignal vor dem eigentlichen eintretenden *Reiz darzubieten

Kontiguitätsgesetz [lt. contiguus berührend, angrenzend] s. Assoziationsges. Ähnlichkeit

Kontingenz [lt. contingere anrühren] Deckungsgrad zwischen zwei psychischen Merkmalen, deren Variantensysteme in qualitative Gruppen (Typen) geordnet sind

Kontraktion [lt. contrárere zusammenziehen] Zusammenziehung (z. B. eines Muskels auf einen *Reiz)

Kontrast [frz. contraste von lt. contra gegen, stare stehen] Gegensatz Insbesondere sinnespf. — *Simultan k. beim *Auge erscheint z. B. eine graue Papierscheibe auf roter Unterlage *komplementär grün, ein grauer Streifen neben weißem Bogen erscheint dunkler als ohne diesen usw. — *Sukzessiv k. K. durch Aufeinanderfolge von zwei *Reizen. Nach längerem Beob. einer grünen (Rasen-)fläche erscheint z. B. eine grauweiße Fläche (Hauswand) rötlich. S. auch K.farben. — Besondere Art des K. der Flork. ⟨H. Meyer⟩. Alle K. erscheinen verschärft, sobald man die kontrastierenden Flächen mit einem bestimmten Mittel (Seidenpapier, Mattglas) abdeckt. — Ferner ergeben Bänder, Umgrenzungslinien besondere Randk. — Erklärung des K. entweder rein physiologisch ⟨Plateau, Hering⟩ oder pf. ⟨Helmholtz⟩. Für jene ist K. eine körperliche (*Ermüdungs- usw.) Erscheinung, hier eine Äußerung des Urteils, der *Assoziation. — K.farben Gegenfarben, deren physikalische Grundlage in den sog. „Komplementärfarben" gegeben ist. Rot—grün, gelb—blau, grün-purpur, weiß—schwarz stellen größte Ggs. dar. Erscheinungen eines sukzessiven K. Bei Reizung eines Auges kann im anderen bei *binokularer Beob. ein K. (binokularer K.) dabei geweckt werden und z. B. den Charakter der Komplementärfarbe tragen. — K.gesetz. a) bezogen auf Assoziationen: das Ges. des Ggs. der Assoziationen; f. Assoziation, Ähnlichkeit. b) Sinnespf.: 1. Die K.wirkung erfolgt stets in Richtung des größten Ggs. 2. Je näher die K.flächen, desto größer ist der K. 3. K.wirkung ist bei Schwächung der Umrisse herabgesetzt. 4. Mit der *Sättigung der beeinflussenden Farbe steigert sich der K. 5. Die Wirkung ist am stärksten, wo kein *Helligkeitsk. vorliegt. — K.prinz. 1. der Gef. = jeder K. liegt ursprünglich im Bereich der Gef. ⟨Wundt⟩. Zu jeder Grundform eines Gef. besteht ein Gegenstück. 2. Prinz. des steigernden K. (f. Kausalität)

Kontrollhammer ⟨Wundt⟩ Vor. zur Auffindung kleinster Zeitfehler beim *Chronoskop. Ein schwerer Metallhammer, der, beliebig abstufbar zum Fallen gebracht, beim Fall *Kontakte schließt und öffnet, so daß die Fallzeit, die physikalisch genau bestimmt ist, vom Chronoskop vermerkt werden kann. Etwaige Abweichungen der Zeiten gehen dabei nur auf Rechnung des Uhrwerks. — K.verf. Nachprüf. eines Verf.ergebnisses durch Wiederholung des Verf. mit geänderten Verf.bedingungen

Konvariabilität [lt. variare verändern] die Mitveränderlichkeit eines psychischen Merkmals unter bestimmten Bedingungen (z. B. Änderung des *Gedächtnisses bei verschiedenem *Übungsgrad.) Außerdem ⟨Stern⟩ tritt beim Vergleich zweier konvariierender Leistungswerte in der K. der Grad der Verwandtschaft zutage, insofern, als die eine Bedingung, welche die *Variation der einen Leistung (A) hervorruft, auch die andere psychische Leistung (B) unmittelbar mitvariieren macht. Praktisch spricht man in diesem Sinne z. B. von „Mitübung". Eine derartige K. heißt mittelbar. Bedingung ist stets, daß eine *Korrelation zwischen D.rf.bedingung und Leistungsmerkmal besteht. Die K. gibt alsdann die Unterschiedsgrößen an, die durch den Verf.bedingungswechsel am unters. *seelischen Merkmal hervorgerufen wurden. Die Messung kann dabei inter- wie *intraindividuell gerichtet sein

Konvergenz [lt. vergere sich neigen] beim *Auge die durch Drehung bewirkte Stellung der Augäpfel, bei der sich im *fixierten *Objekt die *Blicklinien schneiden (s. Doppelsehen). Mit ihr ist *Akkommodation verbunden. K.stellung der Augen die bei Drehung der Blicklinien erfolgende Einwärtsdrehung, die *symmetrisch ausfällt, wenn der *Blickpunkt in der *Medianebene liegt, *asymmetrisch, falls er außerhalb davon befindlich. — Konvergent = sich nähernd. Beim Sehen in die Ferne = *Parallelstellung der Augen. Ggs. divergent: auseinandergehend

Konzentration [lt. concentrare in einem Punkt vereinigen] Einengung, Beschränkung, *Aufmerksamkeit mit besonderer Willensanspannung, zusammenfassendes Beachten usw.

Konzeption [lt. concéptio Aufnehmen] geistige Empfängnis, Einfall, Erarbeiten eines Gedankens

Koordination [lt. con- zusammen-, ordináre ordnen] von Bewegungen: zweckmäßige Lenkung von solchen (z. B. bei Pflanzen die Bewegung der vielfachen Geißeln), um örtliche Veränderungen des Lebewesens zu bewirken

Kophosis [gr. kóphosis] Taubheit

Koprolalie [gr. kópros Kot, lalein schwatzen] s. Onomatolalie

Körperfühlsphäre s. Gehirnzentren

Körperlichsehen tritt ein, sobald die *Netzhautbilder ein wenig *disparat sind, s. Doppelbilder, Auge usw.

Körperseele ⟨Wundt⟩ Vorst. der *Primitiven, daß der Körper Träger des Lebens sei und dieses wie ein Gefäß in sich berge. Die von ihm losgelöste K. kann *Dämon werden. Sitz der *Seele sind dabei bestimmte Körperteile (Organe [= Organseele], wie Niere, Blut, Phallus, Haare, Nägel, Ausscheidungen). Ggs. Psyche, s. Hauchseele

Korrelation [lt. con- zusammen-, relátio Verhältnis] Gleichsinnige oder entgegengesetzte Abhängigkeit zweier seelischer Merkmale voneinander, die mit gewisser Wahrscheinlichkeit bestimmte (quantitativ festgelegte) *Varianten des einen Merkmals zu bestimmten des anderen zuteilt. Eines der Merkmale psf. K.rechnung kann auch auf körperliche Verhältnisse (z. B. Alter, Geschlecht) Bezug haben. Je nachdem die Verf.unterlagen wirklich gemessen oder durch Schätzung ermittelt wurden, spricht man von Maß- oder Rangk. In jedem Falle werden die benutzten Personen je nach den Leistungen gruppiert und *statistisch verrechnet. Die K. ist positiv bei gleichsinniger, negativ bei entgegengesetzter Beziehung der Merkmale, nähert sich dem Werte Null bei Unabhängigkeit der unters. Merkmale voneinander. In den anderen Fällen wird der Maximalwert = 1 mehr oder minder erreicht. Ausgedrückt wird die K. im K.koef-

fizienten. Die Berechnungsformel für denselben lautet
bei Maßkorrelation:
$$r = \frac{S \cdot x \cdot y}{\sqrt{Sx^2 \cdot Sy^2}},$$
bei Rangkorrelation:
$$\varrho = 1 - \frac{6 \cdot S \cdot d^2}{n \cdot (n^2 - 1)},$$
wobei n = Zahl der *Dpp., x und y Abweichung von der Reihenmitte der Leistungen in den Merkmalen, S die Summe, d Differenz der Rangplätze der Dpp. bedeutet. Die Wahrscheinlichkeit des gefundenen Zusammenhanges findet ihren Ausdruck im wahrscheinlichen Fehler (f. d.). — Korrelative Determination ⟨Giese⟩ Bestimmung der K.richtung einer Eigenschaft. Satz, wonach z. B. jeder *Test, ebenso die höheren Fähigkeiten, nur eine Art der K. — nämlich die positive oder nur negative — *empirisch bevorzugen. — K.höhe ⟨Giese⟩ Gesamtgröße (Summe) der Werte aller Koeffizienten, die eine Eigenschaft x mit n anderen Eigenschaften eingeht. Je nach der K.höhe zeigt sich, ob (bei entsprechendem Verf.material) die Eigenschaft x im Strukturzusammenhange der Persönlichkeit große oder minder große Bedeutung besitzt

Korrespondenz [neulat. correspondére entsprechen] das Sichentsprechen. Das Ges. der K. von *Apperzeption und *Fixation ⟨Wundt⟩ besagt, daß sich alle Gesichtslinien selbsttätig zum Gegenstand einstellen, dem die augenblickliche *Aufmerksamkeit gewidmet ist. — K.satz ⟨Wirth⟩ f. Konstanzmeth.; f. auch Netzhautpunkte

Korsakowpsychose auch *polyneuritische Psychose gegebenenfalls nach Alkoholgenuß usw. auftretende Nervenerkrankung, die mit erheblichen Gedächtnisstörungen, zumal hinsichtlich der Gegenwart, verbunden ist

kortikal [lt. cortex Rinde] zur (Hirn-) Rinde gehörend. Kortikales Grau = dasjenige, das nach Hering aus Gehirnvorgang entsteht und auftritt, wenn durch gleichzeitige Erregung die Einzelsubstanzen (z. B. Schwarzweiß, Rot = grün = Substanz usw.) künstlich gereizt oder neutralisiert wurden. Theor. könnte nichts, praktisch wird das k. Grau gesehen werden als „Farbe"

kosmogonische *Mythen [gr. kósmos Weltall, goné Erzeugung] und *theogonische M.: jene Sagen, die von der Entstehung der Erde und Welt, Geburt und Macht der Götter handeln und völkerpf. Typus sind. Beispiel: Sage vom Weltchaos, Weltuntergang, Kampf der Götter, der großen Flut. Dgl. Göttermythen

Kostersches Phänomen: bei künstlich erwirkter *Mikropsie erscheinen an den verkleinerten Gegenständen im ausgeweiteten Gesichtsfeld alle Farben satter und die Unterschiede deutlicher

Kraepelin, E., * 1856 Neustrelitz, Prof. München. † 1926. *Psychiatrie. Begründer der Arbeitsunters. W.: Ps. Arbeiten (1895). Psychiatrie (1903). Geistige Arbeit (1903). Arbeitskurve (1902). — K.meth. a) f. Addiermeth.; b) Derf., den Vorst.typus festzustellen durch Aufschreiben aller bereitliegenden Vorst. aus dem Gedächtnis in getrennten Vers.reihen, geordnet nach solchen, die dem *Gehör, Gesicht, *Geschmack, *Geruch, Getast, *Gef. usw. zugehören

Krafft-Ebing, R., * 1840 Mannheim, † 1902, Prof. Wien. W.: Kriminalpf. (1899). *Psychiatrie (1903). Psychopathia sexualis (1907)

Kraftfahrerprüfung f. Eignungsprüf.

Kranioskopie [gr. kranion Schädel, skopein prüfen] f. Phrenologie

Kries, J., v., Prof. Freiburg, * 1853 Roggenhausen. Sinnesps. f. Duplizitätstheor. W.: Physiologie der Gesichtsempf. (1897ff.). Pf. der Urteile (1899). Materielle Grundlagen der Bew.erscheinungen (1901)

Kriminalpsychologie [lt. crimen Verbrechen] beschäftigt sich mit dem Seelenleben des Verbrechers. *Statistische, Beob.- usw. meth. Beispiele: Beziehung des Verbrechens zur Ehe, zum Geschlecht, Alter, Alkoholgenuß, *Aussagen von Zeugen, Lieblingsverbrechen, Jahreszeit und Verbrechen, soziale Lage, Beruf und Verbrechen. Jugendlichenvergehen, Statistik richterlicher Urteile (f. auch Gleichförmigkeit des pf. Geschehens) usw. Verbrechersprache (f. Gaunerzinken), Vererbung, Krankheit und Verbrechen

Kristallinse [gr. krýstallos ursprünglich Eis, dann alles Helle, Durchsichtige] f. Auge

Kristallsehen aus der indischen *Parapf. überkommene Meth., durch Beschauen eines Kristalls sich in eine Art *somnambulen Zustand zu versetzen, in dem aus dem Kristall Bilder geschaut werden, die zukünftigen Dingen gelten

Krititests [gr. kritikós Beurteiler] ⟨Binet, Stern⟩ die *Vp. bekommt Texte mit *logischen Fehlern, absonderlichem Inhalt, sinnlosen Zwischenstücken, die sie insgesamt heraussuchen und verbessern muß

Krueger, F. (* Posen 1874), Prof. Leipzig. W.: Theor. der Konsonanz (1906). Phonetik zur Pf. (1907). Mitbewegungen (1910). Entwicklungspf. (1915). Strukturbegriff (1924)

Kryptographie [gr. kryptós heimlich, gráphein schreiben] sinnlose Schriftzeichen, die jemand im Wachen (z. B. aus Muße) hinzuschreiben pflegt, die aber auf *psychanalytische Weise, als Äußerung *unbewußter Vorst., gedeutet werden können

Kryptomnesie [gr. mnésis Erinnerung] subliminale, d. h. unter der *Bew.schwelle liegende Erinnerungen, die zumal bei *parapsychischen Erscheinungen (z. B. *mediumistischen *Visionen) verhüllt zur Darstellung gelangen können

Kugelfallversuch ⟨Hering⟩ f. Heringscher Fallverf., Tiefenwahrn.ap.

Külpe, O., * 1862 Candau, † 1915 München. Begründer der neueren Denkpf. und der Meth. für Denkvers., Selbstwahrn. usw. W.: Lehre vom Willen (1888). Theor. der sinnlichen Gef. Pf. (1893). Exp. Ästhetik (1903). Pf. und Medizin (1912)

Kult Bezeichnung für Gesamtheit von Volkssitten, Vorst. und Gebräuchen, die nach Inhalt und Ausdruck einen bestimmten, meist religiös-*mythologischen Gedanken vertreten und sinngemäß als heilig gepflegt werden (z. B. der Ackerl.). K.gesang die *totemistische K. begleitenden Gesänge der Masse. — K.handlungen Ausdrucksform des K. Nach Wundt: Gebet, Opfer, Heiligung (f. a. Gebetsformen). Opferarten: Geschenk-, Schuld-, Zauberopfer zur Einwirkung auf *Dämonen, Götter usw. Heiligung = als Reinigung und Gegenzauber (ſ. Luſtration), in Form der Beſprengung des geweihten Ortes, in Form des Opfermahles (Speiſen des Opfers in Gemeinſchaft mit Göttern). — K.legende ſ. Göttermythen

Kulturpſychologie diejenige Seite der angewandten Pſ., welche die menſchlichen Kulturgebiete verſtehend nach Entwicklung und Befund pſ. zu deuten ſucht (z. B. Kunſt, Religion, Wirtſchaft, Geſellſchaft uſw.), ohne *Völkerpſ. Fragen zu ſuchen

Kunſtentwicklung folgt, nach Wundt, pſ. in den Stufen: Augenblickskunſt (ſpieleriſche Zeichnungen uſw.), Erinnerungskunſt (Denkmäler für Tote), Zierkunſt, Nachahmungskunſt, Idealkunſt

Kunſtgriffverfahren Meth. zur ſchnellen Feſtſtellung des Vorſt.typus einer Vp.: Vor- und Rückwärtsbuchſtabierenlaſſen von Worten, ſyſtematiſches Herbeiführen von Fehlern und Verwechſlungen *logiſcher Art uſw. Rein praktiſch verwendbar für Nervenärzte, *Pſychotechniker

Kurve ſ. graphiſche Meth.

Kymographion [gr. kýma Welle, graphéion Werkzeug zum Schreiben] ⟨Ludwig u. Baltzar⟩ Kurvenſchreiber. Eine Trommel wird durch ein Uhrwerk mit beliebiger Geſchwindigkeit zur Umdrehung gebracht. Die Fläche derſelben wird berußt oder mit entſprechendem Schreibpapier verſehen. Schreibhebel (meiſt in Art des *Mareyſchen Tambours oder der *Deprezzeitmarke) verzeichnen die von der *Vp. abgenommenen Schwankungen des Pulſes, Atems, ferner *Reaktionsvorgänge u. a. m. Bei längeren Verſ.anordnungen (z. B. Aufnahme von *Arbeitskurven, Sprechmelodien mit dem *Kehltonſchreiber) benutzt man zwei parallele Trommeln, die durch ein endloſes Schreibpapierband verbunden ſind (heringſche Schleife)

labial [lt. labia Lippe] zu den Lippen gehörig (z. B. Labiallaute) ſ. Lautlehre

Labyrinth [gr. labyrinthos Höhle, Irrgang] das Innenohr; außen ein knöcherner Teil, innen das häutige L., mit Bogengängen, Schnecke (ſ. d.) und dem Vorhofſäckchen (Sacculus), ſ. Gehörorgan

Labyrinthverfahren ⟨Thorndike⟩ zur Prüf. der räumlichen Wahrn. bei Tieren. Ein Drahtkäfig mit vielen, z. T. blind endigenden, z. T. untereinander in Verbindung ſtehenden Gängen, die von einem Mittelpunkt zur Außenwelt führen. Man prüft, wie ſchnell das Tier lernt, von der Mitte aus das Freie zu gewinnen oder umgekehrt von außen zur Mitte zu gelangen, wenn daſelbſt etwa Futter ſich befindet

Lagegefühl Bew. der eigenen Körperlage im Raume. S. Bogengänge, Kinematometer uſw. Auch die Lage der Gliedmaßen am Körper wird dazu gerechnet

Lallmonologe [gr. mónos allein, lógos Rede] das erſte ſpieleriſche Hervorſtoßen von langen ſinnloſen Lautreihen beim Kinde = Beginn der Sprache

Lalophobie [gr. lalein reden, phóbos Furcht] Sprechſcheu, zumal bei Stotterern

Laryngograph [gr. lárynx Kehlkopf, gráphein schreiben] Dor. zur graphischen Aufzeichnung von Kehlkopfbewegungen, s. a. Kehltonschreiber

latent [lt. latens verborgen] = verborgen angelegt, nicht wahrnehmbar, im Individuum ruhend

Latenzzeit eigentlich Zeit des Verborgenseins, Ruhezeit, Zeit zwischen erregendem Eindruck und darauf folgender seelischer Nachwirkung

lateral [lt. latus Seite] seitlich

Laterale s. Lautlehre

Lautartikulation [lt. articulus Gelenk] ⟨Kußmaul⟩ die Gesamtheit von inneren und äußeren Bewegungen, durch welche die einzelnen Sprachlaute zustande kommen. — L. formen die Arten der Grundbestandteile von Lauten. a) Vokale = a, e, i, o, u, y usw., getrennt nach kurzen, langen und Doppellauten (Diphthongen = ei, eu, au usw.); b) Konsonanten. Ferner unterschieden nach der Stellung im Wort als An-, In-, Auslaut. — L.lehre die Lehre von der Art der kleinsten Spracheinheiten. Man unterscheidet 1. *akustisch: a) Sonorlaute = die Vokale e, a. Die Nasalen n, die Liquiden r, l; b) Geräuschlaute = Verschlußlaute oder Explosiva (t, d, k). Davon Verschlußlaute, die ein „h" enthalten = Aspiratae, untergeteilt in Tenues aspirat. = kh, th und Mediae aspirat. = gh, dh, und Verschlußlaute mit gleichartiger Spirans = Affricatae (tz, pf). Zweitens die Reibeoder fritativen Laute = Spiranten (f, s). 2. Nach Stärke der Ausatmung oder Exspiration bzw. ihrer Dauer. Nach der Stärke trennen sich die Fortes (t, f) von den Lenes (d, w). Die Verschlußfortes heißen auch Tenues, die Verschlußlenes auch Mediae. — Hinsichtlich der Exspirationsdauer sind die Momentanlaute (t, d) von den Dauerlauten (a, r, f) oder Continuae zu unterscheiden. 3. Nach der Artikulationsstelle. a) *Labiale oder Lippenlaute (p, m) nebst Labiodentalen (t); b) dentale oder Zahnlaute (s, th); c) linguale auch = zerebrale oder Zungen-(saum)laute (engl. r); d) *gutturale oder Kehllaute, getrennt nach den Palatalen (k wie in Kind 3. B.) und den Velaren (k wie in Kunst). Dentale, Linguale und Gutturale heißen auch Linguopalatale. Palatale und Velare scheiden sich nach Verwendung des mittleren Zungenrückens und Gaumens und hinteren Zungenrückenteils und weichen Gaumenteils; e) *laterale Seitenlaute (l). Ferner werden die Laute l, m, n und r zusammengefaßt als Liquidae (Flüssige) im Ggs. zu den Mutae (Stummen) = k, g, ch, t. Zischlaute oder Sibilanten sind ferner z. B. s, sch. — L.induktion [lt. induco wohin führen, veranlassen] Einwirkung der Sprachlaute aufeinander. Wundt trennt Assimilation und Dissimilation (s. d.). Es gibt ferner induzierende und induzierte (s. d.) Laute. Die sprachgeschichtlich bekannten Erscheinungen sind pf. *Kontaktwirkungen. *Assimilation ist dabei häufiger. Ebenso kommt öfter die L. in regressiver (zurückbildender) Art vor. Ggs. progressive (voranschreitende, fortbildende) L. Beispiele: progressive Assimilation: althochdeutsch pittar wird zu pittara = Bitterkeit. Regressiv: habte wird neuhochdeutsch zu hatte. Dissimilation progressiv: engl. marble kommt aus marmor. Dissimilation regressiv: indogermanisch dhidheti im Sanskrit = dadhati, gr. = tithesi. Die Gründe für diese Erscheinungen liegen in *assoziativen und Mitübungsvorgängen (s. a. Fernwirkung, Analogiebildung). — L.metaphern ⟨Wundt⟩ Beziehung des Sprachlauts zu seiner Bedeutung, indem der Gef.ton des Lautes dem durch ihn bezeichneten Vorst.inhalt ähnlich ist. Natürliche L. in der Sprachentwicklung, künstliche bei Dichtern. Zum ersten z. B. Allgemeinbezeichnungen der Sprachen für „Vater" und „Mutter", zum zweiten etwa Schiller „ziehet, ziehet, hebt — sie bewegt sich, schwebt". — L.sprache Ausdrucksgeben seelischer Inhalte durch Stimmlaute. Bereits bei Tieren, zunächst als Schrei, Ruf, Lock-, Wut-, Schmerzenslaut oder Gesang. Aus den Ausdruckslauten entwickeln sich eigentliche Tonlaute mit Lautartikulation usw. beim Kinde. Das Kind kennt Schreilaute, artikulierte, sinnlose Worte und die Sprachlaute. — L.verdoppelung = Gemmination. Die sprachpf. wichtige Form einer Lautwiederholung in einem Worte ⟨Wundt⟩. Hierdurch wird ein sich wiederholender Vorgang zum Ausdruck gebracht (turtur = Turteltaube), ein Massenbegr. gesteigert gekennzeichnet (Zize = mamma) oder ein Eigenschaftsbegr. nachdrücklicher dargestellt (frz. bonbon). Auch kann ein Zeitwortbegr. verdoppelt eine gesteigerte Tätigkeit meinen (z. B.

„komm, komm"). — L.verschiebung, germanische ⟨Grimm⟩ Ges., nach dem die germanischen Sprachen nach Abspaltung aus der ihnen gemeinsamen Ursprache und vor weiterer Spaltung in Einzeldialekte (Mundarten) ihre Verschlußlaute geändert haben. Es gibt zwei Verschiebungen: 1. Die vorgeschichtliche, gemeinsame. 2. Die zur Zeit der merowingischen Herrscher. Grundsätzlich gehen die Tenues (p, t, k), Aspiratae (ph, th, kh, bh, dh, gh) und Mediae (b, d, g) wechselseitig ineinander über. (Das Wort TAM ist Bezeichnung für den Grundsatz der L.) Ps. Ursachen ⟨Wundt⟩: die allgemeine Beschleunigung der Redegeschwindigkeit, wodurch auch die Veränderung der Betonung kam. — L.wandel sprachliche Lautumänderung in der Geschichte einer Sprache, soweit diese Änderung stetig und langsam vor sich geht. Erfolgt eine Änderung sprunghaftplötzlich = Lautwechsel

Lebensalter s. 1. Intelligenzprüf. 2. Altersperiode

Lebensäußerungen Anzeichen körperlich-seelischer Tätigkeit eines *Individuums (z. B. beim Tiere *Instinkthandlungen, *Reflexbewegungen, *Impulse)

Lebensformen = ideale Grundtypen der Persönlichkeit, spekulativ-metaphysisch abgeleitet aus der sog.*geisteswissenschaftlichen Ps.⟨Spranger⟩. Beispiele: der theor., ökonomische, ästhetische, soziale, religiöse und der Machtmensch. Beachtlich, insofern damit historische Erscheinungen getroffen werden, unbrauchbar gegenüber der lebendigen Wirklichkeit.

Die Einhaltung sauberer Begrenzung der Wissenschaften ist hierbei um so unangemessener, als obige Typen zugleich ethischer Wertung unterstellt werden, womit etwas ausgesprochen Unpf. an Einfluß gewinnt

Lebenspsychologie ⟨Müller-Freienfels⟩ eine auf die Ganzheit des lebendigen Daseins, wie es ist, gerichtete Seelenkunde, die sich insbesondere kulturellen Inhalten (Kunst, Literatur usw.) zuwenden will

Lebensrad s. Daedaleum

le Bon, Prof. Paris (* 1841 Nogent-le-Rotrou), Ethnologe. W.: Ps. du socialisme (1902). Pf. der Massen (1912). Pf. Grundgef. der Völkerentwicklung (1922)

Lehmann, Alfred, 1858—1921, Prof. Kopenhagen. W.: Hypnose (1890). Hauptgef. des menschlichen Gefühlslebens (1892). Die körperlichen Äußerungen pf. Zustände. Grundzüge der Psychophysiologie (1898—1901). Aberglaube und Zauberei (1896)

Leistungsexperiment ⟨Bühler⟩ Vers., um die seelischen und körperlichen Handlungen von Menschen nach Art, Größe, Grenze der Leistungsfähigkeit zu prüfen

Leptosomer Typ [λεπτός = dünn, zart] nach Kretschmer Konstitution mit hager-schlankem, schmalbrüstigem Körperbau; organischer Grenzfall der Asthenifer; pathologisch zur Schizophrenie neigend, normal als kritisch, trocken, grübelnd, abstrakt, fanatisch gerichteter „schizothymer" Charakter erscheinend

Lernmethode s. Gedächtnis

lesbische Liebe [nach der lesbischen Dichterin Sappho] s. Homosexualität

Lesen Wahrn. und *Apperzipieren einzelner Schriftzeichen und Schriftzeichenfolgen. Der Lesevorgang ist z. B. prüfbar am *Tachistostop (s. a. Augenbewegungsap.). Man findet einen *objektiven und *subjektiven, einen *fixierenden und einen *fluktuierenden Lesetypus. — L.proben ⟨Snellen, Jäger⟩ haken- und linienähnliche Zeichen verschieden großer Ausdehnung, um die Sehschärfe zu prüfen

Lethargie [gr. léthē Vergessen, argía Untätigkeit] s. Hypnose

Levitation [lt. lévitas Leichtigkeit] Aufhebung der Körperschwere und Schweben des Körpers im Raum ohne jedes Hilfsmittel. Soll gelegentlich in hoch*somnambulen Zuständen beob. sein

Libido [lt.] Trieb, Lust, Zuneigung, im besonderen geschlechtlich. *Psychoanalytisch auch Neigung zu Kulturgebieten, Beschäftigungen, das Wollen oder Streben

Lichtempfindung (s. Auge) die nach Stärke (*Intensität), *Sättigung der *Farbe (Farbengrad) und *Qualität (= Farbton) zu trennende Wahrn. — L.stimmung die bei niedersten Tieren (z. B. bei Bakterien) auf Belichtung erfolgende *Reaktion: Aufsuchen oder Meiden der Lichtquelle, Ortsbewegung zur mittleren Intensität usw., s. Phototypie, Tropismen

Lichtwirtschaft Bezeichnung für die wirtschaftliche Ausbeute und Anwendung des Lichtes in der Praxis. Die L. unterscheidet folgende Grundgrößen und Beziehungen:

Grundgröße	Abkürzung	Zusammenhang	Gemessen in
Lichtmenge	Q	$Q = \Phi \cdot T$	Lumenstunde
Gesamtlichtstrom	Φ	$\Phi = \dfrac{Q}{T} = E \cdot F$	Lumen
Lichtstärke	J	$J = \dfrac{\Phi}{\omega}$	Hefnerkerze
Beleuchtungsstärke	E	$E = \dfrac{\Phi}{F}$	Lux

T bedeutet Zeit in Stunden, F Fläche in qm, ω den Raumwinkel, d. h. das Verhältnis eines Stückes der Kugeloberfläche zum Quadrat ihres Halbmessers. Pf. hat die L.Anpassung an die psychophysische Eigenart des Benutzers zu erstreben, teils im Sinne der Leistungssteigerung (Arbeitsplatz), teils in ästhetischer Richtung (Lichtstimmungswirkung)

Liedformen Arten, die das Lied, als Ausdrucksform ursprünglicher musikalischer Volksbetätigung, angeschlossen *rhythmischer Redeweise, bei feierlichen Gelegenheiten im Gemeinschaftslied oder Chor angenommen hat. 1. Kultlied. 2. Arbeitslied. Ersteres religiös, das andere weltlich

Ligament [lt. ligáre] Band (zwischen Muskeln usw.), s. Auge

lineare Vergrößerung [lt. línea Linie, Linie] V. in einer Ausdehnung (Dimension)

Linguale [lt. língua Zunge] s. Lautlehre

Linker Mensch, der im täglichen Gebrauch die linke Hand bevorzugt

Lipmann, O., Dr. phil. Berlin (*Breslau 1880), Institut für angew. Pf. Herausgeber der „Zeitschrift für angew. Pf." Pf. Statistik und Sammelforschung. W.: Pf. für Juristen (1908). Suggestivfragen (1908). Pf. f. Pädagogen (1908). Pf. Geschlechtsunterschiede (1917). Handbuch pf. Hilfsmittel (1922). Abzählende Methoden (1921). Berufseignung (1922). Naive Physik (1923). Arbeitzeitproblem (1924). Unfallursachen (1925). Grundriß der Arbeitswissenschaft (1926)

Lippenschlüssel *Kontakt für *Reaktionsvers., der durch die Lippen (beim Sprechen) bedient wird

Lipps, G. F., Prof. Zürich (* 1865 Albersweiler). W.: Psychophysik (1908). Kollektivgegenstände (1902). Maßmethoden (1908). Mythenbildung (1907)

Lipps, Th., Prof. München, * 1851 Wallhalben, † 1915 München. Bedeutender Theoretiker, *experimenteller *Ästhetiker, vielseitig verschiedenste Gebiete befruchtend. W.: Ästhetik (1903). Leitfaden der Pf. (1906). Pf. Studien (1905). Ästhetische Faktoren der *Raumschauung (1891). Pf. der *Suggestion (1897). Raumästhetische und *geometrische Täuschungen (1905). Pf. Wissenschaft und Leben (1901). Selbstbew. (1901). Fühlen, Wollen, Denken (1907). Die Erscheinungen (1907)

Listingsches Ges. besagt, daß die *Augen stets nur auf einem einzigen, vorherbestimmten Wege, nach dem „Prinz. der einfachsten *Innervation" von einer in die andere Stellung übergehen. Dreht sich das Auge aus der Primärstellung, so ändert es die ursprüngliche Richtungseinstellung nicht, in welcher Richtung die

Drehung auch erfolge. Mechanisch betrachtet, können alle Augenstellungen, bei gegebener Ablenkung der *Blicklinie, aus der Primärstellung abgeleitet werden. Die Blicklinienablenkungen entstehen durch Drehung um feste Achsen. Jede derselben steht zu einer durch Anfangs- und Endlage der Blicklinien bestimmten Ebene senkrecht im Drehpunkt. Sie alle aber liegen in einer einzigen Ebene, die ihrerseits im Drehpunkt senkrecht zur Primärstellung der *Gesichtslinie steht

logisch [gr. lógos Wort, Lehre] vernunft-, sinngemäß

Lokalanästhesie [lt. lócus Ort, gr. an ohne, aisthēsis Empfindung] eine durch örtliche Bedingungen bewirkte Unempfindlichkeit von Hautstellen gegen Außenreize oder *Reize überhaupt. — Lokalisation Prinz. der *relativen ⟨Wundt⟩ besagt, daß im Großhirn zwar im allgemeinen bestimmte Zonen gewissen Tätigkeiten zugeordnet sind, daß sie aber wechselseitig sich ergänzen und untereinander verschieben können, s. Gehirnzentren. — L.theor. Lehre von der Zuordnung seelischer Tätigkeiten zu bestimmten Hirnzentren

Lokalzeichen (Lotze) Merkzeichen, durch die sich eine Raum-Ortsveränderung bei den Sinnesempf. zum Ausdruck bringt (z. B. Bewegungsempf. beim Sehen). Nach Wundt treten dazu *komplexe L., die qualitativ den *taktilen und *optischen Eindrücken eigen sind. Für *Töne ist das Vorhandensein von L. noch fraglich. L. bezieht sich daher vorzüglich auf Hautstellen und das *Auge, denen stets ein räumliches Merkmal bei der Empf. zugleich zukommt. Die komplexe L.theor. verweist dabei auf die Doppelheit der Haut und des Auges als Bewegungs- und Tast- bzw. Sehorgan (Augenbewegung, räumliche Tastvorst.)

Lokomotion [lt. mótio Bewegung], *passive s. Greifraum

Lombroso, C., 1836—1909. Psychiatrisch-forensische Pf. W.: Der geniale Mensch. Der Verbrecher (populär)

Lösung s. Gefühl

Luftperspektive [lt. perspicere hindurchsehen] die durch die Luftmassen, Nebel usw. bewirkte Veränderung räumlich beob. Gegenstände (Farbenänderungen, Umrißlinienänderungen, Verzerrungen)

Luftplethysmograph [gr. plethýnein vollmachen, füllen, gráphein schreiben] s. Plethysmograph

Lüge absichtliche Fälschung von *Aussagen und Angaben. Pf. feststellbar durch „Atmungssymptome" ⟨Benussi⟩, *Assoziationsverf., daher wichtig für Kriminalpf., aber auch im Entwicklungsleben des Kindes

Lunatismus [lt. luna Mond] Mondsucht. Das Verfallen in schlafähnlichen Zustand durch Mondbeleuchtung, Umherwandeln mit geschlossenen *Augen, s. Somnambulismus

Lust s. Gefühl

Lustration [lt. lustrátio Reinigung, Sühne] Reinigung von einer Schuld, Sünde, Unreinheit durch Wasser, Feuer, *magische Übertragung, s. Tabu

Luzidität [lt. lúcidus leuchtend, lichtvoll] s. Clairvoyance

Mc Dougall, Prof. Haward-Universität, U. S. A. (* 1871). W.: Social Psychology (1908). Body and Mind (1911). Group Mind (1920). Outline of Ps. (1923)

Mach, E., * 1858 Turas, † 1917, Prof. Wien. Bedeutender Sinnespsychologe. W.: Helmholtzsche Musiktheor. (1866). Lehre von den Bewegungsempf. (1875). Analyse der Empf. (1906)

Macula lutea [lt.] gelber Fleck, s. Auge

Magie [lt. mágicus zauberisch] völkerps. Bezeichnung für *Zauberei. Weiße M., wenn gute, schwarze, wenn böse „Geister" dabei im Spiele sind

Magnetotherapie [gr. therapeía Krankenpflege] auch tierischer Magnetismus: Heilung von (nervösen) Krankheiten durch Handauflegen usw. Beruht auf *Suggestionswirkung, s. Mesmerismus

malaiisches Verwandtschaftssystem ⟨L. Morgan⟩ eine bei Naturvölkern (Hawai) vorkommende Form, sprachlich Altersstufen zu bezeichnen. Sie besteht darin, schlechthin dem Alter nach jeden Mann mit Vater, jede Frau mit Mutter zu bezeichnen, die etwa das Alter der eignen Eltern besitzen. In ähnlicher Weise erfolgt die Verallgemeinerung der Bezeichnungen „Brüder", „Schwestern", „Großeltern", „Söhne", „Töchter", „Enkel", insgesamt angewendet auf fünf Generationen, deren mittlerer der Betr. zugehört. Das m. V. wurde ursprünglich als Beweis für *Promiskuität angesehen

Mania [gr. manía Raserei, Wahnsinn] Sammelbezeichnung für irgendwelche geisteskranken Triebe, für Irresein. Verbunden mit Erregbarkeit, beschleunigtem Vorst.ab-lauf, Handlungstrieb (s. 3. B. Kleptomanie)

maniakalisch tobsüchtig

Manifestation [lt. manifestare sichtbar machen] *psychanalytisch alle Erscheinungen, die sich unmittelbar als rein körperliche oder geistige Wirkungen der sog. *verdrängten Vorst. des *Unbewußten erweisen ⟨Pfister⟩. Teils krankhaft (Stottern, Stummheit, *Hysterie, Zwangserscheinungen), teils höhere, geistige Ersatztätigkeiten (s. Sublimierung)

manisch depressives Irresein ⟨Kraepelin⟩ Mischung von *Manie und *Depression

Manismus Verehrung der Ahnen des Volksstammes oder des eignen Geschlechts in einem *Kult. In der Frühzeit wurden Tierahnen verehrt, erst später Menschenahnen. Eng verbunden mit Verehrung eines Häuptlingsstammes, einer Herrscherfamilie usw.

Männerbünde *Kult-, Kriegs-, Lebensvereinigungen des männlichen Geschlechts bei Völkerstämmen, hervorgehend aus den Altersverbänden und dem gemeinsamen Aufenthaltsorte, dem sog. Männerhause. Fortgesetzt in Orden, Geheimgesellschaften, Vereinen bis zum heutigen Tage. — M.haus ursprünglich Versammlungsort der geschlechtsreifen männlichen Sippschaftsmitglieder. Später für Unverheiratete. Noch heute erhalten in Kasernen, Klöstern. Vordem befinden sich die Knaben bei der Mutter im Frauenhause. — M.weihe Feier der eingetretenen Mannbarkeit bei Naturvölkern, Eintritt in das Männerhaus, Teilnehmen an Kampf, Jagd. Gilt

Mantik [gr. mantiké Wahrsagekunst] Wahrsagekunst, geheimnisvoll-*zauberische Beob. der Begleitumstände bei *Kulthandlungen, zumal den Opfern (Beschauen der Eingeweide, Aufstieg des Rauches). Hieraus folgert man die Stellungnahme der höheren Mächte zu den Bitten der Menschen. Im Altertum weit verbreitet, auch heute noch und nicht nur bei Naturvölkern geübt

Marbe, K., * 1869 Paris, Prof. Würzburg. W.: Exp. pf. Unters. über das Urteil (1901). Lehre von den Gesichtsempf. (1893). Gleichförmigkeit in der Welt (1915). Rhythmus in der Prosa (1904). Theorie der kinematographischen Projektionen (1910). Forens. Pf. (1913). Praktische Pf. der Unfälle (1926). Werbung (1927). Herausgeber der „Fortschritte der Psychologie und ihrer Anwendungen". S. Rußmeth., Farbenmischap.

Mareyscher Tambour Schreibvor. für verschiedenste Anwendung in der Ausdrucksmeth., durch Luftübertragung arbeitend. Im wesentlichen eine Kapsel, die als oberen Abschluß eine Gummimembran trägt.

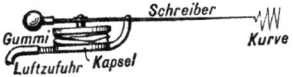

Fig. 19. · Mareyscher Tambour

Seitlich derselben erfolgt durch einen Schlauch Luftzufuhr, zentral oben befindet sich ein Schreibhebel oder sonst ein die Registrierung ausdrückender beweglicher Ap.teil. Eine ähnliche Kapsel ist an dem der *Dp. angefügten Ap. (z. B. *Pneumograph) angebracht. Beide Tambours stehen durch Schlauchleitung in Verbindung, so daß das Ganze ein System darstellt, in dem der Schreibtambour allen Änderungen des *Volumens folgt, die (durch Dp.) beim Ap.tambour stattfinden. Der Schreibhebel stellt die Veränderung vergrößert dar und gibt sie auf einem beigefügten *Kymographion in *Kurvenform wieder

Mariottscher Fleck blinder Fleck = Eintrittsstelle des Sehnerven, s. Auge

Markiermagnet Elektromagnet, der auf einem *Kymographion mittels Schreibhebel die Zeiten wiedergibt, indem der Hebel eine Gerade zieht, die bei Stromschluß eine parallele Ablenkung erfährt, s. Depressezeitmarke

Masken Kunsthüllen bei *totemistischen Tänzen und *Kulten. Der Träger der M. erhält den *Dämonencharakter, der dem Wesen entspricht, das sie darstellt. Sie ist daher gefürchtet und wird sorgsam gehütet. Bevorzugt sind Tiermasken, Ungeheuer

Masochismus [nach dem Schriftsteller Sacher-Masoch] auch Passivismus ⟨Krafft-Ebing⟩ Befriedigung des Geschlechtstriebs durch Gequält- und Gepeinigtwerden. Insbesondere von weibischen Männern gebraucht, s. Metatropismus

Masselonmethode s. Dreiwortmeth., (logische) Kombination

Massenpsychologie die Seelenkunde der Massen = Sammelseele. Le

Bon teilt die Massen ein in heterogene und homogene. Zu den ersteren rechnen die anonymen Massen (Straßenansammlungen) und die nichtanonymen (z. B. Parteien, Gerichtshof). Die homogenen M. zerfallen in Sekten, Kasten und Volksklassen (z. B. Baptisten, Arbeiter, Bauern). Die Rassenseele herrscht über die Massenseele. Auf die M. wirken Vernunftgründe niemals, sondern nur Gef., dargestellt in Behauptungen, Schlagworten, Wiederholungen, Übertragungen. Die M. wird zusammengeschweißt durch ein „Gef. der seelischen Einheit der Masse"

Maßmethoden psychische Verf. der Unters. über Beziehungen zwischen *quantitativer Änderung eines *Reizes und den *qualitativen Veränderungen ihm entsprechender Empf. Beispiele: Abstufungs-, Abzählungs-, Konstanzmeth. usw.

Massonsche Scheibe = weiße, durch Farbkreisel in Umdrehung zu setzende Scheibe, auf der ein Halbmesser als unterbrochene schwarze Linie gezeichnet ist. Bei Umdrehung entsteht eine Reihe zum Scheibenaußenrand hin heller werdender grauer Ringe. Feststellung, welchen Ring *Vp. eben noch beob. kann

Masturbation [lt. masturbátio, von manus Hand, stupráre schänden] auch = *Onanie, *Ipsation. Selbstbefriedigung des Geschlechtstriebs bei Männern, Frauen, Kindern durch äußere oder gedankliche Reizungen der Genitalien

Materialisation [lt. matéria Stoff] parapsch. Bezeichnung für angebliche Verstofflichung unbekannter Wesen (Geister) durch Vermittlung des *hypnotisierten *Mediums. Hinterlassen von Abdrücken der Hände in Wachs, Ausströmen einer Gestalten annehmenden Masse aus dem Munde usw.

materiell stofflich

Maturitas praecox [lt.] Frühreife der Jugendlichen

Maximum [lt. máximum das höchste] höchster, größter Wert, aus einer Reihe mit ihm zusammenhängenden Vergleichswerte. Ggs. *Minimum: kleinster, Optimum = Best-Wert

Mayersche Wellen ⟨S. Mayer⟩ *periodisch langsam auf und ab schwankende *Volumenänderungen des Pulses, unabhängig von der Atmung, vermutlich aus Bluterregung *vasomot. Zentren stammend und in der *Kurve deutlich sichtbar

Medianebene [lt. médius der mittlere] Ebene, die den Körper in rechte und linke Hälfte teilt. Was in ihr liegt, liegt median. Was ihr benachbart, liegt medial. Ggs. *lateral

Medium Bezeichnung für die *Vp. in der Parapsch., insbesondere bei *hypnotischen und *spiritistischen Unters. M. pflegen *Somnambule zu sein, die gelegentlich Zeichen von *Clairvoyance, *Telepathie usw. offenbaren sollen

Medizinmann bei *Primitiven der die Rolle des Arztes, Geistlichen, *Zauberers, Beschwörers einnehmende Sachverständige

Medulla oblongata [lt.] das verlängerte Rückenmark

Megalomanie [gr. mégas groß, manía Wahn] Größenwahn. Krankhafte Überschätzung der eigenen Person

Mehrfachhandlung ⟨Moede⟩ die bei

Meinong—Menstruation

schwierigen, eine Wahlhandlung fordernden Sachverhalten von einer Vp. geleistete *Reaktion

Meinong 1853—1921, vorm. Prof. Graz. Begründer der sog. „Gegenstandstheor.", die auch für die Pſ. grundſätzlich begriffsabgrenzende Bedeutung hat. W.: Pſ.-ethiſche Unterſuchungen zur Werttheor. (1894). Über Gegenstände höherer Ordnung (1899). Annahmen (1902). Geſ. Abhandlungen (1913ff.)

Meißnerſche Körper Endorgane *ſenſibler Nerven in den Taſtkörpern der Haut zur Vermittlung des *Taſtgeſ. Auch Wagnerſche Körper genannt

Melancholie [gr. mélas ſchwarz, cholos Galle] krankhafte Seelenſtimmung, die meiſt Schwermut und Trübſinn bevorzugt (ſ. Temperamente). Man unterſcheidet: Melancolia agitans = Ruheloſigkeit mit Angſtzuſtänden. — M. errabunda = erweiterte agitans mit räumlichem Umherirren, Vagabundieren. — M. misanthropica = menſchenſcheu erfüllte M. — M. hypochondriaca = Traurigkeit auf Grund eingebildeter Krankheiten. — M. metamorphosis = Wahnvorſt., in ein anderes Lebeweſen umgewandelt zu ſein. — M. persecutionis = Angſt, verfolgt zu werden. — M. cum stupore = mit Starrheit und Unbeweglichkeit verbundene M.

Mellinghoffſche Täuschung. Werden zwei horizontale, nahgelagerte Parallele gezeichnet und in einem Mittelſtück unterbrochen, ſo erſcheinen in Richtung der unteren geſetzte Punkte nach oben verſchoben

Melodie [gr. mélos Lied] Klangfolge, bei der ſich die *Intenſität der Reihe ändert (*Rhythmus) und die *Qualität wechſelt. Iſt die Veränderung ſo, daß die *Klangverwandtſchaft *variabel iſt, ſo handelt es ſich um muſikaliſche M., iſt ſie konſtant, ſo iſt es *Sprachmelodie

Membran [lt. membrána Haut] dünnes Häutchen, Scheibe uſw.

Membrana tympani [gr. týmpanon Trommel] = Trommelfell ſ. Gehörorgan

Mendelſche Regeln die von Mendel (* 1822, † 1884. Prof. an der Oberrealſchule zu Brünn, ſpäter Abt des Auguſtinerſtiftes) entdeckten Geſ. mäßigkeiten in der Vererbung körperlicher Merkmale. Beiſpiel: Enthält die erſte Generation (etwa Blüten) von zwei verſchiedenen Eltern (rot—weiß) das Miſchmerkmal (roſa), ſo erbringt die zweite Generation zu 25% das mütterliche (rot), zu 25 % das mütterliche Erbteil (weiß) wieder, 50 % bleiben beim Miſchmerkmal der erſten Generation (roſa). Die dritte Generation enthält dann aus den je 25 % elterlich gearteten Nachkommen wiederum ſtets nur vorväterliche (rot) bzw. vormütterliche (weiß) Formen, aus den 50 % überkommener Miſchungsmerkmale (roſa) entſtehen aber wiederum die drei Spielarten im Verhältnis 1 : 2 : 1, wie bei der zweiten Generation. Dieſe einfachen Zahlenverhältniſſe gelten aber nur bei einem einzigen Merkmal, und verwiſchen, ins Geiſtige übertragen (z. B. bei Ausfallserſcheinungen, wie Taubſtummheit, Alkoholismus uſw.), erheblich, ſ. a. Regreſſion

Menſtruation [lt. menstruális monatlich] die allmonatlich wiederkehrende, mehrere Tage anhaltende Blutung aus den Genitalien des geschlechtsreifen Weibes. Pſ. äußerſt wichtig, wegen der damit verknüpften ſeeliſchen Verſtimmungen, Arbeitsunregelmäßigkeiten uſw.

Mentalität innere geiſtige Geſamteinſtellung und Verhaltensweiſe eines Menſchen. Meiſt ableitbar aus Herkunft, Bildung, Gewohnheit uſw.

Merkelſches Geſ. Einſchränkung des Weberſchen Geſ. Werden große *Intervalle der *Reize gewählt, ſo entſprechen gleichen, *abſoluten Unterſchieden mehrerer Reize annähernd gleich merkliche Empf.unterſchiede. Um gleich merkliche Unterſchiede von drei in großen *Intenſitätsintervallen ſtehenden Empf. hervorzubringen, müſſen die Reize in arithmetiſcher Reihe zunehmen. Anders ausgedrückt: die Merklichkeitsgrade mehrerer, eine Reihe bildenden Empf. ſind *proportional den Reizen

Mesmerismus ⟨ſ. a. Braid⟩ der ſog. tieriſche Magnetismus, den Mesmer entdeckt hat. Auch Heil-, Lebensmagnetismus genannt. Angeblich beſondere Kraft der *Seele, die ſich im Heilen von Krankheiten uſw. beim Beſtreichen des Patienten mit den Fingerſpitzen uſw. äußert. Vermutlich, ſoweit vorkommend, reine *Suggeſtion

Meſſer, A., Prof. Gießen, * 1867 Mainz. W.: Exp.-pſ. Unterſ. über das Denken (1906). Empf. und Denken (1908). Pſychologie (1914). Apperzeption (1915)

Metamorphopſie [gr. metamórphosis umgeſtalten, ópsis Geſicht] Verzerrtſehen von Gegenſtänden, durch Lageveränderung der Zapfen (ſ. Auge) hervorgerufen

Metatropismus [gr. metá] Veränderung, trópos Wendung] ⟨Hirſchfeld⟩ Umkehrung des natürlichen Geſchlechtsempf. zu einem männlichen bei der Frau, einem weiblichen ſeitens des Mannes. In den Grenzfällen dann = *Sadismus bzw. *Maſochismus. Doch kommt M. als gelegentliche Umkehr der *Geſ.lage auch beim Normalen vor

Methode [gr. méthodos Weg der Unterſuchung] Verfahren, Unterſ.-weiſe

metriſche Grundformen [gr. métron Maß] ſ. Rhythmus, Hebung, Takt

Metromanie [gr. méter Mutter, manía Wahn] ſ. Nymphomanie

Metronom ⟨Mälzel⟩ Taktſchläger, in der Muſik viel benutzt. Ein durch Uhrwerk in Bewegung gehaltenes Pendel ſchlägt vernehmbar in abſtufbarer Geſchwindigkeit Takt. Hierbei erſcheinen dann die (ſcheinbaren) Rhythmiſierungen, Betonungen der an ſich gleichen Taktfolgen. Das

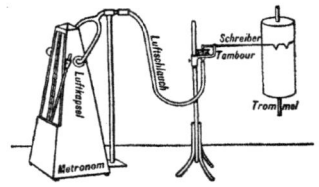

Fig. 20. Metronom (mit Luftleitung)

Pendel kann durch beigefügte Elektromagnete ſelbſttätig angehalten oder zum Schwingen veranlaßt werden. Auch läßt ſich durch *Mareyſchen Tambour mittels Luftleitung auf dem *Kymographion eine ent-

Meumann, E., Prof., * 1862, † 1915 Hamburg. Begründer einer systematischen *experimentellen Pädagogik. W.: Unters. zur Pſ. und *Äſthetik des *Rhythmus (1894). Pſ. des Zeitſinns (1896). Erſte Wortbedeutung beim Kinde (1902). Sprache des Kindes (1903). Ökonomie und Technik des Lernens (1903). *Aſſoziationsexp. (1907). *Intelligenz und Wille (1907). Ökonomie und Technik des *Gedächtniſſes (1908). Syſtem der Äſthetik (1910). Vorleſungen III. Bd. 11—14

Mich ⟨James; engl. „me") das Selbſt eines Menſchen, das ihm zu *Bew. kommt. Ggſ. das *Ich, das Bew. beſitzt. Aus beiden die Individualität, das Selbſt. hieraus folgert z. B. auch die Möglichkeit einer *Spaltung der Perſönlichkeit

Mikropſie [gr. mikrós klein, ópsis Geſicht] Verkleinertſehen von Gegenſtänden (Netzhautfehler uſw.) oder künſtlich durch Benutzen (ſchwacher) Konkavlinſen

Mikrowahrnehmungen ſind ſolche, die auf Empf.unterſchieden von bisher unbekannt geweſenem Kleinſtausmaß beſtehen, ſofern für entſprechende phyſikaliſche Vorbedingungen Sorge getragen iſt. Werner hat Mikromuſik mit Hilfe des etwas veränderten *Tonvariators erzeugt und gefunden, daß ſchon $^1/_{10}$ Tonintervalle deutlich unterſchieden und zu Tonharmonien zuſammengeſchloſſen werden können (Dur, Moll, Terzen, Melodien uſw.). Klemm fand, daß bei taktilen Reizen (an ſymmetriſchen Stellen der Zeigefinger z. B.) Zeitunterſchiede von Bruchteilen einer tauſendſtel Sekunde nach Richtung des Reizes eindeutig zugeordnet wurden. Ähnliche Erſcheinungen bietet die *Schallotaliſation

Milieu [frz.] allgemeine äußere Lebenslage, Wirtſchafts= und Umgebungsverhältniſſe eines Menſchen

Mimik [gr. mimos Schauſpieler] Gebärdenſprache. Qualitätsäußerungen der *Affekte, zumal durch die Antlitzmuskeln, Mund, *Auge, Hand

Mimus ⟨Wundt⟩ älteſte Form einer durch Handlung und Rede dargeſtellten Kunſt. *Mythologiſch, religiös oder poſſenhaft (burlesk). Lebensdarſtellung von Göttern, Heiligen, Tieren; Tierpantomime, Puppenſpiel, hanswurſt: Entwicklungsfolge

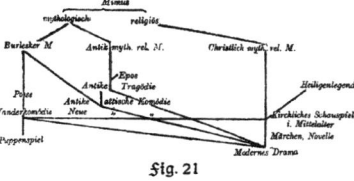

Fig. 21

des Mimus. Heute fortgeſetzt im Drama (Tragödie, Komödie, Schauſpiel uſw.)

Minimale Änderungen [lt. minimum kleinſtes] Meth. der. Die *Dp. erhält einen in gleichmäßigen Abſtufungen anſteigenden *Reiz, bis er deutlich vergrößert erſcheint. Alsdann ſtufenweiſer Abbau, bis er deutlich kleiner geworden. hieraus ergibt ſich als Mittelwert die *Unterſchiedsſchwelle. Vgl. Meth. der ebenmerklichen Unterſchiede

Minimum ſ. Maximum. — M. viſible [frz. ſichtbar], audible [frz.

hörbar] usw. ⟨James⟩ Bezeichnung für die die *Reizschwelle soeben überschreitenden Eindrücke

Mittel Größe zwischen zwei usw. anderen; arithmetisches M. = halbe Summe zweier Größen. Bei n Werten von der Größe a entsprechend

$$= \frac{\text{Summe a}}{n}$$

Mittelhirn s. Gehirn

mittlere Fehler Meth. der, s. Fehler

Mitübung durch Üben einer werden auch andere Fähigkeiten eingeübt

Mneme [gr.] ⟨Semon⟩ das *Gedächtnis, das dem einzelnen, der Substanz, dem Stamme usw. zukommt. Die Sinneseindrücke usw. rufen in der Nervensubstanz dauernde Veränderungen, Spuren hervor, sog. *Engramme. Auf den Engrammen beruhen die Erscheinungen der Vererbung, des Gedächtnisses, der *Assoziationsvorgänge u. a. m. Sobald dann der betr. Substanzabschnitt von Erregungen getroffen wird, werden gleiche organische usw. Vorgänge, die den ursprünglichen entsprechen, ausgelöst = ekphoriert. — Mnestische Störungen = Gedächtnisstörungen

Modifikation [lt. modificáre sorgsam abmessen] Abänderung, Einschränkung

Modulation [lt. modulátus taktmäßig] Übergang (z. B. von einer Tonart in die andere)

Moebius, P., Prof. Leipzig, 1853 bis 1907. Psychiater. W.: Physiologischer Schwachsinn des Weibes (1908). Das Pathologische bei Nietzsche (1902). Hoffnungslosigkeit aller Pf. (1906)

Moede, W., Prof. Charlottenburg, * 1888 Sorau. Bahnbrechender Psychotechniker. Gruppenpf. W.: Herausgeber: „Industrielle Psychotechnik". Begabtenschulen (1917). Der Wetteifer (1914). Unters. der Gehirngeschädigten (1917). Experimentalps. im Dienste des Wirtschaftslebens (1919). Exp. Massenps. (1920)

Mogigraphie [gr. mógis mit Mühe, gráphein schreiben] Schreibkrampf

Moll, A., Dr. med. Berlin, * 1862 Lissa. W.: Hypnotismus (1889). Gesundbeten (1902). Geschlechtsleben des Kindes (1908). Rapport in der *Hypnose (1892). *Libido sexualis (1897). *Sexualpf. (1912). Homosexuelle (1910). Prophezeien (1922). Berufswahl (1922). Spiritismus (1924)

Molltonleiter die „weiche", bei der die kleine *Terz $^6/_5$ Schwingungen vom Grundton ausmacht. Ggs. Durtonleiter, die „harte". Hier entspricht die Terz $^5/_4$ Schwingungen. Dur bringt nach dem 2. und 5. Ganzton je einen Halbton

Momentanlaute [lt. moméntum Augenblick] s. Lautlehre

monaural [gr. mónos allein, eins; lt. auris Ohr] einohrig

Monochord [lt. chórda Darmsaite] zur Unters. einfacher Schwingungsverhältnisse von Saiten benutzte Vor. Besteht aus einer über einen Resonanzkasten ausgespannten Saite, deren schwingende Länge vergrößert und verkleinert werden kann. Sie wird durch Berührung zum Ertönen gebracht

monochromatisch [gr. chrôma Farbe] einfarbig

monocular [lt. óculus Auge] einäugig

Monogamie [gr. gámos Ehe] Ehe mit einer einzigen Frau. Bei Naturvölkern ⟨Wundt⟩ auch Grundgedanke der Gruppenehe

Monoideismus [gr. eidia Idee] s. Polyideismus

Monomanie [gr. mania Wahnsinn] s. fixe Idee. Nach Esquirol einseitige Seelenstörung; z. B. *Kleptomanie

Monophasie [gr. phásis Sprechen] Sprachstörung, bei der nur ein einzelner Bestandteil (Silbe, Wort) hervorgebracht wird

Monophobie [gr. phóbos Furcht] Angst beim Alleinsein

Monophthalmie [gr. ophthalmós Auge] auch Zyklopie = Einäugigkeit

monotisch [gr. us, ōtós Ohr] einohriges Hören. Beidohriges Hören macht die Töne z. B. scheinbar ausgedehnter, kugelartiger, voluminöser

Monotonometer [gr. monótonos eintönig, métron Maß] ⟨Giese⟩ Ap. zur Unters. von ermüdend wirkender, eintönig-gleichmäßiger, mechanischer Arbeit. Eine Stahlkugel wird links in den Trichter geworfen, rollt in einer Röhre bis zu der Auffangrinne, ist dort rechtzeitig abzugreifen und erneut in den Trichter zu werfen usw. Wird das Abfangen verfehlt, so rollt sie in den Rücklaufkasten und ist dort zu entnehmen. Ein Elektromagnet kann, mit Hilfe eines Metronoms, in gleichen Zwischenräumen den Trichterausgang freigeben. Andernfalls mißt man das spontane Arbeitstempo, das zumal bei gleichzeitiger Arbeit von mehreren hier aufschlußreiche Veränderungen erfährt. Durch Kontakte und elektrische Zählap. werden ferner Anzahl der Durchläufe der Stahlkugel und Häufigkeit der Auffangfehler gemessen

Moral insanity [engl. sittliche Krankheit] ⟨Prichard⟩ krankhafter *Trieb, unsittliche und verbrecherische Taten zu vollbringen. Zumal beim Jugendlichen

Morgan, C. L., vorm. Prof. Bristol (* 1852 London). W.: Animal Biology (1887). Animal Intelligence (1890). Animal Behavior (1900). Instinct and Experience (1912). Emergent Evolution (1923). Habit and Instinct (1892). The law of Psychogenesis (1892). Introduction to comparative Psychology (1895).

Morgenarbeiter ⟨Kraepelin⟩ die Menschenart, die ihren Höhepunkt an geistiger Arbeitskraft in den Morgenstunden des Tages findet. Ggs. Abendarbeiter: *Optimum abends und nachts, sog. nervöser *Typus

Mosaikauffassung Annahme, daß das Seelische sich additiv

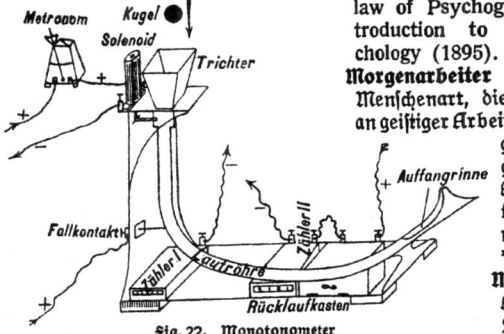

Fig. 22. Monotonometer

— im Nebeneinander der Einzelheiten — erklären und erforschen lasse. Ggf. *Gestaltpf., *Ganzheit, *Struktur

Mossosche Wage Vor. zur Prüf. der Blutverschiebung. Die Vp. liegt auf einem Brett, dessen Gleichgewicht, bei Drehung um eine wagerechte Querachse, durch eine Gewichtsschale und ein in Wasser tauchendes Ruder ausgeglichen ist. Die Bewegungen

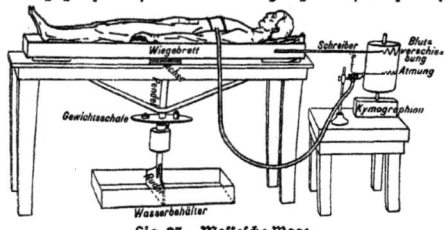

Fig. 23. Mossosche Wage

des Lagebretts werden durch eine Schreibvor. auf das *Kymographion übertragen. Außerdem lassen sich zugleich von der Vp. beliebige Ausdruckskurven gewinnen (Puls, Atem). Bei geistiger Arbeit, Außenreizen usw. erfolgt eine bestimmte Blutverschiebung im Körper und entsprechende Gleichgewichtsänderung des Liegebretts

motorisch [lt. motus Bewegung] auf Bewegung bezüglich. — Motoriker, jemand, der vorzüglich mit Bewegungsvorst. arbeitet. Akustomotoriker: Motoriker, der auch *akustische Vorst.bilder sein eigen nennt. — Mot. Einstellung (Exner, G. E. Müller) gewohnheitsmäßiges Verhalten des Menschen beim Angreifen von Massen (heben von Gewichten, halten von *Objekten usw.); es besteht eine gewohnte Abstufung des Muskel*impulses je nach Größe des beob. Gegenstandes, daher erfolgt eine Täuschung, wenn der Gegenstand scheinbar schwer oder scheinbar leicht ist. Starker Typus entspricht männlicher, schwacher Typus weiblicher Einstellung

Mouches volantes [frz.] "fliegende Mücken", Sinnestäuschung, bei der stäbchenähnliche Flecken das Gesichtsfeld durcheilen. Durch den *Glaskörper hervorgerufene *entoptische Erscheinung

Müller, G. E., Prof. Göttingen, *1850 Grimma. Unters. zur Sinnespf., bedeutende Erforschung des *Gedächtnisses. W.: Theor. der sinnlichen *Aufmerksamkeit (1873). Grundlegung der *Psychophysik (1879). Gedächtnistätigkeit (1911 ff.). Komplextheor. (1923). Pf. (1924). Typen der Farbenblindheit (1924)

Müller, Johannes, 1801—1858, vorm. Prof. Berlin. Mitbegründer der physiologischen Pf. Begründer der Lehre von den *spezifischen Sinnesenergien. W.: Zur vergleichenden Pf. des Gesichtssinnes (1826). Über die phantastischen Gesichtserscheinungen (1826)

Müller=Freienfels, R., Dr. phil. Berlin, * 1872 Ems. W.: Pf. der Kunst (1911). Poetik auf pf. Grundlage (1913). Denken und *Phantasie (1914). Persönlichkeit und Weltanschauung (1919)

Müller=Lyer, Dr. med. München, * 1857 Baden=Baden, † 1917. Kulturpf., *Soziologie. W.: Phasen der Kultur (1908). Formen der Ehe (1912). Phasen der Liebe (1913). Soziologie der Leiden (1914)

Müller-Lyersche Täuschung die Strecke a mit nach außen gerichteten Winkelansätzen erscheint länger als mit nach

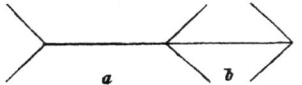

Fig. 24. Müller-Lyersche Täuschung

innen gerichteten Haken b. Von zwei übereinander gezeichneten Trapezen erscheint bei gleicher Größe das untere kleiner, *monocular *fixiert räumlich näher. Ähnliche Täuschung bei Kreisabschnitten

Münsterberg, H., Prof., * 1863 Danzig, † 1915 Harvard Neuyork. Bahnbrecher der Wirtschaftspf. W.: Beiträge zur *experimentellen Pf. (1889 bis 1892). Prinz. der Pf. (1900). Ps. and Life (1899). Ps. and Crime (1909). *Psychotherapy (1909). Pf. und Wirtschaftsleben (1912). *Psychotechnik (1914)

Musik, *primitive ist meist einstimmig (homophon) als Gesang oder Instrumentalmelodie. Bei den Griechen wurden auf Grund der Zahlenverhältnisse der Schwingungen geheime Bedeutung den *Tönen beigelegt; vgl. Tonleiter, diatonisch. — Als M.instrumente wurden anfänglich bei Primitiven Jagdbogen, einfache Saiteninstrumente, Schwirrhölzer und Rasseln verwendet

Muskelsinn mehrfach angenommene besondere Empf., die beim Abtasten von Raumentfernungen mitsprechen

soll. S. Gehirnzentren, Bewegungsempf., Gelenkempf.

muskulärer Typ f. athletischer T.

muskuläres *Gedächtnis ⟨Pieron⟩ Bezeichnung für die Tatsache, daß manche Tierarten (3. B. Ameisen) gewisse Erinnerung für *quantitative Arbeitsleistung besitzen und anscheinend zurückgelegte Wegelängen behalten, was ihnen bei der räumlichen *Orientierung auf dem Rückweg hilft

Mutation [lt. mutátió Veränderung] ⟨de Vries⟩ plötzlich einsetzende, neue Erbeinheiten, die sich von den bisherigen Mischformen und Mannigfaltigkeiten einer Individualitätenart unterscheiden

Mutoskop [gr. skopein erblicken] einfache *kinematographische Vor. Mittels Hand oder Motor wird eine Bilderreihe, deren jedes eine Phase einer fortschreitenden Bewegung zeigt, schnell umgeblättert. Durch die Öffnung des Ap. erscheint die volle Bewegung

Mutterrecht = *Gynäkokratie ⟨Bachofen⟩ das ursprüngliche Überwiegen der Frau im Leben der Sippe, der Familie, des Stammes, bei den Völkern der Vorzeit, den *Primitiven. M. geht zeitlich vor der Vaterherrschaft (Patriarchat) einher. Die Frau gibt den Kindern auch den Namen, sorgt für Zucht, Sitte, Ordnung. Teilweise auch in Abwehr der *Promiscuität, die dem M. vorhergeht. Mit M. ist *Monogamie verbunden. In Australien besteht heute noch zu ³/₅ Mutterfolgerecht

Myers, Chr. S., Prof., Direktor der National Institute of Industrial Psychology und beim Industrial Fatigue

Research Board London(*1873 ebd.). W.: Experimental Ps.; Mind and Work; Ind. Psychology in Great Britain (1925)

Myographion [gr. mýs Maus, Muskel, gráphein schreiben] Muskelschreiber zur Messung der Arbeitsleistung des elektrisch gereizten Muskels. Ein einarmiger Hebel ist im Drehpunkt am Stativ befestigt. Nahe jenem ein freies Muskelende des Präparats, so daß die Aufzeichnung durch das andere, als Schreibspitze ausgebildete (s. ANuG Nr. 539, Abb. 1) Hebelende auf ein *Kymographion erfolgen kann, vgl. Arbeitssammler

Myopie [gr. von myein schließen, ópsis Gesicht] Kurzsichtigkeit

Mystik [gr. mystikós geheimnisvoll] die Geheimlehre, die teils philosophisch, teils rein ps. von alters her sich mit den *okkulten Dingen beschäftigt. Wissenschaftlich vielfach ähnliche Problemstellungen in der *Paraps. Die M. beschäftigt sich mit allen übernatürlichen, unerklärlichen, besonders eingeweihten Personen bekannten Naturerscheinungen

Mythen [gr. mýthos alte Sage] sagenhafte Überlieferungen, zumal höhere Wesen betr.; s. kosmogonische M., Göttern. **M.erzählung** = Form der Überlieferung volksmäßiger M. durch Märchen, Sage, Legenden. — M.**märchen** die im *Totemismus zuerst auftauchende Form dichterischer Erzählung; Prosa. Inhalt meist ein geglaubter Mythus, ohne bestimmte Zeitangabe. Im Mittelpunkt steht das Tier (des Totems). Anschließend daran Himmels- und Glücksmärchen. Wundt trennt *subjektive und *objektive Formgebung des Ms. Erstere behandelt das menschliche Schicksal als Glücksmärchen (= Abenteuer, Dergeltung für Gutes und Böses, Stellen von Rätseln und Wetten), die zweite widmet sich der Natur und ihrem Verhältnis zum Menschen. Unterteile davon 1. Tiermärchen (Tierverwandlung aus Bosheit, Strafe, Fabelwesen, heilige Tiere, scherzhafte Märchen, Tieropferung). Hierin werden dankbare und hilfreiche Tiere geschildert, Tierehen, Tierverwandlung des Menschen usw. behandelt. 2. Pflanzenmärchen (Pflanze als Zauberkraut, Menschenumwandlung in Pflanze, Vegetations-Wachstumsvorgänge). 3. Himmelsmärchen (Erscheinungen des Himmels, Beziehung zur Erde). Dinge wie Aufstieg zum Himmel, Abstieg zur Erde, Himmelswanderungen, ferner die sog. Verschlingungsmärchen und Truhenmärchen. Bei jenen geht die Vorst. zu Wesen über, die die Menschen ungeheuerhaft verschlingen. Diese sprechen von übernatürlicher Bergung von Menschen und Tieren in geheimen Behältnissen. Endlich ist verbreitet das Zwillingsmärchen, das die Abhängigkeit Angehöriger desselben Namens als freundliche oder feindliche Familienbeziehung darstellt. Später eine Sondergruppe, die Kulturmärchen, die bestimmte Errungenschaften (Feuer, Waffen, Ackerbau) verherrlichen

mythologische Theor. [gr. lógos Kunde] Lehren zur Erklärung des Vorkommens von Volksmythen. a) Entartungstheor. ⟨Müller⟩, Annahme, daß es sich um Entartung vormals reiner Gottesidee handle; b) Fortschrittstheor. ⟨Hegel⟩, Annahme einer Aufwärtsentwicklung (über *Fetischismus zum Polytheismus, zum Monotheismus); c) naturalistische Theor. ⟨Kuhn=M. Müller⟩, Annahme, daß die M. aus Naturobj., wie der Sonne, ableitbar; d) *animistische Theor. ⟨Tylor⟩, Annahme von Seelen, Geistern (Manismus); e) präanimistische Theor., ursprünglich ist Zauberglaube die Ursache (Zaubertheor.); f) *symbolistische Theor., sinnbildliche Einkleidung religiöser Vorst. = M.; g) rationalistische Theor., vernunftgemäße Darstellung von Tatsächlichkeiten = M.; h) Analogietheor. ⟨Bastian⟩, M. ist ein seelischer Gesamtbesitz aller Völker und unveränderlicher Art; i) Wanderhypothese ⟨J. Braun⟩, die M. wandern von Volk zu Volk und übertragen sich dergestalt von Kultur zu Kultur weiter; k) Illusionstheor. ⟨Steinthal⟩, M. entstehen auf dem Wege der *Illusion über tatsächliche Geschehnisse; l) Suggestionstheor., *soziologische Ableitung aus der *Suggestionswirkung von Vorst. (Wichtigkeit der Nachahmung beim Menschen); m) *Apperzeptionstheor. ⟨Wundt⟩, alles wird auf besondere Art der Erfassung mythologischer Bew.Inh. zurückgeführt. — Entsprechend erklären diese verschiedenen Entstehungstheor. auch die Gleichartigkeit und das Vorkommen von *Mythen bei den verschiedenen Völkern zu verschiedenen Zeiten

Nachahmung *Trieb von Kindern, *Primitiven, Geisteskranken, Gebärden, Handlungen usw. nachzuahmen. Spricht auch in den Tänzen, Kultgebräuchen der Naturvölker mit. — N.kunst s. Kunstentwicklung

Nachbilder Gesichtswahrn., die auftreten, nachdem ein bestimmter *Reiz bereits längere Zeit eingewirkt hat und eine *Empf. auslöste. a) Positive N. von gleicher *Helligkeit und Farbe* wie der zuerst gesehene Gegenstand. Nachwirkend, nachdem das *Objekt bereits nicht mehr einwirkt. b) Negative N. von umgekehrter (*Kontrast=, *Komplementär=) Färbung wie das Obj. und veränderter Helligkeitsverteilung. Beide Arten fließen oft ineinander über. Beispiel zu a) Sehen einer Blume nach längerer Betrachtung bei geschlossenen *Augen, ferner auch bei *stroboskopischen Wahrn.; zu b) Beob. eines schwarzen, runden Flecks nach Sehen in die Sonne, einer grünen Fläche nach Beob. eines Ziegeldaches. — N.apparat ⟨Wundt⟩ Vor. zur Vorführung von Nachbildern. Schirmähnliche Tafeln, die der Darb. von Reizfarben dienen und durch herabfallende, vorhangähnliche Tafeln abgedeckt werden können. Auf letzteren erscheinen alsdann die N., vgl. Anschauungsbild, Eidetik

Nachempfindung Nachwirken einer lebhaften Empf. im Anschluß an einen bestimmten Eindruck

Nahepunkt s. Auge

Nahmethoden s. extrospektive Meth.

Nahraum s. Greifraum

Narkolepsie [gr. nárkē Erstarren, lépsis Anfall] plötzlich eintretende Schlafsucht

Narkomanie [gr. manía Wahn] auch Narkotismus. Krankhafte Sucht, Betäubungsmittel wie Morphium, Kokain usw. zu sich zu nehmen

Narzißmus Beob. des eigenen Körpers in Spiegeln, Wasserflächen usw. verbunden mit *Libidoempf.

nativistisch [lt. nativus natürlich] angeboren, auf Vererbung beruhend. — N. Theor. ⟨Hering⟩ Annahme, daß mit einem Sinneseindruck auch zugleich Art und Weise festgelegt ist, wie man ihn auf die Außenwelt bezieht und raumzeitlich anderen zuordnet. Ggs. empiristische Theor., s. d.

Naturmythologie ⟨Wundt⟩ die Form des *Dämonen- und *Zauberglaubens, die sich an Himmelserscheinungen bindet und sie religiös ausdeutet

Neckerscher Würfel Beispiel für umkehrbare perspektivische *Täuschung: Auf eine Ebene projiziertes Netz eines Würfels, die Kanten weiß auf schwarzem Hintergrund. Je nach *Fixation springt die eine oder andere der Kanten scheinbar nach vorn, hinten usw. um

negativ [lt. negáre verneinen] bezogen auf Nachbilder, Komplikationsvers., s. d.

Negativismus ⟨Kahlbaum⟩ gleichgültiges, bewegungsloses Verhalten von Geisteskranken, s. Katatonie

Nekrophilie [gr. nekrós tot, philía Liebe] auch Nekromanie ⟨Krafft-Ebing⟩ sexuelle Handlung an Leichen

Nervenfibrillen [lt. fibrilla kleine Faser] die Fasern, kleinste Grundbestandteile der Nerven. Man teilt ein nach Achsenf., nackten Achsenzylindern, marklosen N., markhaltigen N.

Nervenstrom ⟨James⟩ der in den verschiedenen Nerven vorhandene Lebensvorgang, der zwar bei den Nerven gleich, aber je nach Sinnesorgan auf Außenreize verschieden anspricht, s. spezifische Sinnesenergie

Nervus opticus [lt.] Sehnerv, s. Auge. N. acusticus = Hörnerv

Nestaura [lt. aura Lufthauch] der, zumal bei Wirbellosen (Ameisen) vorhandene, der Art und Gemeinschaft eigene Geruch, an dem sich die Tiere zu erkennen pflegen. Dazu Familien- und Eigengeruch des Tieres (z. B. der Biene)

Netzhaut s. Auge. — N. horizont = durch die N. gelegt gedachter, horizontal gelagerter Meridian (Kreislinie), s. Listingsches Ges., Primärstellung. — N. zonen 1. äußerste Schicht, die nur *Helligkeit empf. 2. mittlerer Abschnitt völlig helligkeits-, teilweise (blau usw.) farbenempf. 3. innerer oder zentraler Teil = alle *Qualitäten vermittelnd

Neurasthenie [gr. neúron Nerv, asthéneia Kraftlosigkeit] krankhafte, auf Schwäche beruhende Nervenreizbarkeit. Pf. wichtig, da sie Ursache vieler Zustände ist, die auf der Grenze zur *Pathops., *Psychiatrie stehen und vielfach von der *Psychanalyse behandelt werden: *Ideenflucht, *Hypochondrie, Zwangsvorst. usw. sind damit z. B. verbunden

Neurilemm [gr. lémma Schale] die sog. Schwannsche Nervenschale = Nervenscheide

Neurit auch Axon = Nervenfortsatz, Achsenzylinderfortsatz als Ausläufer einer *Ganglienzelle, der in Nerven übergeht. Ggs. Dendrit. Neuritis, Nervenentzündung

Neuron kleinste Nerveneinheit, aus denen das ganze Nervensystem zusammengesetzt sein soll. Ein N. besteht aus *Ganglienzelle nebst zugehörigen Dendriten bzw. *Neuriten

neuropathisch [gr. páthos Leiden] für Nervenkrankheiten erblich belastet
Noctambulie [lt. nox Nacht, ambuláre umhergehen] Schlafwandeln Mondsüchtiger, s. Lunatismus
normal geregelt, der üblichen Einheit entsprechend. Gelegentlich auch = durchschnittlich. Ggs. anomal = vom üblichen abweichend (z. B. Begabung). — N.leistung ⟨Stern⟩ diejenige Leistung, die angepaßt ist dem allgemeinen Zweck, inneren Ziel und der jeweiligen psychischen Anlage. Quantitativ nach Stufen, qualitativ nach *Typen geschieden. Quantitativ gibt es abnorme Leistung als Minderwertigkeit oder Begabung, qualitativ findet man die *geniale oder *pathologische Persönlichkeit. — N.reiz bei Vers. (s. Konstanzmeth. usw.) der *Reiz, der als das *objektiv beständige vorangegeben ist. Ihm pflegt ein *Vergleichsreiz abgestuft beigegeben zu werden
Notenblindheit s. Amusie
Nullpunkt physiologisch derjenige Temperaturgrad, bei dem in einem Körperbezirk weder warm noch kalt empfunden wird
Nyktalopie [gr. nýx Nacht, a nicht, ópsis Gesicht] s. Hemeralopie
Nymphomanie [gr. nýmphē Braut, manía Wahn] auch Hysteromanie, Andromanie, *Metromanie = Mannstollheit. Krankhaft gesteigerter weiblicher Sexualtrieb
Nystagmus [gr. nystagmós Blinzeln] unwillkürliches, rasches Zittern des Augapfels senkrecht, wagrecht oder drehend
Oberbewußtsein Bezeichnung für die der *Perzeption und *Apperzeption deutlich unterstellten Bew.Inh. Ggs. Unterbew. = Inhalte, von denen der Betr. keinerlei Kenntnis hat, die er aber doch *latent in sich trägt. Die Erschließung des Unterbew. ist Aufgabe der *Parapsych. und der *Psychanalyse
Oberflächenfarbe s. Erscheinungsweise, Ausgeprägtheit
Obertöne mit dem Grundton mitklingende *Töne, die durch *Resonatoren, falls nicht durch das *Ohr, nachgewiesen werden können und sich zum Grundton, dessen Schwingungszahl = 1 sei, wie 2 : 3 : 4 : 5 usw. verhalten
Objekt Gegenstand, äußeres Ding. — Objektiv: das darauf bezügliche, sachliche. Ggs. subjektiv: das von jemandem erlebte, persönliche
Objektbeschreibungstests ⟨Binet⟩ Vers., das der *Vp. beliebigen Gegenstand vorsetzt und sie zur Beschreibung desselben auffordert. Aus der Art derselben werden die bevorzugten Beob.richtungen und der *Vorst.typus ersehen
objektiver Geist u. a. von Hegel entwickelte, neuerlich durch Spranger, Freyer usw. gepflogene Annahme, daß ein (unpsychisch) Geistiges überpersönlich bestehe und in der Kultur, ebenso wie in den Naturgesetzen, sich gestaltlich verwirkliche und allem Sein entsprechend sinnvolle Ziele gebe: auch dem Psychischen
Objektspsychotechnik ⟨Giese⟩ Anwendung der praktischen Ps., um die Umwelt anzupassen der leiblich-seelischen Eigentümlichkeit des Menschen (z. B. zweckmäßige Beleuchtung, Unfallschutz, Eichung von Schreibgeräten, Werkhilfen und Maschinen in Arbeitsräumen)

Occipitallappen [lt. ócciput Hinterhaupt] Hinterhauptslappen im Großhirn

Occipitalpunkt Bezeichnung für Hautpunkte, die dem Drucksinn dienen, ferner für sog. „Nervenpunkte", d. h. bei Erkrankungen schmerzhafte Punkte

Oedipuskomplex *psychoanalytisch jener *Inzest, der sich bei männlichen Personen mit Kampf gegen den Vater beschäftigt und *Libido zur Mutter zeigt

Ogive [frz. Spitzbogen] <Galton> Kurve zur Darstellung der Zahlenergebnisse des Quartils (s. d.). Das Verhältnis der Rangplätze pf. Untersuchter zu den Maßzahlergebnissen wird in einem Halbspitzbogen vorgeführt, der die Streuung dartut und

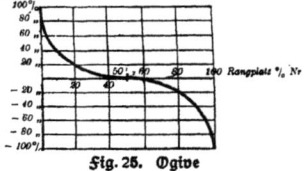

um so steiler abfällt, je größer der Unterschied zwischen den Rangplätzen war. Diese sind äquidistant auf Abszisse, die zugehörigen Maßzahlen als Ordinatenpunkte eingetragen. Die Figur bezieht sich auf den idealen Fall und relative Werte. Darstellung der Rangplätze in %, Nr. der Maßzahlen in relativen Abweichungen

Ohr Raumsinn und Gehörwerkzeug. Dgl. Gehörorgan, ferner fenestra, Eustachische Röhre, Gehörknöchelchen, Bogengänge, ferner Labyrinth, Paukenhöhle, Perilymphe, Otolithen

Okkultismus [lt. occúltus verborgen] Wissenschaft vom Verborgenen. S. a. Magie. Volkstümlichere Richtung der *Parapf., die, an sich überaus verbreitet, sich mit nichtwissenschaftlichen Laienfragen, wie Sympathiekuren, Geistersehen, Gebetsheilungen, beschäftigt und Verbindung zu den indischen religiösen Geheimlehren (Theosophie, Yogalehren) pflegt. Trotzdem ist ein Teil der früher nur vom O. behandelten Dinge, wie *Hypnotismus, *Suggestionstherapie, jetzt von der Pf. allgemein übernommen worden

Oktave [lt. octáva die achte] achte Stufe der *diatonischen Tonleiter = Anfangston. Die eingestrichene O. bezieht sich auf Töne zwischen 256 und 512 Schwingungen, f. Akkord, Konsonanz

Okular [lt. óculus Auge] bei *optischen Verf. anordnungen der dem *Auge zugewendete Teil der Linsen

Olfaction colorée [frz.] Farbenempf. bei Geruchseindrücken, f. Synästhesie

Olfaktie [lt. olfácere riechen] Riecheinheit der Geruchseindrücke <Zwaardemaker>. Olfaktiver Horizont Bezeichnung für das auf Geruchsvertrautheit begründete seelische Gesamtverhalten der Ameisen zu ihrer Umgebung. — Olfaktome-

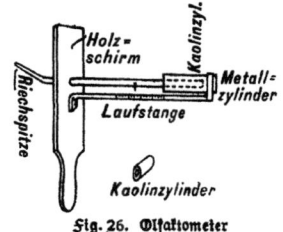

Fig. 26. Olfaktometer

Onanie—Ophthalmometer

ter ⟨Zwaardemaker⟩ Vor. zur Unters. des Geruchssinnes. Auf einem in der Hand zu haltenden Brett ist ein Kaolin(Ton)zylinder so angebracht, daß sein freies Ende in eine zur Nase führenden Röhre endet, während das andere sich in einem Metallzylinder befindet. Dieser ist auf Gleitstange verschieblich und gestattet mehr oder minder tiefes Eintauchen der Riechröhre in den Kaolinzylinder. Wird letzterer mit einem Riechstoff getränkt, kann entsprechend wenig oder viel Riechstoff der Nase zugeführt werden. Die *Intensität steigt mit Vergrößerung der geruchgebenden Kaolinfläche. Für flüssige Stoffe, ebenso für binasales Riechen entsprechende Einrichtung des O.

Onanie (fälschlich nach Onan, Mos. I, 38, 9) s. Masturbation

Oneirodynia [gr. óneiros Traum, odýne Schmerz, Unruhe] Traumzustand, *passiv als Alpdrücken (s. d.), *aktiv als Schlafwandeln, s. Noctambulie

Oniomanie [gr. onéomai kaufen, manía Wahn] Kaufsucht

Onkometer [gr. ónkos Anschwellung, métron Maß] ⟨Roy⟩ für die Beob. der *Volumschwankung der Niere eingerichteter *Plethysmograph

Onomatolalie [gr. ónoma Name, lalein sprechen] Zwang, Worte ständig zu wiederholen. Sind diese unsittlich-schmutzig = *Koprolalie

Onomatomanie [gr. manía Wahn], mit starken Angstgef. verbundenes zwangsmäßiges Suchen nach vergessenen Namen, Worten, Bezeichnungen

ontogenetisch [gr. ón das Wesen, génesis Entstehung] s. phylogenetisch

Onychophagie [gr. ónyx Nagel, phagein essen] Trieb, Fingernägel zu kauen und zu essen

opalisieren [gr. opállios Opal, ein Edelstein] schillern. Besonders bei gewissen Glassorten. Eine Erscheinung, die Goethe für seine Farbenunters. besonders prüfte

Opferkult s. Kulte

Ophthalmologie [gr. ophthalmós Auge, lógos Kunde] Augenheilkunde

Ophthalmometer [gr. métron Maß] Vor., um den Krümmungshalbmesser der Hornhaut, zumal bei *Astigmatis-

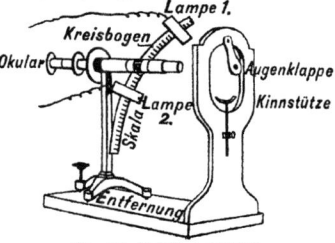

Fig. 27. Ophthalmometer

mus, zu bestimmen ⟨Helmholtz, Javal-Schiötz⟩. In dem Rohre eines *Okulars befindet sich ein Kalkspatkristall zwischen zwei Obj.linsen gleicher Brennweite. Im Brennpunkt der äußeren = *Auge der Vp., in dem der inneren ein scharf einzustellendes Fadenkreuz. Zwei durch Lampen erhellte Marken sind auf gradeingeteiltem Halbkreisbogen verschiebbar. Letzterer ist mit den Kalkspatprismen drehbar um die Rohrachse eingerichtet. Die Marken erscheinen verdoppelt auf der Cornea der Vp. Man verschiebt sie, bis sich ihre mittleren

Bilder berühren. Am Halbkreisbogen entspricht dann die Markenentfernung der Corneabrechkraft in *Dioptrien. Aus der Entfernung der Marken vom Corneabrennpunkt, dividiert durch obigen Wert, findet man den Krümmungsradius der Hornhaut. — O. = Astigmometer. — O.motrop ⟨Ruete⟩ Augenmodell, um das Auge und seine Muskeln bei den verschiedenen Augenstellungen und Drehungen wiederzugeben

Optimum [lt. óptimum das Beste] günstigstes Verhältnis, günstigste Leistung usw.

optisch [gr. optikós zum Sehen gehörig] das Sehen betr. (z. B. o. Typus). — o. Kardinalpunkt s. Knotenpunkt. — o. Täuschung s. geometrisch-opt. Täuschungen

Optometer Sehweitenmesser (Nah- und Fernpunkt), s. Auge

Orakel [lt. oráculum Götterspruch] völkerpf. magische Handlungen, aus denen man die Zukunft zu enträtseln hoffte

oral [lt. os Mund] den Mund betr. — O.raum, auch Urraum: erste Zone des räumlichen Bew. beim Kinde, bezogen auf Tast- und Bewegungsempf. im Munde. Vgl. Greifraum

Ordal Rechtsmittel des Heldenzeitalters, ähnlich dem Schwur. Ursprünglich Zweikampf, mit der Vorst., daß der Träger der gerechten Sache Sieger werde. Später Zauberprobe, um unmittelbares Gottesurteil zu ermitteln, z. B. Gehen über glühende Kohlen

Organempfindungen auch Vitalempf. = die von der inneren Organtätigkeit (Magen, Herz, Darm usw.) ausgelösten Empf. Sie beziehen sich also nicht auf die Außenwelt, sondern auf den eignen Körper (Hunger, Durst, Ekel, Übelkeit, Urindrang, Hustenreiz u. a. m.). Gelegentlich rechnet man auch kinästhetische (vgl. Kinästhesie) und Gelenkempf. dazu, s. Gemeinsinn

Orgasmus [gr. orgón von Feuchtigkeit strotzen] Augenblick höchster sexueller Wollustempf. im Koitus mit Drüsenausscheidung

Orgiasmus [gr. orgiasmós Bacchusfeier] Verzückungsrausch, s. Ekstase

Orientierungssinn [von lt. óriens aufgehende Sonne] s. Fernsinn. Fähigkeit, sich (praktisch) im Raume und in Gegenden zurechtzufinden

orthogone Lokalisationstendenz [gr. orthós gerade, gonía Winkel ⟨Jaensch⟩] das Bestreben, bei Gesichtseindrücken diese senkrecht zur Blicklinie räumlich festzulegen. Daher die orthoskopischen Gestalten ⟨Bühler⟩ = Überwiegen von entsprechenden Bildvorst. (bei Kinderzeichnungen z. B.)

oscillatorisch [lt. oscilláre schaukeln] hin und her schwingend. — o.Lebensablauf Grundsatz des Ablaufs aller Lebensvorgänge in Schwingungen, die mehr oder minder regelmäßig ausfallen (so Atem, Puls, Bewegung). Hiermit dürfte auch der *Rhythmus beim Gang zusammenhängen

Osphresiologie [gr. ósphrēsis Geruchssinn, lógos Lehre] Lehre vom Geruchssinn. Auch = Osmologie von osmé Geruch

Ostwald, W., Prof. Leipzig, * 1853 Riga. Begründer der Geniologie und der Farbnormung. W.: Energetische Grundlagen der Kulturwissenschaft (1909). Große Männer (1909ff.). Der energetische Imperativ (1912). Naturphilosophie (1914). Farbenfibel (1916). Harmonie der Farben (1918). Farbenlehre (1919). Formen (1922). Farbkunde (1923)

Oesterreich, K., Prof. Tübingen, *1880 Stettin. *Parapf. W.: Phänomenologie des Ich (1910). Religionspf. (1917). Besessenheitszustand (1919). Parapf. (1921). Okkultismus (1921) Philof. Bedeutung der mediumistischen Phänomene (1924)

Otolithen [gr. ús, ōtós Ohr, líthos Stein] Hörsteine. Zumal bei niederen Tieren. Früher als gehörvermittelnd angenommen, jedoch *statische Organe

paarweise Vergleichung, Meth. der. Zumal in der *experimentellen *Ästhetik benutztes Verf., bei dem die Vp. je ein Paar (A und B) eines *Objekts dargeboten erhält. Eines bleibt konstant (A), das andere wird reihenweise auf- und absteigend verändert. Es ist zu entscheiden, ob etwa B schöner, häßlicher oder gleichwertig mit A sei

Pädagogik exp. [gr. paidagōgós Kindererzieher] Erziehungswissenschaft, welche *experimentelle Pf. anwendet

Päderastie [gr. pais Kind, Knabe; erastés Liebhaber] Knabenliebe, f. Homosexualität. Auch

Pädiatrie [gr. iatreía das Heilen] Kinderheilkunde

Pädikatio [lt. paedicare Knaben schänden] sexueller K. mißbrauch

Pädophilia erotica [gr. philein lieben; éros Liebe] ⟨Krafft-Ebing⟩ krankhafte Liebe zu Nichterwachsenen

Palmograph [lt. palmo Hand; gr. gráphein schreiben] ⟨Brezina⟩ Ap. zur Feststellung der Ermüdungswirkung auf gradlinige Handbewegungen. Vp. muß in einem viereckigen Holzrahmen befindliches Loch durch einen elastisch davor befindlichen Ring treffen. Bei Fehlern zeichnet ein am Ring befestigter Schreibhebel die Art der falschen Zielbewegungen auf

Panpsychismus [gr. pán alles; psyché Seele] Allbeseelung der Dinge in der Welt. Vorst., daß auch im Nichtlebenden seelische Vorgänge vorkommen

pantomimische Bewegungen [gr. pas, pantos alles; mimeísthai nachahmen] bezogen auf die Bewegungssprache von Hand und Arm, f. Gebärdensprache. P. Bewegungen sind wichtig bei Taubstummen (hinweisende und nachahmende Gebärden)

Panumscher Verf.: Bietet man einem Auge eine einzelne, dem anderen zwei Senkrechte, und bringt eine dieser mit der ersten (durch *Haploskop usw.) zur Deckung, so erscheint als vorn gelegen stets die Linie, die der der *Medianebene näher gelegenen des Paares entspricht

Papille [lt. papilla] Warze, Erhabenheit

paradox [gr. parádoxos unerwartet, sonderbar] widersinnig (f. Kälteempf.). Paradoxia sexualis geschlechtliche Erregung bei Greisen

Paragraphie [gr. pará neben; gráphein schreiben] eine *Agraphie, bei der Worte und Buchstaben beim Schreiben verwechselt werden

Parakinese [gr. kinesis Bewegung] verkehrte, unregelmäßige Bewegungen. Koordinationsstörung

Parakusis [gr. parakúein falsch hören]

Falschwahrn. ak. Eindrücke = Ohrenklingen, Wahrn. tiefer Töne als hoch, starker als schwach, usw.

Paralalie [gr. lalein reden] Lautvermengung beim Sprechen, Lautauslassungen, Lautumstellungen

Paralexie [gr. léxis das Lesen] Wortverwechslung beim Lesen, s. Alexie

Paralgesie [gr. álgēsis Schmerz] Empf. schmerzhafter *Reize als angenehm

Parallaxe [gr. parállaxis Unterschied] *binokularer Winkelunterschied, den die zum gleichen Deckpunkt führenden *Visierlinien mit den Netzhautzentren bilden. P. winkel, den zwei von zwei verschiedenen Standpunkten nach fernem Punkt gezogene Geraden bilden oder = Winkel, unter dem die Verbindungslinie der Standpunkte von jenem fernen Punkt aus gesehen erscheint

Parallelbewegungen der *Augen [gr. parállelos gleichlaufend] sind solche mit gleichgerichteten *Blicklinien

Parallelismen, ps., gleichzeitig und zueinander in gleichmäßiger Beziehung bleibende Abläufe von seelischen Inhalten. Psychophysischer P. s. Wechselverhältnis zwischen Leib — Seele

Paralyse [gr. parálysis] Auflösung, Lähmung. Pf. wichtig als Paralysis progressiva = fortschreitende Geistesstörung durch Gehirnentartung bis zur Verblödung, s. Ballismus

Paranoia [gr. pará neben, gegen; nús Verstand] Verrücktheit, die sich durch Verfolgungs- und Größenwahnvorst. auszeichnet, während Gedächtnis und Intelligenz meist erhalten geblieben sind

Paraphasie [gr. phásis Sprache] Verwechslung bekannter, Neubildung anderer, unmöglicher Worte, Wortbildungsstörung. Ggs. *Paralalie. Zwischen beiden steht die *Onomatoxímie, die Wortverarmung. Paraphasis auch = Paraphemie. Bei Geistestranken = Paraphrasie

Paraphonie [gr. phonē Stimme] Beiklang der Stimme, etwa bei Taubstummen oder beim Stimmwechsel

Parapsychologie der Teil der Seelenkunde, der sich mit Gebieten beschäftigt, die jenseits des normalen Wachbew. liegen und zum Teil auch *okkult genannt wurden. Beispiele: *Hypnotismus, *Ekstase, *Somnambulismus, *Telepathie, *Exorcismus

Parazentrallappen s. Gehirn

Parekphorie [gr. ékphoros heraustragend, verratend] ⟨Sorel⟩ alles im Augenblick *Dissoziierte

Parese [gr. páresis] Erschlaffung, Schwäche, unvollkommene Lähmung

Partialgefühl jene Einzelbestandteile von Gef., die in einem gegebenen Augenblick im *Ich vorhanden sind, sich aber, nach dem Prinz. der „Einheit der *Gemütslage", zum Totalgef. zusammenschließen. Beispiel für letzteres: = Gemeingef.

partialisierende Assoziationsformen s. Assoziationsformen

Partialvariation [lt. variátio Verschiedenheit] Abweichungsverlauf eines einzelnen seelischen Merkmals (z. B. der Farbenwahrn.) bei verschiedenen *Individuen. Es kann sich dabei um vorübergehende (akute) oder dauernde (chronische) P. handeln. Ersteres z. B. im *Aussageverf., letzteres bei *Intelligenzprüf.

partiell [lt. pars Teil] partial, teilweise

Passageinstrument [frz. passage Durchgang] das von Astronomen zur Festlegung der Sterndurchgänge benutzte und mit einem Sekundenpendel in Beziehung stehende Fernrohr, welches um die horizontale Achse im Vertikalkreis des Meridians drehbar ist und im Gesichtsfeld ein Fadenkreuz zeigt (f. persönliche Gleichung, Augeohrmeth., Komplikationsverf.). Der Durchgang des Sterns durchs Fadenkreuz wird aus den Schlägen des gleichzeitig beachteten Sekundenpendels zeitlich bestimmt

Passiv [lt. passio das Leiden] leidend, ohne Absicht, Willen, Zutun

Pathographie [gr. páthos Leiden, gráphein schreiben] ⟨Möbius⟩ Prüf. der Entwicklung und Leistung eines Menschen, soweit sie von krankhaften Einflüssen abhängig ist

pathologisch [gr. lógos Kunde] krankhaft

Pathopsychologie ⟨Specht⟩ Lehre von der Eigenart krankhafter Geisteserscheinungen unter Betonung pf. Tatsachen

Paukenhöhle Höhle im Felsenbein mit den Gehörknöchelchen. S. Ohr, Gehörorgan

Pearson, K. Prof., London, * 1857. Hervorragender Statistiker, zumal in *Korrelation und *Eugenik. W.: The Chances of Death (1897). National Life (1901). Tables for Statisticians (1924). Herausgeber von „Biometrika"

Pedemaskop [gr. pédēma Sprung, skopein prüfen] einfache *stroboskopische Vor. Ein Kartonblatt wird um 180° um eine in seiner Mitte und in seiner Ebene liegende Achse senkrecht gedreht. Rechts und links auf ihm befindliche Darstellungen zweier Bewegungsphasen eines *Objekts ergeben bei Drehung eine scheinbare Bewegungsvollführung des Gegenstandes

Pendeltachistoskop [gr. táchistos schnellste, skopein prüfen] ⟨Berliner⟩. Ein durch Elektromagneten seitlich in

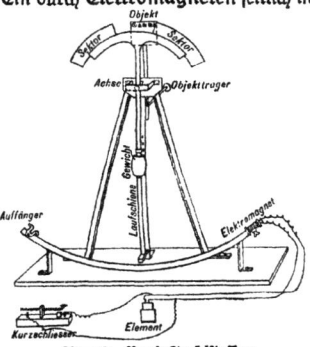

Fig. 28. Pendeltachistoskop

Höhe gehaltenes Pendel schwingt beliebig schnell von links nach rechts und bleibt nach einmaliger Schwingung auf der anderen Seite durch Auffänger hängen. Im Vorbeischwingen geben auf seiner Oberseite befindliche halbkreisförmige Deckscheiben einen kurzen Durchblick auf das dahinter ruhende Obj. bzw. Durchfall des Strahles einer Lampe auf einen Auffangschirm (Darb. durch *Skioptikon) der Vp. frei

Perimeter [gr. peri um, herum] Vor. zum Messen des Gesichtsfeldes. Auf mehr oder minder großer, halbkreisförmiger Laufschiene befindet sich ein Obj. (Lampe für farbige oder

Helligkeitsreize). Die Vp. sitzt ihm gegenüber und beob. eine Fixationsmarke (meist kleine, zweite Lampe),

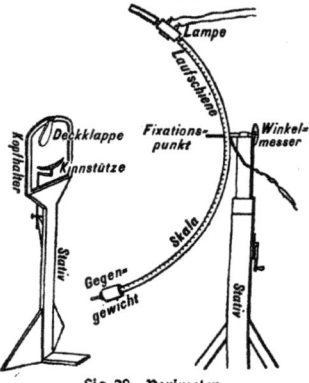

Fig. 29. Perimeter

die sich in der Mitte des Halbkreisbogens befindet, der um diese Mitte drehbar ist. Durch Verschiebung des Obj. auf der Schiene und beliebige Drehung des Halbkreisbogens lassen sich alle Entfernungen und Raumlagen des Obj. vom Beob.auge herstellen. Das Obj. wird daher sowohl direkt wie nur indirekt gesehen. Das P. dient entsprechend zur Unters. des *indirekten Sehens, der Farben- und Helligkeitswahrn. der Netzhautzonen usw.

Periode [gr. períodos Umgang] 1. Umlauf, Kreislauf in regelmäßiger Wiederkehr. Physikalisch = Umdrehungs-, Schwingungsdauer eines Körpers, eines Stromes; 2. = Menstruation; 3. nach Fließ die regelmäßigen und noch nicht erforschten Einflüsse von übergeordneten Kräften. Man unterscheidet Tagesperiodik, Wochen-, Monats- und Jahresperiodik. Die Tagesp. ist naturgemäß durch Wachen und Schlafen gegeben, ferner in Arbeitskurven nachweisbar (An- und Abschwellen der Arbeitsleistung im Laufe des Tages). Die Wochenp. zeigt sich bei Industriearbeitern. Mindestleistung Montags, Maximalleistung an Löhnungstagen u. a. m. Monatsp. ⟨Fließ⟩ beim Manne nach 23, beim Weibe nach 28 Tagen. Jahresperiodik entsprechend, ebenso in größeren Abschnitten zu je 7 Jahren. Ist auch diese Art der P. stark bezweifelt, so hat man im Laufe eines Einzeljahres allgemeines Auf- und Abschwellen von Zeugung, Verbrechen, Selbstmord, *Psychosen, dem *genialen Schaffen usw. vielfach ermittelt

peripher [gr. pheripherés sich herumdrehen] den „Umfang" darstellend, vom Mittelpunkt entfernt, außen befindlich. Ggs. zentral, in der Mitte liegend

Persekutionsdelirium [lt. persecutiónes Verfolgungen] Verfolgungswahnsinn Geistesgestörter, die sich von Spionen, Feinden beob. und verfolgt glauben

Perseverationstendenz [lt. perseveráre verharren] Beharrungsbestreben. Bestreben der Reproduktionen, das mit ihnen verbundene Bew.erlebnis wieder auftauchen zu lassen. Besonders angewendet auf die sog. „freisteigenden" Vorst. Ähnliche P. beim Nahrungsaufnehmen Wirbelloser

Personalismus ⟨W. Stern⟩ Bezeichnung für eine psi. Lehre, die einerseits das Verhältnis des Ichs zum Gegenstand (Person = Sache) betont beachtet, anderseits in den Mittel-

persönliche Gleichung — Phantasie

punkt den Person-Begriff stellt, wodurch zunächst psychophysische Neutralitäten (z. B. Sinngebung der Tätigkeit einer Person, Konvergenz [s. d.] von Umwelt und personaler Zielstrebigkeit, Entwicklungslinie u. a. m.) geschieden werden vom Eigentlich-Psychischen, das Bew. und Unbewußtes — mit Stern: Lebnis-, Erlebnis-, Zerlebnissinn, bezogen auf die Person — umfaßt

persönliche Gleichung ⟨Bessel⟩ der *konstante Fehler, den jemand beim Zeitschätzen, bei *Reaktionen macht. Ursprünglich bezogen auf Vorgänge am *Passageinstrument der Astronomen, nunmehr ganz allgemein hinsichtlich ps. Vorgänge bei Reaktionen, s. Zeitverschiebung, Komplikationsuhr

Perversionen [lt. pervérsus verkehrt] krankhafte Abweichungen des Gef.-lebens

Perzeption [lt. percéptio Begreifen] Eintritt einer Vorst. in das innere *Blickfeld, also alle gleichzeitig in Bew. erscheinenden Vorst. P. = schlechthin Wahrn., aber ohne *Apperzeption

Perzeptionsumfang = Bew.umfang s. Metronom

Peters, W., Prof. Jena (* Wien 1880). W.: Vererbung ps. Fähigkeiten (1915). Pädagogik auf ps. Grundlage (1916). Vererbung geistiger Fähigkeiten (1925). Entwicklung ps. Leistungsfähigkeit (1926)

Pflanzenpsychologie Seelenkunde, die sich mit den Äußerungen psychischer Vorgänge bei den Pflanzen befaßt. Man hat Beob. und Vers. als Hilfsmittel. Wesentliche Unterlagen finden sich in den sog. *Reizhandlungen, den *Regulationen und *Regenerationen der Pflanzen. Francé fand sogar ähnliche Vorgänge hinsichtlich der Ermüdungserscheinungen, im Befolgen des *Talbotschen Ges., im *Heliotropismus, dem *Weber-Fechnerschen Ges. bei bestimmten chemischen *Reizen. Neueste Forschungen lassen auf ein überindividuelles Seelisches bei Pflanzen (vermutet bei Gallen durch Becher) schließen. Anerkannt sind bis jetzt die *Tropismen

Phagophobie [gr. phagein essen, phóbos Scheu] Furcht vor dem Herunterschlucken

Phallus [gr. phallós] das männliche *Sexualglied. — Ph.kult Verehrung des Gliedes im Orient, indischen Religionen, in der Ps. der *Primitiven als dem Zeichen der Fruchtbarkeit — dem Sitz der Körperseele — dem Sinnbild der Schöpferkraft

Phänomenologie [gr. phainómenon Erscheinung, logós Kunde] Wissenschaft der Erscheinungen, medizinisch der Symptome, als philosophisch gerichtete Ps. die Lehre von den gegenständlichen Wesenszügen der Bew.Inh., soweit sie durch *Intuition erfaßbar und als Inhaltsgegenstände bestimmbar sind. („Jedes Bewußtsein ist Bewußtsein von etwas")

Phänotypus ⟨Johannsen⟩ äußere Erscheinungsform eines *Individuums oder einer seiner Teilanlagen. Ggs. Genotypus, die in seiner Erbmasse ruhende und äußerlich nicht sogleich erkennbare Anlage, welche jene werden ließ. Ph. auch = Menschentypus, wie er nach den rein *statistischen Voraussetzungen erscheint; Genotypus, wie er aus *Gameten und *Milieu hervorgeht

Phantasie [gr. phantasía Vorstellung]

Dorst., die als neu, fremd in unser Bew. treten und sich mit dem vorhandenen Bew.Inh. verbinden. Sie zeigen weder Erinnerung, noch Wiedererkennen, sondern stellen neue, spielerisch verknüpfte Gedankenverbindungen dar, die meist lustbetont sind. Ph. kann absichtslosschweifend (= passiv), planvoll-zielbewußt (= aktiv), mehr *reproduzierend oder rein *kombinatorisch geartet sein. Ihr Inhalt ist *konkret oder *abstrakt, vorst.reich oder -arm, abstrahierend oder determinierend, subj. oder obj. Die höchste Art der Ph. zeigt sich erlebt vom Künstler. Sie ist in bescheidener Weise erforschbar durch Beob. künstlerisch schaffender Menschen, Sammlung von Selbstzeugnissen, durch Stellen von Erfindungsaufgaben, Ausdeutenlassen von Bildern und sinnlosen Figuren (s. Intelligenzprüf.), Analyse der Träume

Phase [gr. phásis Erscheinung] augenblicklicher Zustand einer Bewegung seelischen Inhalts

Phenakistoskop [gr. phenakismós Täuschung] s. Dädaleum

phlegmatisch [gr. phlégma Schleim] Form des Temperaments, deren Träger langsamen, behäbigen Vorst.ablauf und Gef.verlauf besitzt

Phonetik [gr. phoné Stimme] Stimm- und Lautlehre

Phonismen Mitempf. im *Ohr, die durch keinen *akustischen *Reiz zustande kommen, s. Dauergeräusch, phonisches; Photismen

Phonometer ⟨Lucae⟩ Vor. zur Bestimmung der Sprechstärke bei hörprüf.

Phoronomie [gr. phorá schnelle Bewegung, nómos Gesetz] Wissenschaft des Arbeitsaufwands bei körperlicher Bewegung. Erschlossen aus der Bestimmung der Bahnen, die die Körperschwerpunkte bei Bewegung im Raum beschreiben. Angewendet z.B. auf Radfahren, Schwimmen, Gang; s. Reihenphotographie

Photismen [gr. phôs Licht] mitauftretende Lichterscheinungen bei *peripheren Sinnesreizen, auch = Synopsie. Lichterscheinungen bei *akustischen Eindrücken = Phonopsie. Tonerscheinungen bei *optischen *Reizen = Phonismen. Letztere sind selten. Die Ph. sind aber von den rein psychischen *Synästhesien, als meist nur körperlich bedingt, zu unterscheiden

photochemische Erregung s. Farbentheor.

Phototropismus [gr. trópos Richtung] Erscheinung, daß Pflanzen sich dem Licht gegenüber in bestimmter Weise verhalten, ihm entgegenwachsen (*heliotropismus), sich je nach *Intensität bei zu starkem Licht ab-, bei schwachem der Lichtquelle zuwenden (negativer und positiver Ph.). Blaue und violette Strahlen wirken besonders stark. *Positiver Ph. zeigt sich bei Pflanzenkeimen bereits durch $1/2000$-Sekundenbelichtung. Das Minimum an Belichtungszeit zur ebenmäßlichen heliotropischen Krümmung = Präsentationszeit. Lichtintensität und Präsentationszeit sind umgekehrt *proportional. Bei zwei Lichtquellen stellt sich die Pflanze in Ebene der mittleren ein. Die Perzipierung ⟨Haberlandt⟩ erfolgt vermutlich durch Unterschied der Beleuchtung des Zellinneren und Zellrandes der Blätter. Ähnlicher Ph. bei Tieren. Dort oft *UE. für verschiedenes Licht. — Ph.ap. ⟨Smith⟩ kastenähnliche Vor. mit Gängen, besonders verwendet für Regenwürmer. Das Tier muß sich hierin, beim Übergang zu einem beleuchteten Gang, entweder positiv oder negativ zum Lichte entscheiden

Phrenohypnotismus [gr. phrēn Seele, Gemüt] ⟨Braid⟩ *Hypnotismus, bei dem durch Reizung von einzelnen Teilen des Schädels in bestimmten Gliedern ein *somnambuler Zustand erzielt wurde

Phrenologie [gr. lógos Kunde] Schädellehre ⟨Gall⟩, nach der sich aus der Schädelaußenform der Charakter des Menschen erweisen sollte. Auch gelegentlich = Kranioskopie

phylogenetische [gr. phylḗ Stamm, génesis Entstehung] **Sprachprobleme** ⟨Dittrich⟩ solche, die auf das (einzelindividuelle) Gespräch zwischen zwei Personen Bezug nehmen (Anrede, Gegenrede) mit Berücksichtigung dieser Formen auf eine Schar von Menschen (z. B. Bedeutung sprachlicher Ausdrücke). Als dem Einzelindividuum zukommender Akt ist das Sprechen *ontogenetisch geartet (z. B. die Satz- und Wortverbindung). Erst hieraus die Massen- und Wechselwirkung von vielen Menschen bei der Entwicklung der eigentlichen Sprache (Hervorgehen des Sprachgebrauches und seiner Veränderungen). Allgemein: Phylogenie = Stammesgeschichte. Ontogenie = Entwicklung des Einzellebewesens

Physiognomik [gr. phýsis Natur, gnṓmē Erkenntnis] Deutung des Charakters aus dem Gesichtsschnitt (den Knochen- und Weichteilen). Seit Lavater (um 1775) vertreten, vgl. Phrenologie

Physiologie [gr. lógos Kunde] Wissenschaft der Lebenserscheinungen im normalen Tier- und Pflanzenkörper

physioplastisch ⟨Verworn⟩ Bezeichnung für solche primitiven Zeichnungen (der Naturvölker), bei denen völliges Abbild der körperlichen Erscheinung des Gesehenen fast in photographischer Treue gesucht wird; Ggs. ideoplastisch = Darstellen eines die vielfachen beobachteten Obj. zusammenfassenden Schemas, das unter Umständen daher durchaus „unwirklich" erscheinen kann. Letztere Form ist die entwicklungsgemäß fortgeschrittene, die daher (bei Primitiven) zur Bilbersprache und Buchstabenschrift führt bzw. beim normalen Kinde selbstverständlich Frühform zeichnerischer Darstellungen ist

Phytopsychologie [gr. phytón Gewächs, Pflanze] Pflanzenseelenkunde

Pigmentfarbmischung [von lt. pigméntum Farbe] s. Komplementärfarben; Farbenmischung

Piotrkowski, C., Dr., Berlin. *Psychotechnik. W.: Berliner Begabtenschulen 1918. Ps. Methodologie der wirtschaftlichen Berufseignung 1919

plastisches Sehen [gr. plastikós zum Bilden gehörig] = körperliches Sehen. Gebunden an die binokulare Beob. und abhängig von der sehr geringen Verschiebung der *Doppelbilder im *Auge, die auf dasselbe *Objekt Bezug nehmen. Vgl. Stereoskop

Plethysmograph [gr. plethýnein füllen, vollmachen, gráphein schreiben] ⟨Mosso⟩ Mengenschreiber. Vor. zum

Messen der *Volumschwankungen eines Körperteils (z. B. des Armes). Meist wird der Arm usw. in einer Gummikapsel mit Manschette gelagert, die sich in zylindrischem Gefäß befindet und durch Wasser bzw. Luftdruck eng angepreßt wird, so daß jede Volumänderung sich durch Schlauchleitung auf einen *Mareytambour und so das *Kymographion übertragen läßt

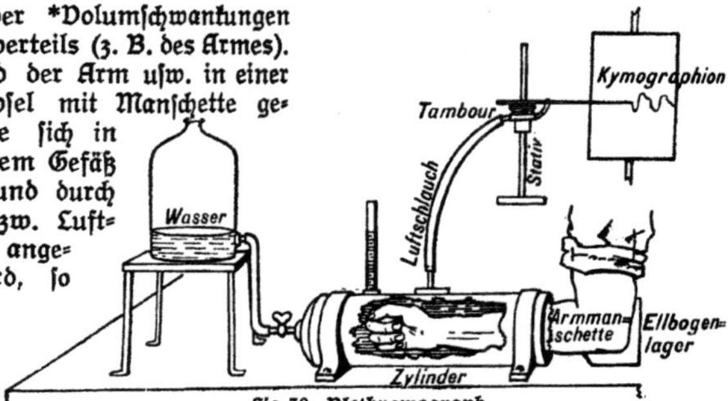

Fig. 30. Plethysmograph

Pneumograph [gr. pneúma Atem, gráphein schreiben] Atemschreiber. Auf Metallunterlage angebrachte, dem *Mareytambour ähnliche Luftkapsel. Diese Unterlage wird mit Bändern auf dem Brustkorb befestigt und überträgt mittels Schlauchleitung in üblicher Weise durch einen zweiten Tambour auf *Kymographion die Atemschwankungen

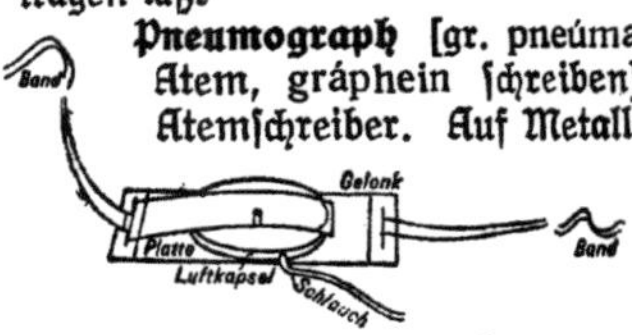

Fig. 31. Pneumograph

Poggendorffsche Täuschung Eine durch (eine oder mehr) Parallelengruppen laufende Gerade erscheint abgelenkt (a' statt a''); s. geometrisch-opt. Täuschungen

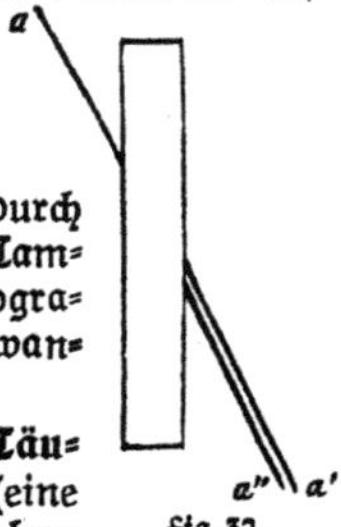

Fig. 32. Poggendorffsche Täuschung

Polyandrie [gr. polýs viel, anér, andrós Mann] Vielmännerei. Eheform, bei der eine Frau mehrere Männer besitzt. Zumeist bei australischen *Primitiven, in Sibirien, bei den Tschuktschen, auf Südseeinseln. Ursache davon ist Frauenmangel, Kindermordsitte. Wesentlich häufiger ist Polygynie

Polygamie [gr. gámos Ehe] gleichzeitige Ehe einer Person mit mehreren des anderen Geschlechts. Sie findet sich in Verbindung mit *Exogamie vielfach vor. Ausgangspunkt dürfte *Polyandrie sein, die vormalige *Monogamie ablöst ⟨Wundt⟩. Darauf folgt die *Gruppenehe, dann Polygynie, endlich wieder Monogamie

Polygynie [gr. gyné Weib] Vielweiberei. Bei Griechen, alten Israeliten, afrikanischen Stämmen, Mormonen, Mohammedanern üblich. Grund: geschlechtliche Befriedigung des Mannes, Herrschafts- und Besitzrechte, die sich mit Erwerb der Frauen steigern

Polyideismus [gr. idéa das gedachte Ding] ⟨Ochorowicz⟩ Fülle der Gedanken und die Gesamtheit psychischer Tätigkeit im Normaldasein. Ggs. Monoideismus, die Einengung des *Bewußtseins unter eine einzige, leitende Vorst., sowie die *halluzinatorische Besitzergreifung der Person in der *Hypnose

polysynthetischer Wurzeltyp [gr. sýnthesis Zusammensetzung] s. Sprachtypen, 1c

Poppelreuter, W. Prof. (* 1886 Oberhausen) Bonn. Erfinder der *Arbeitsschauuhr, bedeutender Pathopsychologe. W.: Kopfschüsse (1917). Arbeitsschauuhr (1918). Ordnung der Vorst.ablaufes (1913). Hirnverletzenfürsorge (1916). Method. Richtlinien (1923)

Population [lt. pópulus Volk] Bestand, Gesamtheit der *Individuen gleicher Abstammung bei einem bestimmten Standort; allgemeiner: die für eine *Statistik benutzte Menge

Posthypnose [lt. post nach, hinten] *hypnotischer Zustand, der auf Befehl des Vers.leiters nachträglich zu genau festgesetzter Zeit in der *Vp. eintritt, ohne daß jener zugegen ist, und die Vp. zur Ausführung bestimmter Befehle treibt. Die P. kann auch nach Wochen stattgaben. In ihr ist die Vp. nicht als wach zu bezeichnen

potentielle Faktoren diejenigen seelischen Seiten der Person, welche als (schlummernde) Möglichkeiten (Anlagen) einer realen Auswirkung harren, aber nicht realisiert zu werden brauchen, da die *effektiven Faktoren das Auswirkungsmaß bestimmen. In erster Linie sind es Anlagen der Sinnesorgane, Art der Intelligenz und Aufmerksamkeit, die hierher rechnen

Präanimismus [lt. prae vor, ánima Seele] s. mythologische Theorien

praktische Psychologie der Teil der angewandten Ps., welcher sich zur Aufgabe die Gestaltung der Zivilisation nach ps. Grundsätzen vornimmt. Ggs. Kulturps. = das Verstehen vorhandener Lebenserscheinungen der Menschheit ⟨Giese⟩. In diesem Sinne bedeutet pr. Ps. auch Psychotechnik

Präsenzzeit [lt. praeséntia Gegenwart] psychische Dauer der Zeit, welche als unmittelbare Gegenwart im Bew. erlebt wird (d. h. mehrere Sekunden). Als Präsentationszeit bei Pflanzen auf den *Heliotropismus bezogen (s. Phototropismus)

Praxinoskop [gr. práxis Tätigkeit, okopeín prüfen] ⟨Reynaud⟩ Verbindung von *Dädaleum und *Stroboskop. Beob. der im Hohlzylinder ruhenden Bilder durch einen in jenem befindlichen Spiegel. Für jedes *Phasenbild ist kleiner Sonderspiegel angebracht, das Bild selbst als Spiegelbild geboten. Es wird durch einen Spalt beob. und in den Teilspiegeln des inneren, parallelen Zylinders des Ap. gesehen, so daß es scheinbar räumlich *fixiert und unbewegt erscheint. Grundsatz einer „stationär" (stillstehend) gemachten kontinuierlichen Bildbewegung, wie beim *Kinematographen

Prel, Du C., * 1839 Landshut, † 1899. Hervorragender Theoretiker der *Paraps. W.: Geheimwissenschaften (1904). Spiritismus (1893). Entdeckung der Seele (1910). Schriften (1900)

Presbyopie [gr. présbys alt, ópsis Gesicht] Fernsichtigkeit, wie sie im Alter üblich, s. Hypermetropie

Primärstellung [lt. primus der erste] des Auges; seine bevorzugte Ausgangsstellung für alle *Augenbewegungen. Sie entspricht der Lage der *Gesichtslinie, bei der sie ein wenig unter der Horizontalebene liegt. Nachweisbar am *Nachbild einer farbigen wagerechten Linie. Die Ermittlung der Lage des *Netzhauthorizontes erfolgt ebenso. Ggs. Sekundärstellung = beliebige Stellung der Augen

primitiv [lt. primitívus der erste in seiner Art] anfänglich, unfertig, ursprünglich. — Primitive: Urvölker. Primitivenkunst, vorzüglich als Zauber- und Verzierungskunst, geometrisch-ornamental geartete Form künstlerischer Betätigung. Besonders bekannt ist die „Erinnerungskunst" der Buschmänner, d. h. Aufzeichnung gesehener Tiere und Naturdinge. Höhere Form ist dann die Nachahmungskunst. P.seele Seelenleben des Naturmenschen. Als Kennzeichen ⟨Wundt⟩ besteht Bedürfnislosigkeit bei voller *Intelligenz wie der des Kulturmenschen. Die Moral hängt von der Umgebung des P. ab; frei kennt er keine unsittlichen Handlungen, verfolgt ist er moralisch haltlos. S. Pygmäen, Totemismus

Prince, Morton, Prof. Boston (* 1854 Boston). W.: Herausgeber: Journal of Abnormal Psychology. Automatism (1885). Dissociation of a Personality (1906). Unconscious (1913)

Prinzip [lt. princípium Anfang, Ursprung] Grundsatz, Allgemeinerscheinung

Prinzipalfarben auch Hauptfarben: rot, gelb, grün, blau. Ggs. Übergangsfarben. Vgl. Farbenmischung, Farbentheor., Grundfarben

Profile, pf. ⟨Rossolimo⟩ graphische Meth. zur Veranschaulichung der Ergebnisse von *Intelligenzprüf. und dem Leistungsvergleich mehrerer untersuchter Vp. Man prüft ausgewählte Gruppen seelischer Eigenschaften mit bestimmten Verf. und ordnet die Leistungen nach 10 Graden in einen Fragebogen ein. Die so erhaltenen Leistungspunkte, zugeordnet je einer Eigenschaft, ergeben eine Gesamtkurve als Profil. Klasse 1—4 entspricht dabei qualitativ der *Imbezillität, 5—6 *Debilität, 7—10 Normalbegabung. Wird das Profil durch *Eichungen so festgelegt, daß n verschiedene pf. Funktionen von der Vp. geprüft und die Ergebnisse als Prozentsatzwerte eingetragen sind, so gestattet es für jeden Fall und bei jedermann ganz allgemeine vergleichbare Persönlichkeits*diagnosen und ist Ersatz für größere Gutachten ⟨Giese⟩ = pf. „Normung"

progressiv [lt. progréssus Fortschreiten] vorwärtsschreitend, sich aufwärts entwickelnd. P.geruch ⟨Field⟩ ein mit dem Alter des Tieres sich verändernder, erblicher Stammesgeruch (z. B. bei Ameisen)

Projektion [lt. proiéctio Vorwerfen] *psychanalytisch, Verlegung von eignen Wünschen in andere Menschen. P.hypothese Annahme, daß die Netzhaut die angeborene Fähigkeit habe, die Eindrücke in Richtung gerader Linien (*Richtungsstrahlen,

**Disierlinien) nach außen zu verlegen

Promiskuität [lt. promiscuus gemischt] Gemeinschaftsehe bei Naturvölkern. Auf Grund der P. beginnt die Frau sich gegen die allgemeine geschlechtliche Ausnutzung ihrer Person zu wehren, so daß die *Monogamie bzw. *Gynäkokratie entsteht. Nach griechischem Muster P. auch = Hetärismus ⟨Bachofen⟩

Proportion [lt. propórtio Ebenmaß] Gleichung, Verhältnis zwischen zwei Größen. — Proportional verhältnismäßig, entsprechend. — P. eindrücke ⟨Bühler⟩ die bei Wahrn. von Raum= (bzw. Zeit=) Gestalten bedeutsamen Beachtungen der Längenverhältnisse zwischen Höhen, Breiten, Tiefen des Gesehenen. Für diese Verhältniswerte der Raumgrößen ist man besonders empfindlich, daher allgemeine Verbreitung bestimmter Wohlgefälligkeitsproportionen, z. B. der goldene Schnitt. S. auch exp. Ästhetik

Prosaformen erste Art volksgemäßer Dichtung: Märchen, Tierfabel, Heldenlied. Letzteres steht in Verbindung zum Ahnenkult. S. Naturmythen

Protokolliermethode Verf., das sich auf genaues Verzeichnen der *Aussagen, Angaben und mündlichen Schilderungen, auch auf *Verhör der Vp. nach einem Verf. bezieht

Protoplasma [gr. prótos der erste, plásma das Geformte] „Urstoff", Haupt= und Grundbestandteil der Zellen

Prozeßtalisman Handlungen und Gegenstände, die in Prozessen Glück bringen sollen. Beispiele: Eintreten ins Zimmer mit bestimmtem Fuß, Gebetformeln, Kaninchenpfoten

pseudoskopische Erscheinungen [gr. pseudés falsch, skopeīn prüfen] *optische Täuschungen, die sich auf Größe, Entfernung und Gestalt gesehener Gegenstände beziehen. Beispiel: umkehrbare perspektivische Täuschungen, wie die Schrödersche Treppe

Psychasthenie [gr. asthéneia Kraftlosigkeit] unentschlossene Stimmung von seelisch nicht normalen Personen (z. B. Neurasthenikern) mit Zwangs= und Zweifelvorst.

Psyche [gr. psyché Seele] Seele, ursprünglich auch im Ggs. zur Körperseele als Hauch= oder Schattenseele, im Sinne von „Geist", Hauch, Schatten, Bild

Psychiatrie [gr. iatreía das Heilen] Heilkunde des krankhaft gearteten Seelenlebens. Wissenschaft der Geisteskrankheiten

Psychoanalyse [gr. análysis Auflösung, Untersuchung] richtiger Psychanalyse, nach Freud die Zergliederung und Auseinanderlegung der seelischen Bew.Inh. im einzelnen durch Befragung und Herausheben dunkler, *unbewußter Vorst. (s. Komplex). Die Befragung erfolgt zumeist bei *hysterischen oder stark nervösen Patienten und knüpft an die Zergliederung des Traumlebens usw. des Betr. an. Durch Wiederaufleben=lassen der Komplexe erfolgt „Abreaktion" (s. d.) und so Beseitigung von Hemmungen. Die P. hat theor. hohe Bedeutung für die Lehre vom Bew. gewonnen und neuerdings durch Übertragung ihrer Methodik auf die Kulturgegenstände (Religion,

Kunſt uſw.) die vergleichende Entwicklungspſ. ſtark befruchtet (ſ. d.)

pſychogalvaniſcher Reflex ⟨Veraguth⟩ Erſcheinung, daß der Widerſtand des menſchlichen Körpers gegenüber elektriſchem Strom durch ſeeliſche Inhalte verändert werden kann. Der Strom wird durch Handelektroden zugeführt und zu einem Spiegelgalvanometer (Strommeßvor.) geführt. Bei Darb. von *Reizen, die *Gef. uſw. in der Vp. wecken, tritt Schwanken der Galvanometernadel auf. Wurde auch zur *Tatbeſtandsdiagnoſtik gebraucht, indem dem Verbrecher eine Reihe Worte zugerufen wurde. Bei *aſſoziativen Verdachtsworten ergaben ſich beſonders auffällige Widerſtandsänderungen des Stroms. Das Verf. iſt indeſſen noch nicht ſicher, da auch Schweißabſonderungen der Hand Stromänderungen hervorrufen

Pſychogeneſis [gr. génesis Entſtehung] auch Pſychogeneſe, Entſtehen des Seelenlebens (z. B. beim Kinde)

Pſychognoſtik [gr. gnôsis Erkenntnis] ⟨Stern⟩ Menſchenkenntnis durch wiſſenſchaftliche Unterſ.weiſen, wie ſie die *differentielle Pſ. kennt

Pſychogone [gr. goné Erzeugung] beim Denken, Vorſt.; angeblich entſtehende feinſtoffliche Gebilde, Ausſcheidungen der Aura (ſ. d.), die die *Okkultiſten ſogar photographiert haben wollen

Pſychographie [gr. gráphein ſchreiben] nach Oſtwald und Baade die geordnete Darſtellung und Aufteilung einzelner Perſönlichkeiten nach pſ. Geſichtspunkten zu einem Charakterbilde. Auf Grund eines Fragebogens wird der Charakter nach verſchiedenſten Merkmalen unterſ. Die Unterlagen dazu ergeben Zeugenausſagen, ſchriftliche Überlieferungen, Beob., wohl auch der Verſ., eigene Äußerungen. Beſonders angewendet auf geniale Perſonen. Das erhaltene Bild heißt Pſychogramm. Es iſt dann entweder genetiſch (Längspſychogramm) oder der Struktur der Perſönlichkeit gemäß (Querpſychogramm). Es gibt ferner Teil- oder Geſamtpſychogramme. In ganz anderem Sinne verwendet die *Parapſ. die Bezeichnung P. Sie verſteht darunter die photographiſche Feſtlegung von Einwirkungen der Gedanken auf ſog. Ausſtrahlungen geiſtiger Art (ſ. Aura)

Pſychoid [gr. eidos Geſtalt] ⟨Drieſch⟩ ein Komplex, z. B. bei niederen Leweſen, der zwar keiner ausgeſprochenen „Seele" gleichkommt, aber doch nur pſ. verſtanden werden kann, um gewiſſe Handlungen des Leweſens zu begreifen

Pſychologie [gr. lógos Lehre] Die „Seelenkunde", d. h. die geſamte Wiſſenſchaft von den Eigentümlichkeiten jedes Seelenlebens, gleichgültig auf welche Meth. begründet, auf welche Teilgebiete beſchränkt und welche, ein geiſtiges Leben zeigende, Weſen (z. B. Menſch — Tier — Pflanze) bezüglich. Gelegentlich wird Pſ. begrenzt auf die ſeeliſchen Elemente ⟨Lipps⟩, andere ſchließen ausdrücklich auch die korrelierenden organiſchen Vorgänge und die unbewußten Inhalte mit ein ⟨B. Erdmann⟩. Külpe hält als Gegenſtand der Pſ. „alles in und an der vollen Erfahrung eines Individuums, das von ihm ſelbſt abhängig iſt". Wundt bestimmt die Pf. als Wissenschaft der Erlebnisse in Beziehung zum erlebenden Subjekt. Die Pf. befaßt sich mit Beschreibung und Erklärung von Bew.Inh. des einzelnen wie der Masse. S. Völker-, Kollektiv-, Individual-, Kinder-, angewandte, Arbeits-, Wirtschafts-, Religions-, Para-, Patho-, Sexual-, generelle, Tier-, vergleichende, Sinnes- usw.pf. Psychisch = seelisch. Psychologisch = entsprechend den Lehren der Pf., seelenkundlich

Psychopathia sexualis [gr. páthos Leiden; lt. sexuális auf das Geschlecht bezüglich] Lehre von krankhaften Erscheinungen des Geschlechtstriebs, oder diese Triebe selbst (Sammelname). Psychopathische Konstitution Bezeichnung für Entwicklungsstörungen der *Intelligenz, verbunden mit Fehlern im Nervensystem, im *Gehirn. Hauptsächlich als *hysterische, *degenerative, *neurasthenische und *depressive Form auftretend. Geistige Minderwertigkeit kann sich dabei auch auf das Gef.s- und Willensleben beziehen

Psychopathologie Wissenschaft der krankhaften Seelenerscheinungen. Die Pathopf. folgert Erkenntnisse seelenkundlicher Art aus Erkrantungen

Psychophysik ⟨Fechner⟩ Wissenschaft zur Erforschung der Beziehung zwischen *Reiz und *Empfindung, insbesondere hinsichtlich der Sinneswahrn. P. der Arbeit ⟨Meumann⟩ quantitative Messung von Arbeitsleistungen im pf. Verf., unter Abstufung und Änderung der Einzelbedingungen. — Psychophysische Formel f. Fechnersches Gef. — Psychophysische

Maßmeth., die zumal der Unterf. von Sinneswahrn. angepaßten Unterf.weisen (z. B. Meth. der ebenmerklichen Unterschiede, der mittleren Fehler, der minimalen Änderungen, Konstanzmeth., f. d.)

Psychoreflexologie [lt. refléctere zurücklenken] auch obj. Pf. ⟨Bechterew⟩ Wissenschaft, die das Verhalten des Körpers zur Außenwelt und im Zusammenhang mit der stattgehabten Erfahrung prüft und subj. Ausdeutung und Beob. für pf. Zwecke keinen Raum gewährt. Alle seelischen sind „neuropsychische" Vorgänge. Entsprechend zeigen sich alle seelischen Vorgänge im Körperlichen, aus dem sie stammen

Psychose Geisteskrankheit

Psychotechnik ⟨Stern⟩ Menschenbehandlung. Münsterberg in weiterem Sinne als Anwendung pf. Verf. auf die gesamte praktische Kultur, so die Gesellschaftsordnung (Berufspf., Gruppenpf., Verkehrsformen, Menschenkenntnis), Volksgesundheit (*Psychotherapie, *Psychanalyse, *Hypnose, *Eugenik), Wirtschaftsleben (*Taylorsystem, *Eignungspf., *Reklame), Recht (Zeugenaussage, Angeklagtenunterf., Verbrechenstatistik, Urteilsstatistiken), Erziehung (*experimentelle Pädagogik, Unterrichtspläne, Übungsschulen, Begabtenauslese, Hilfsschulwesen), Kunst (exp. *Ästhetik, pf. des Spiels, Künstlerschaffen, *Einfühlung, Gef.unterf., Sinneswahrn.) und Wissenschaft (z. B. Sprachtypen, Völkerkunde, Geschichte, Musik, Vererbungswissenschaft, Kulturgeschichte), f. praktische Pf.

Psychotherapie [gr. therápeia Kranienpflege) Heilung von Störungen meist seelischer Art, durch Gespräch, *Hypnose, *Psychanalyse, *Suggestion oder sonstige psychische Verfahren. Auch *Christian science ist P.

Pubertät [lt. pubértas Geschlechtsreife] Entwicklungsjahre, Reifezeit des Jugendlichen. Beim männlichen Geschlecht etwa 12.—17., bei Mädchen zwischen 10.—16. Jahr, doch schwanken die Zeiten für Stadt, wo die P. früher eintritt, und nach der Gegend (im Norden später, im Süden früher)

Pulsfrequenz [lt. pulsus Schlag, Puls; frequens häufig] Pulsschlagzahl in der Minute. Zur Prüf. dient

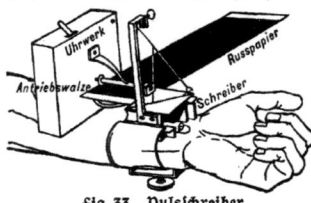

Fig. 33 Pulsschreiber

z. B. der Pulsschreiber = *Sphygmograph ⟨Jaquet⟩. Ein auf die Hand gesetztes Uhrwerk schreibt durch Hebelübertragung die Bewegung des Pulses auf Rußpapier als Kurve. Zugleich wird durch zweiten Hebel die Zeit markiert

Punktschrift s. Brailleschrift

Pupille s. Auge

Pupillometer [lt. pupilla „kleines Mädchen" wegen des verkleinerten Bildes, das die Pupille reflektiert, gr. métron Maß] Meßvor. zur Ermittlung der Pupillenweite (bei Lust oder Schreck tritt z. B. Erweiterung ein). **Pupillenreflex** = Einwirkung von Reiz auf Weite der Pupille

Purkinjesches Phänomen Bei Dunkel-*Adaption erscheint im schwacherleuchteten Spektrum grün als hellste Stelle, blau heller als rot. Bei mittlerer Beleuchtung werden dagegen gelb und rot hellste Spektrumstellen. Hieraus folgt auch die Erscheinung, daß Gemälde in der Dämmerung gänzlich anders leuchten als im Hellen (grün, blau treten hervor). — Purkinjesche Aderfigur *entoptisches Bild der Netzhautgefäße. Kommt zustande beim Betrachten einer dunklen Fläche und gleichzeitigem Hin- und Herbewegen einer hellen Lichtquelle seitlich vom *Auge

Puzzlespiel [engl.] s. Kombinationstests. P. ursprünglich ein Geduldszusammensetzspiel zerschnittener Figuren

Pygmäen [gr. pygmaios eine Faust lang] Zwergvolk in Afrika, ähnlich den Negritos auf den Philippinen, den Senoi in Malakka, den Weddas auf Ceylon. Diese P. wurden für ps. Unters. *primitiver Kulturen herangezogen, da sie als Kindheitsstufe der Menschheit angesehen

Pykniker [πυκνός = dicht] = der fest Gewachsene, nach Kretschmer Bezeichnung für Konstitutionstyp mit kleinerem Wuchs und stärkerem Fettansatz an Schulter, Arm, Bauch. In pathologischen Fällen zum manischdepressiven Irresein geneigt, bei Normalen als periodisch wechselnder Arbeitstyp („zyklothym") mit zu Humor, Versöhnlichkeit und praktischer Leistung neigender Lebenshaltung erkennbar

Pyromanie [gr. pýr Feuer, manía Wahn] Trieb, Brandstiftungen zu begehen

Quadrattäuschung bei gleichgroßen Quad. erscheint das auf der Spitze stehende größer

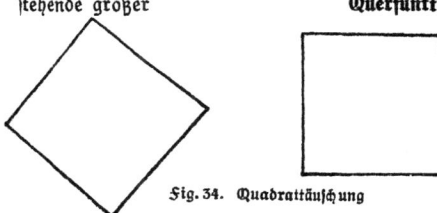

Fig. 34. Quadrattäuschung

Qualität [lt. qualis wie beschaffen] besondere Zusammensetzung eines Bew.Inh., die ihn deutlich von anderen unterscheidet und so zugleich als eigenbestehend bestimmt (Art der Farbe, Höhe des Tones, Richtungsbeschaffenheit der Intelligenz usw.). — Qu.stadium s. Apperzeptionsstadien

Quantität [lt. quantus wie groß] die Menge, der Massenwert eines Inhalts. Bei Farben z. B. die große oder kleine Fläche, bei Tönen die Zahl gleichzeitiger Reize. Vgl. auch Intensität

Quarte [lt. quartus der vierte] s. Akkord, Konsonanz

Quartil ⟨Galton⟩ in der *Vererbungslehre eingeführtes Verf. zur Aufteilung *statistischer Ergebnisse. Die Maß= bzw. Ergebniszahlen werden gruppiert nach solchen, die von ¼, ½, ¾ der *Varianten nicht überschritten wurden. Der Grad, der die Materialmasse halbiert, heißt „Meridian". Die Hälfte der Varianten befindet sich zwischen dem 1. und 3. Viertelsgrad = dem Hälftespielraum. Das Qu. ist dann weiterhin dessen Hälfte

Querdisparation [lt. disparáre absondern] s. disparate Netzhautpunkte, Doppelbilder

Querfunktion s. Scheinbewegungen

Quinckesche Pfeifen Reihen von Pfeifen, bestehend aus im Winkel aufeinanderstoßenden Röhren, die zum Prüf. der *Differenztöne dienen

Quinkunx [lt. quincunx Gruppe v. 5 (∶·∶)] ⟨Galton⟩ Trichterap. mit in Reihen aufgestellten, keilförmig angeordneten Stiften. Werden in den senkrecht gestellten Ap. von oben Schrotkugeln durch einen Trichter geschüttet, so ordnen sie sich in den Stiften nach der sog. „Fehlerkurve" auf, verteilen sich nach der in der *Statistik benutzten Wahrscheinlichkeitsberechnung (Darstellung der praktischen Richtigkeit der Theor.)

Quinte [lt. quintus der fünfte] s. Akkord, Zweiklang, dessen Töne fünf Tonleiterstufen voneinander entfernt. — Qu.zirkel Rundlauf durch die 12 Quinten im temperierten, musikalischen System. Es folgen: c-g, d-a usw.

Ragoni Scinas Kontrastverf. besteht darin, daß zwischen zwei im rechten Winkel sich treffenden senkrechten und wagerechten Papierflächen eine farbige Glasplatte im Winkel beweglich hin und her gedreht werden kann. Auf der horizontalen Fläche ist ein kleines, schwarzes Papierquadrat befestigt. Das von oben hineinschauende *Auge des Beob. sieht dieses Quadrat in der jeweiligen *Komplementärfarbe zur Glasplattenfarbe

Randkontrast Beob., daß bei sich gegenseitig beeinflussenden Obj. die Ränder der betr. Kontrastflächen stets größeren Ggs. aufweisen als weiter zurückliegende Flächen (verstärkter Kontrast)

Rangordnungsplatz das in der *Korrelations- und *Variationsforschung gelegentlich benutzte Verf., alle Varianten zunächst, ähnlich wie bei der Rangordnung in der Schule, in eine Stufenfolge zu bringen, bei der mit der niedrigsten oder geringsten Leistung abgeschlossen, mit der besten begonnen wird; daraus Verlegung jeder Vp. auf einen bestimmten Rangplatz, einer Rangordnungsnummer, der sie zugehört. Bezieht man diese Rangordnung auf einen vorliegenden Fall, so handelt es sich um einen *absoluten R., bezieht man sie auf eine Rangordnung von hundert Personen (also in Prozenten), heißt der Rangplatz *relativ. Der mittlere Rangplatz hat dann die Prozentnummer % Nr. 51½. Wo wirkliche „Messung", nicht nur Abschätzung, von psychischen Werten stattfinden konnte — etwa in der Sinnespf. —, tritt dafür die Reihe der gewonnenen Maßzahlen ein

Ranschburg, P., * 1870, Györ. Prof. Budapest. W.: Ähnlichkeit beim Lernen (1905). Das kranke Gedächtnis (1911). R.sches Phänomen: bei kurzdauernder Darbietung von Reihen (aus Buchstaben, Ziffern usw.) werden solche mit ungleichartigen Elementen besser erkannt; gleichartige hemmen sich, vor allem bei mangelnder gestaltlicher Ausprägung des Ganzen

Rapport [frz., Beziehung] die in der *Hypnose zwischen Vp. und Vers.leiter bestehende innere Abhängigkeit. Als Isolierrapport bezeichnet, sobald die Vp. nur mit einer einzigen Person in geistiger Abhängigkeit bleibt

Rassenhygiene s. Eugenik. Sammelbegr. für Veranstaltungen und Forschungen zur Hebung der menschlichen Rassen. Die Eugenik behandelt hiervon nur die erblichen Erscheinungen. Allgemeinverbesserungen, ohne Rücksicht auf Erblichkeit, werden auch als Euthenik bezeichnet

Rationalisierung [lt. rátio Vernunft] vernunftgemäße Begründung, zumal bezogen auf aus dem *Unterbewußten (durch *Hypnose, *Psychanalyse) bewegte Vorst., die der Betr. sich nunmehr erklären kann, so daß sie ihren zum Teil peinlichen Wert verlieren

Raumempfindungen (s. Auge) zweidimensional als flächenhafte, dreidimensional als körperhafte Wahrn. Das Netzhautbild, die Augenmuskelbewegungen, *Akkommodation und (*binokulare) *Konvergenz haben teil am Zustandekommen der R. — R.phantasie räumliche Ausdeutung und Auffassung von Zeichnungen und Darstellungen durch die *Phantasie. (*Proportionalitäts- und Entfernungsdeutungen.) — R.schwelle teils bezogen auf die Tastwahrn. = Bezeichnung für die kleinste Entfernung zweier Punkte, die auf der Haut noch eben als getrennt wahrgenommen werden. (Die R. richtet sich nach der Körpergegend und beträgt z. B. auf Zungenspitze 1 mm, Vorderarm 25 mm, Rücken

Reaktion 133

60 mm). Teils bezogen auf die Größe des Gesichtswinkels eines Obj., bei dem es vom einzelnen *Auge noch eben wahrgenommen werden kann, oder bei der noch 2 Punkte (Linien) als räumlich entfernt gesehen werden. (Die Sehschärfe gilt als normal, wenn unter einem Gesichtswinkel von 5 Minuten alles erkannt wird.) — R.täuschungen Irrtümer im Einschätzen von Winkeln, Strecken, Flächen, Körpergrößen. Beispiele: eine geteilte Strecke b erscheint größer als eine gleichgroße ungeteilte a.

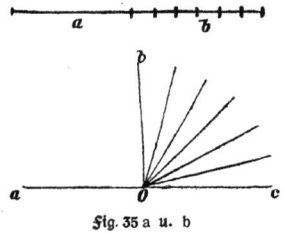

Fig. 35 a u. b

Ein in mehrere Zwischenwinkel geteilter rechter (boc) erscheint größer als derselbe rechte, aber ungeteilte Winkel (boa). S. ferner: Zöllnersche Täuschung, Poggendorffsche Täuschung, Heringsche Sternfigur, Müller=Lyer=Figur.

Reaktion [lt. re zurück, áctio Tätigkeit, Wirkung] Gegenwirkung. Pf.: Gegenhandlung einer Vp. auf einen *Reiz; im engeren Sinne Ausdrucksform von *Willenshandlung nach Einwirkung eines Reizes. — Indirekte R. nennt Yerkes ein Verf., um bei Tieren auf Umwegen die R. nach Sinnesreizen festzustellen. Es erfolgt eine Darb. verschiedener Reize (A und B) und Beob., inwieweit auf B mitreagiert wird, wenn B mit A zeitlich zusammenfällt bzw. nicht *simultan erscheint (z. B. Messung des Gehörs bei Fröschen unter gleichzeitiger Darb. von Sanggegenständen). — R.bildung nennt demgegenüber die *Psychanalyse die Tatsache, daß in den *Sublimierungen versteckte Inhalte durch scheinbar gänzlich andere Vorst. verdunkelt dargestellt werden (z. B. „Tod" statt *Libido, Sittlichkeitsfanatismus statt eigener Wollust). — Im eigentlichen pf. Sinne findet der Vorgang der R. nach der R.meth. statt. Die Vp. muß auf einen oder mehrere erfolgende Reize (*Farbe, auftauchendes Licht, erklingenden *Ton) sofort mit Druck auf einen Hebel (Morsetaster) antworten, oder sonst sogleich eine vorbestimmte Handlung einfacher Art vollführen. Die Zeit zwischen Reiz und R. wird gemessen am *Chronoskop. Erfolgt die R. schlechthin = freie R. hat die Vp. etwa — je nach Art des unvermittelt einsetzenden Reizes — zwischen mehreren R.=möglichkeiten (verschiedenen Tastern) zu wählen = Wahlreaktion. Letztere erfordert längere Zeit. Die R. kann auch z. B. durch die Sprache erfolgen (bei *Assoziationsverf., f. Schallschlüssel, Tatbestandsdiagnostik). R., die der Aufgabe nicht entsprechen, hei=

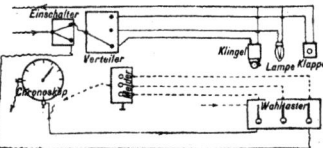

Fig. 36. Reaktionsschaltung

ßen Fehlreaktionen. Die Art der R. läßt, mehr oder minder klar, gewisse R.typen erkennen. Die Menschen stellen sich entweder auf schnelle, augenblickliche Ausführung der R.-handlung ein = muskulärer Typ, oder sie beachten erst genau den Sinnesreiz und seine Art, um alsdann zu reagieren = sensorieller Typ ⟨Lange⟩. Flournoy unterscheidet ähnlich einen indifferenten und einen zentralen *Typus. Es ist fraglich, inwieweit hier wirkliche unveränderliche Unterschiede der Menschen vorliegen. Der muskuläre Typ reagiert schneller. — Die Dauer der R. heißt R.zeit. Sie beträgt etwa $1/10$ Sekunde, ändert sich aber nach Art der Aufgabe und dem Geisteszustand der Vp., vgl. Distribution

Rechenheft ⟨Kraepelin, Schulze⟩ in Reihen vorgedruckte ein- oder mehrstellige Zahlen, die zusammengezählt, abgezogen oder sonstwie einheitlich verrechnet werden sollen. Messung der Fehler der Einzelarbeit pro Minute, der Dauer für jede Seite der Rechenvordrucke usw. S. Addiermeth.

Rechtsformsymbolik [gr. sýmbolon Erkennungs-, Merkzeichen] völkerps. Bezeichnung für ursprünglich als*magisch-zauberhaft empfundene Sinnbilder für Abschluß von Rechtsverhältnissen, Handlungen beim Ausüben von Rechtsabmachungen (Beispiel: Marksteine, Masken, Kreuzschlagen, Tracht des Richters, Schwur)

Recklinghausensche Figur Darstellung der Neigungen scheinbar vertikaler und horizontaler Linien im Sehfeld. In hinreichend großer, weißer Kreisfläche sind für alle Meridiane vom Mittelpunkt ab zu den Rändern mehr und mehr verzerrt schwarze Vierecke gezeichnet. In angemessener Entfernung *monokular, unter Fixation des Mittelpunkts beob., erscheint die Figur als Schachbrettmuster

Reflex [lt. refléctere zurücklenken] Widerschein, Widerhall. Meist im engeren Sinne = R.bewegung einfache und ungewollte Bewegung auf Grund eines auslösenden *Reizes (Beispiel: Lidschließen bei grellem Licht, Armzucken bei unvermuteter Berührung). Hieraus abgeleitet die Reflexologie Bechterews, die versucht, auch bestimmte seelische Inhalte aus physiologischen Reflexvorgang zu erkennen bzw. abzuleiten (s. Psychoreflexologie). Ggs. Instinktbewegung

Reflexionspsychologie Lehre, die Erkenntnisse nur aus innerer Wahrnehmung des Beobachtenden ableitet. Ggs. *experimentell

Regeneration [lt. regeneráre wieder erzeugen] Wiederherstellung eines früheren Zustandes. Bei Pflanzen z. B. selbständiges Ausgleichen von Verletzungen, bei Wahl der dazu dienenden Mittel und Anpassung an die neue Sachlage

Registrieren [lt. régere ordnen] Aufzeichnen (meist durch besonderen Ap.) ⟨Sommer⟩; vgl. unwillkürliche Bewegungen

Regression atavistische s. Atavismus. — R.linien ⟨Galton⟩ statistisches Verf. zur Veranschaulichung von Rechnungsergebnissen der Vererbungslinien. In einem Koordinatensystem entsteht, durch Eintragung gefundener Beziehungswerte zweier Generationen (z. B. Eltern-Kinder) hinsichtlich eines unters. Merkmals,

regressiv eine die Beziehung ausdrückende Kurve. Ist die Linie gerade = lineare R. Diese tritt ein bei Ähnlichkeit der gemessenen Größen

regressiv [lt. regréssus Rückschritt] absteigend, rückbildend

Regulationen [lt. reguläre ordnen] Ausgleichserscheinungen bei Pflanzen. Beispiele: schnelleres Wachstum verletzter Teile, früheres Getreidereifen in entsprechender Gegend, Anpassung an neue Belichtungsverhältnisse, Bauvereinfachung unterernährter Pflanzen, Formänderungen von Bäumen zwecks Lichtausnutzung, Ausströmen von Duftstoffen zur Zeit der Sporenreife, Selbstabtragung eines verletzten Gliedes jenseits der Verwundungsstelle u. a. m. Die R. können so eine Reihe länger dauernder Handlungen der Pflanze darstellen

Rehmke, J., Prof. Greifswald. *1848 Elmshorn. W.: Lehre vom Gemüt (1911). Außenwelt, Innenwelt (1898). Wechselwirkung oder Parallelismus (1902). *Trieb und *Wille (1899). Seele des Menschen (1905) D. Wollen (1926)

Reihendurchschnitt Summe der Einzelwerte einer Reihe dividiert durch Zahl der Werte, s. arithmetisches Mittel

Reihenphotographie Verf. zur Festlegung von Bewegungen der Hauptkörperpunkte beim Gang, Sprung usw. Durch kleine, elektrische Lämpchen, Geißlerröhren, werden am sonst dunkel gekleideten Körper gewisse Punkte festgelegt, der Körper alsdann in der Bewegung im Dunkeln photographiert, so daß ein Abbild der Punktbewegungen entsteht. Neuerdings als sog. „Kreislaufbild" stereoskopisch oder im Film photographiert ⟨Gilbreth⟩, um Bewegungsvorgänge für Zwecke des *Taylorsystems zu beob. (Beispiel: Vorgang beim Sortieren oder Stempeln von Briefen)

Reinigungsriten [lt. ritūs Brauch, Sitte] s. Opfer, Lustration. Brauch, sich vom Einfluß des unheilbringenden *Tabu zu befreien durch einen Gegenzauber. Wasser, Feuer, die *magische Übertragung sind beliebte Reinigungsmittel. Auch Opfer kommt vor

Reiz von außen oder innen auf die Sinneswerkzeuge einwirkender *objektiv gegebener Wert, der nunmehr subj. empfunden wird (z.B. ein physikalisches od. chemisches Objekt usw.), vgl. ebenmerkliche Reize. R. haar an Stab oder kleiner Hülse befestigtes, verschieden lang einstellbares Haar ⟨v. Frey⟩, mit dem man punktweise feinsten Druck auf die Hautoberfläche geben kann zur Ermittlung der Druckpunkte. — R. handlungen alle aus R. folgernden Tätigkeiten des *Individuums, zumal bei Pflanzen die nur vermutungsweise vorkommenden psychischen Tätigkeiten: Aufsuchen hell belichteter Stellen, Anpassen an zweckmäßigste Ortsstellung, Abwenden bei plötzlich einsetzender Beschattung, s. Tropismen. — R. höhe obere Grenze, bis zu der ein Sinnesorgan R. empfindet (Ggs. R. schwelle). Darüber hinaus findet keinerlei geregelte Wahrn. mehr statt. — Demgegenüber die R. schwelle unterste Grenze, jenseits welcher R. noch keine merkliche Empf. wecken. R. höhe = Maximal-, R. schwelle = Minimalempf. Die R. empfindlichkeit ist *proportional dem umgekehrten Wert der R. schwelle. — Als R. um fang bezeichnet man das Gebiet derjenigen R.größen, deren Veränderung eine Veränderung der Empf. parallel geht. Ist R.schwelle = S, R.höhe = H, so ist R.empfindlichkeit = 1/S, R.empfänglichkeit = H, R.umfang = H/S

Reklame Teilgebiet der *Psychotechnik, das sich der Erforschung der *Suggestions- und Einprägungskraft, der Klarheit von Geschäftsanzeigen, Warenzeichen widmet. Es werden z. B. in folgender Reihenfolge, mit dem Optimum beginnend, am besten gelesen und erkannt Firmenschilder: schwarze Schrift auf gelbem Untergrund, grün auf weiß, rote Buchstaben auf weiß, blau auf weiß, weiß auf blau, schwarz auf weiß, gelb auf schwarz usw. Am ungünstigsten rot auf grün.

Rekonstruktionsmethode [lt. re- wieder, construére errichten] ⟨Meumann, Fernald⟩ Wiederherstellenlassen dargebotener Eindrücke (Bilder usw.) durch Zeichnung, Angaben der Vp., Feststellung der bevorzugten Einzelinhalt-Ermittlung des *Vorst.typs

Relation [frz.] Beziehung. — Prinz. der beziehenden R. s. Kausalität. — R.stadium s. Apperzeptionsstadien

relativ s. absolut. — Relativitätsges. ⟨Wundt⟩ besagt, daß wir alle Dinge nur in Beziehung zueinander auffassen

Religionspsychologie von Hall, Starbuck, James, Wundt u. a. entwickelte erklärend-verstehende Darstellung der ps.Hintergründe für religiöses Erleben (z. B. Bekehrung, Reue, Sünde), kulthaftes Bewahren von Sitten und Gebräuchen, charakterologische Eigenart der Religionsstifter und der Gläubigen. Übergang zur Pathologie und Soziologie liegt nahe. Neuerlich erfolgten Anregungen durch die Völkerps. und die Psychanalyse

Repräsentanten [lt. repraesentáre veranschaulichen] Vertreter, Darsteller (einer Vorst. z. B.)

Reproduktion [lt. prodúcere hervorbringen] Wiedererzeugung. — Reproduzieren: früher erlebten Inhalt erneut im Bew. ans Tageslicht fördern. — R.meth. auch *Assoziationsmeth. = Verf., um Vorst.Inhalt oder *Typen zu prüfen. Gemessen wird die Zeit zwischen einem dargebotenen Reizwort und der Antwort (= R. der Vp.). Das erstere kann *optisch oder *akustisch gegeben sein, die R. unmittelbar = frei erfolgen oder an gewisse Bedingungen geknüpft werden (gebundene R.). Zu diesen rechnet man etwa die Forderung, daß man begrifflich unter-, über-, nebengeordnet reproduzieren müsse usw. — Bei der freien R. handelt es sich oft nur um Feststellung der Richtung der gewählten R., weniger um die R.zeit. — R.schwierigkeit ⟨Rust⟩ die bei Kindern vorkommenden Schwierigkeiten im R.ablauf. Je nach Art der geforderten Einschränkungen fallen gebundene bzw. ungebundene R. schwerer. Theorie, die unveränderte R. anerkennt = Substantialitätstheor.; Ggs. „Aktualitäts"theor.

Residuum [lt.] Überbleibsel, Rückstand

Resonanzmethode [lt.resonáre wiedertönen] ⟨Stern⟩ Vers., die *motorische usw. Einstellung verstorbener, meist geschichtlich bedeutender Menschen nachträglich auf Grund der hinterlassenen Werke (Dichtungen, Zeichnungen) zu ermitteln. Benutzt wird dazu eine Zergliederung derselben nach Sprachtypen, künstlerischer Art der „Handschrift" usw. — R.theor. des Hörens ⟨Helmholtz⟩ Lehre, daß die Fasern der Basilarmembran im *Ohr wie *Resonatoren auf die *Töne antworten und auf eine Wellenbewegung ansprechen, sobald diese gleiche Eigenschwingungsperiode besitzen wie sie. Die Zahl der Querfasern beträgt 13 400 bis 24 000 Stück, ihre Länge 0,047 bis 0,49 mm. Etwa ebensoviel Einzeltöne werden wahrgenommen. *Differenztöne erklärt Helmholtz aus Bewegungen des Trommelfells und der Gehörknöchelchen

Resonator hohler Metallzylinder, der entsprechend seiner Größe auf einen bestimmten Ton abgestimmt ist und ihn verstärkend wiedergibt, wenn angemessene Schallwellen ihn treffen. Dient zum Nachweis von *Obertönen in einem *Klang usw.

Respiration [lt. respiráre atmen] Atmung

Resultanten [lt. resultáre zurückspringen] die sich aus anderen Zusammenhängen ergebenden Folgeerscheinungen. — Prinz. der schöpferischen R. ⟨Wundt⟩ s. Kausalität

Retina [lt. rete Netz] Netzhaut s. Auge

retroaktive Suggestion [lt. retro rückwärts, activus tätig] solche *Suggestion, die die Vp. veranlaßt, Erinnerungsbilder und frühere Bew.-Inh. wieder ans Tageslicht zu fördern

reziprok [lt. reciprocáre auf gleicher Bahn zurückbringen] wechselseitig, umgekehrt

Rhythmus [gr. rhythmós Takt] geregelte Gliederung *akustischer, *optischer oder sonstiger Bew.einheiten. Ursache eine besondere Anlage des Bew., die beim Gehen, Sprechen, Singen bereits auftreten kann und aus einem geregelten Wechsel zwischen starken und schwachen (betonten-unbetonten, hellen-dunklen usw.) Inhalten im zeitlichen Ablauf einer Reihe derselben Eindrücke besteht. *Kinästhetische Empf. zeigen den R. am klarsten, ebenso offenbart er sich bei Darb. *intensiv und qualitativ verwandter ak. Eindrücke. Aus dem R. bilden sich Takteinheiten, die z. B. dazu dienen, Gliederungen der Bew.-Inh. vorzunehmen (s. Umfang des Bew., der Aufmerksamkeit). Aus der Verbindung mehrerer Takte folgt die rhythmische Reihe, die mindestens 2, höchstens 6 Takte umfaßt. Darüber hinaus schließt sich die Reihe zu Perioden zusammen, die ihrerseits 2 bis 5 Reihen enthalten. — Der R. ist ferner stets gefühlsbetont und mit *assimilativ-*assoziativen Vorst. verknüpft

Ribot, Th., *1839 Guincamp, vormals Prof. Paris. Bedeutender Forscher vorzüglich auf komplexen Gebieten. W.: L'hérédité, ps. (1876). Les maladies de la mémoire (1904). Ps. de l'attention (1908). La ps. des sentiments, l'imagination créatrice (1905). Problèmes de ps. affective (1909)

Richet, Ch., Prof. Paris (* 1850 ebd.) u. a. Paraps., Physiologie. W.: Ps. générale (1890). Traité de métaphysique (1922). Paraps. (1922)

Richtungslinien s. Augenachse

Richtungsstrahlen die von allen Punkten eines Obj. durch den *opt.

Kardinalpunkt der Netzhaut gezogen gedachten Linien, die Lage und Größe des Netzhautbildes ergeben. Der getroffene Punkt der Netzhaut heißt Bildpunkt, s. Auge. Kardinalpunkt = Hauptpunkt, d. h. Brenn- und Knotenpunkt eines Linsensystems in der Physik

Richtungsvorstellung diejenige Vorst., von der aus etwas durch *Assoziation gefunden und erstrebt werden soll (z. B. Ausgangsvorst. beim Sichbesinnen. G. E. Müller)

Riechzellen s. Geruch

Rindenbezirk Abschnitt der Großhirnmasse

Rindenblindheit s. Agnosie

Ring nach Royce Test zur Prüf. räumlicher Vorst. Haltung eines langen Papierstreifens, mehrfache Drehung in Schleifenform, Angabe aus Vorst., welche Figuren so entstehen

Romberg-Symptom Schwanken bei geschlossenen Augen und dicht nebeneinander gesetzten Füßen. Anzeichen krankhafter Erscheinungen (Nervenstörungen usw.)

Rotation [lt. rotáre drehen] kreisförmige Umdrehung. — R. ap. ⟨Marbe⟩ s. Farbenkreisel. — R. tachistoskop. T., das durch Umdrehung von größeren Metallscheiben Obj. darb. Vgl. auch Spiegeltachistoskop

Rückenmarkseele ⟨Pflüger⟩ Annahme besonderer Seelenfunktion für die, an sich höchst zweckmäßig erscheinenden, Rückenmarkreflexe

Rückschlagsgesetz ⟨Galton⟩ = Regressionsges. besagt, daß die Nachkommenschaft im Mittel dem Durchschnitt der Bevölkerung näher steht, als die (etwa hochbegabten) Eltern. Ergänzung dazu ist das Ges. vom Ahnenerbe: die Eigenschaften von Nachkommen stammen zu $\frac{1}{2}$ von den Eltern, $\frac{1}{4}$ von Großeltern, $\frac{1}{8}$ von Urgroßeltern usf. Der Erbbeitrag der Elterngeneration ist stets $\frac{1}{2}^1$, $\frac{1}{2}^2$, $\frac{1}{2}^3$ usw. Jeder Elternteil ergibt wieder die Hälfte davon (= $\frac{1}{4}$), die Großeltern gelten = $\frac{1}{16}$, Urgroßeltern $\frac{1}{64}$ und ähnlich weiterhin

Rußmethode ⟨Marbe⟩ Verf., das mittels rußender Flamme, welche durch Stimme (oder andere mechanische Hilfsmittel) in Schwingung gebracht wird, auf einem selbsttätig vorübergleitenden Papierstreifen „Rußringe" entstehen läßt. Die Art dieser Rußringe gibt ein klares Bild für Schallanalysen und auch *Reaktionsvorgänge

Rybakowfiguren geometrische Gebilde, die durch Zerschneiden und Teilstückumlegung zu bestimmten anderen Figuren umzuformen sind; zur Prüf. der Raumanschauung, Raumvorst.kraft. Rybakow, russischer Arzt
σ = [gr. Buchstabe] Sigma = Zeichen für $\frac{1}{1000}$ Sekunde

Sachvorstellungen s. Wortvorst., Worttypen

Sadismus [nach Marquis de Sade] ⟨Krafft-Ebing⟩ Sexualtrieb, der sich durch wollüstige Mißhandlung des anderen befriedigt. Grenzfall: Lustmord

Sage s. Mythus, Heldenzeitalter

Sammelforschung ps. Verf., durch Sammlung von Urkunden, Umfragen, Fragebogen usw. aus vielfachen Unterlagen statistische Ergebnisse zu zeitigen

Sandersche Täuschung Die Diagonale links erscheint merklich größer als die rechts, ist aber ebenso groß. Sieht man die beiden Diagonalen

sanguinisch—Schallstärke

als Seiten eines auf der Spitze stehenden gleichschenkligen Dreiecks

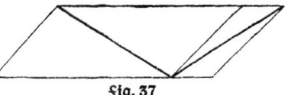

Fig. 37

(*„Einstellung") an, so verschwindet die Täuschung

sanguinisch [von lt. sánguis Blut] das lebhaft-muntere Temperament

Sapphismus [nach der lesbischen Dichterin Sappho] s. Homosexualität

Sättigung einer Farbe = Vollerfülltsein mit einem bestimmten Farbengrad, Fehlen der Beimischung zweifelhafter Nebenfarben. Je weniger farbloses Licht (schwarz, weiß, grau) enthaltend, um so gesättigter erscheint eine Farbe. S. bedingt Fehlen von Licht anderer Wellenlänge und setzt homogenes, d. h. Licht einer bestimmten Wellenlänge voraus. Für die Qualitäten weiß, schwarz, grau liegen die Verhältnisse verwickelter

Satyriasis [gr.] krankhaft übertriebene Geilheit

Satzentwicklung sprachps. Entstehen der gesprochenen Sätze in der Kindersprache. Stufenfolge: 1. Satzwörter. 2. Sätze aus zwei (und mehr) Wörtern. 3. Einführung des Zeitwortes, sowie von Deklination, Konjugation. — Dauert bis zum 3. Jahr. 4. Beginn geregelter Vollsatzentwicklung, wie beim Erwachsenen. S.-wörter Einzelworte, die für das Kind in mannigfachster Weise den Inhalt verschiedener Sätze bedeuten

Schall vom *Ohr wahrgenommene Bewegung eines schwingenden Körpers, Sch.hammer ⟨Wundt⟩ elektromagnetische Vor., um Sch. zu erzielen. Der Magnet zieht einen kleinen Metallhammer herunter, welcher auf eine Platte schlägt und so den Sch. erzeugt. Die Stärke desselben ist abstufbar. Durch Kontaktap. können derartige Sch. in beliebiger Aufeinanderfolge und zeitlichen Zwischenräumen geboten werden

Schallokalisation wird durch den Zeitunterschied im Eintreffen der Schallwellen im linken und rechten Ohr bestimmt. In der Medianebene liegend erreicht der Schall beide Ohren zugleich, bei genau seitlicher Lage entsteht ein maximaler Zeitunterschied. Nach jüngsten Entdeckungen (Wertheimer, Klemm) kann das Ohr selbst noch bei Zeitunterschieden von 30 Millionstel Sekunde ansprechen und demgemäß lokal.

Schallpendel, Vor. zur Erzielung von Schällen verschiedener *Intensität. Ein pendelnder Stab, dessen eines, dem Drehpunkt entgegengesetztes Ende Hartgummikugel besitzt, fällt aus beliebiger Höhe auf Ebenholzunterlage. Vgl. Fallphonometer

Schallschlüssel ⟨Cattell⟩ auf Membran angebrachte Kontaktfeder, die mit einem Schalltrichter bedeckt ist, in den bei *Reaktions- oder *Reproduktionsvers. das betr. Reaktionswort von der Vp. gerufen wird. Durch die Schallwellen öffnet bzw. schließt sich der Kontakt der Membran, lassen sich also Zeiten durch das *Chronoskop messen

Schallstärke s. Tonstärke. Sie nimmt im Quadrat der Entfernung der Schallquelle vom Ohre ab, vergrößert sich ihrer Tragweite nach bei trübem Wetter bis ums Dreifache, bei Regensturm bis zum Sechzigfachen gegenüber klarer Luft ⟨Tyndale⟩

Schamanen nordasiatische Bezeichnung für die Zauberer bei Naturvölkern, ähnlich den amerikanischen „Medizinmännern".

Schattenseele f. Hauchseele

Schätzungsdifferenz bei Zeitsinnverf. (f. d.). Abweichung subj. Schätzung vom obj. Tatbestand. Hieraus auch für Schätzungen auf anderen Gebieten angewendet

Schätzungstäuschung f. Raumtäuschungen

Scheinbewegungen 1. ⟨Wertheimer⟩ scheinbare Bewegung zweier ruhender *Reize (z. B. Striche, Linien), die nacheinander dargeboten werden. Die Darb.zeit pflegt dabei mäßig kurz zu sein (etwa 60 *σ). Bei sehr langsamer, sehr schneller Folge erscheinen die Reize *subjektiv als ruhend. Aus diesem Erleben eines Bewegten ohne Bewegtes schloß Wertheimer auf „physiologische Querfunktionen", die (abhängig vom gewählten Zeitunterschied zwischen den zwei usw. Reizen) in bestimmter Weise gestaltlich gerichtet sind und keinesfalls nur die Summe aus den Teilerregungen darstellen. 2. ⟨Wundt⟩ Scheinbare Bewegung eines Menschen gegenüber einem Gegenstand (z. B. Bewegung vom Meere ab, zum Meere hin)

Scheler, M. (* 1874 München), Prof. Köln. W.: Theor. der Sympathiegef. (1913)

Schematest ⟨Giese⟩ Verf. zur Ermittlung der Geschwindigkeit der *Apperzeption, des Inhaltsverständnisses. Darb. eines schwierigen Textes, dessen Inhalt, nach Art der Stammbäume, in einem Schema klargelegt werden muß. Träger des Schemas sind die Stichworte des Textes, welche den Sinn des Ganzen durch Unter=Neben=Überordnung der Begr. darstellen

schematischer Versuch ⟨Moede⟩ f. Wirklichkeitsversuch

Schizophrenie [gr. schizein trennen, spalten, phrén Seele, Gemüt] ⟨Bleuler⟩ Form der dementia praecox, bei der mehr das Gef.= und Willensleben, als der Verstand beeinträchtigt wird

Schlaftiefenmesser ⟨Kraepelin⟩ Vor., um erp. die Schlaftiefe zu messen. Eine Stahlkugel fällt aus abstufbarer Höhe (ähnlich wie beim Fallphonometer) zu beliebiger Zeit, ausgelöst durch eine Uhr, auf eine Unterlage. Je intensiver der *Schall, der zum Aufwecken nötig war, um so größer die Schlaftiefe

Schlafwandeln f. Somnambulismus, Noctambulie

Schlankheitsschwelle ⟨Bühler⟩ diejenige Größe, um die ein räumliches Gebilde (etwa ein Rechteck) gegenüber einem anderen von gleicher Grundlinie verändert werden muß, damit es schlanker als dieses erscheine

Schluß aus der Logik gelegentlich entnommene Bezeichnung für die *assoziativ=*intellektuelle Verbindung von Vorst., Gedanken, Bew.Inh.

Schlußantrieb Arbeitssteigerung gegen Ende einer Tätigkeit

Schlußfolgerung *Assoziation oder *Apperzeption einer neuen Erkenntnis auf Grund von zwei oder mehr vorangehenden

Schmeckbecher, Schmeckzellen f. Geschmack

Schmerzempfindlichkeit s. Algesimeter, Haut

Schmerzpunkte Hautstellen, an denen besondere Schmerzempfindlichkeit vorliegt

Schnecke s. Ohr, Gehörorgan. — Sie befindet sich im Labyrinth und vermittelt die Gehörempf. (Geräusche, *Töne). Ein schneckenförmig gewundenes Stück von 2½ Windungen im Inneren durch eine Zwischenwand geteilt und zwei nebeneinanderlaufende Gänge aufweisend. Vgl. auch Resonanztheor.

Schönheitskurve Ausdruckskurve für Wohlgefälligkeit von figürlichen Gebilden in der exp. *Ästhetik. Gewonnen durch Meth. der Selbsteinstellung oder auch auf dem Wege der Ausdrucksmeth.

schöpferische Synthese s. Prinz. der schöpferischen Resultanten unter kausal

Schreibwage auch Schriftwage (Kraepelin), Vor., um die Art der Schreibbewegungen (Druck, Zeitdauer) zu messen. Unter einer Aluminiumschreibunterlage befindet sich tambourähnliche Vor., die den Druck der schreibenden Hand auf das *Kymographion bildlich überträgt. Die Schreibgeschwindigkeit kann geprüft werden, indem der als Schreibfläche dienende Papierstreifen gleichmäßig fortbewegt und durch schwingende elektrische Kontaktfeder in gleichen Zeiteinheiten gelocht wird ⟨Wison⟩

Schroedersche Treppe Täuschungsfigur, die je nach Blickrichtung als Treppe oder als überhängende Mauer erscheint

Schumann, F., Prof. Frankfurt. Herausgeber der „Zeitschrift für Pf." * 1863. W.: Pf. Studien 1904ff.

Schutzdämonen s. Dämonen

Schutztrieb bei Tieren bereits ausgebildeter *Trieb, zweckmäßige Handlungen zu begehen, um das Leben usw. zu schützen

Schutzzauber Abwehr der von *Dämonen ausgehenden üblen Einflüsse durch geheimnisvolle Vorkehrungen

Schwachsinn a) sog. „Urteilsschwachsinn", eine Schwäche und Unfähigkeit, bei sonst voll erhaltener *Intelligenz, sachentsprechende *Urteile zu fällen, sich praktischem Leben angemessen anzupassen. Beispiel: Kauflust gegenüber Angeboten, Verkennen von wirklichen Begebenheiten; b) psychiatrisch = Defektpsychose, s. d.

Schwankungen der geistigen Leistungen des *Individuums, die um den Durchschnittswert herumspielenden Einzelleistungen. Ferner alle Unregelmäßigkeiten im natürlichen Ablauf seelischen Erlebens. Grundlage u. a. Ermüdung, *geopsychische Erscheinungen, Altersänderungen

Schwarmton das auszichenden Bienen eigentümliche Geräusch, durch welches andere Bienen zum Mitkommen veranlaßt werden ⟨Buttel-Reepen⟩. Ähnlich ak. Zeichen der sog. „Weiselunruhe" = Aufregung im Bienenstock bei Entfernung der Königin. Ggs. der „Sterzelton" des weiselruhigen Volks. Beide setzen plötzlich, wohl bei Wahrn. einer Veränderung, ein und hören ebenso allgemein wieder auf.

schwarz Wahrn. opt. Art. S. Farbentheor. Es ist noch nicht klar erwiesen, ob sch. eigene Farbenqualität oder nur Fortfall jeglicher Farbenempf. bedeutet

Schwebungen von Tönen = die eigentümliche Erscheinung, die bei zwei gleichzeitig erklingenden *Tönen von wenig verschiedener Schwingungszahl einsetzt und in einer *rhythmischen Unterbrechung des Tones besteht. Zahl dieser Schw. = Differenz der Schwingungszahlen der Töne. Bei größerer Entfernung der Tonhöhen entsteht vorübergehend Eindruck einer „Rauheit". Schw., die durch getrennte Zuleitung zweier Töne zum linken und rechten *Ohr entstehen, heißen *binaurale Schw. Hierbei ist der Anteil der Knochenleitung (durch den Schädel) jedoch schwer feststellbar, so daß es fraglich ist, ob Schw. zentrale Vorgänge bedeuten. Außerdem tritt ein sog. Zwischenton neben den ursprünglichen (= Primärtönen) auf

schweifende auch fluktuierende **Aufmerksamkeit** s. d.

Schwelle Bezeichnung für Grenzwerte im Erfassen von Empf. und Empf.unterschieden. S. Reizschwelle, Unterschiedsschwelle usw. Als „Schwelle" des Bew. wird auch jene Grenze bezeichnet, über die hinaus uns alles klar und vollbewußt erscheint (Wachbew.), unter der alle Inhalte liegen, die als unterbew., dunkel gelten

Schwerempfindlichkeit beruhend auf Muskel-, Gelenk- und Tastempf. Hauptsächlich vermittelt durch Arm und Hand (Wägen). Bei ruhender Hand beträgt der ebenmerkliche Zuwachs $1/3$, bei bewegter $1/17$ des ursprünglichen Gewichts

Schwierigkeitsabstufung s. Bildverständnis

Schwindel s. Drehschwindel, Bogengänge

Schwingungszahl bei *Tönen berechnet nach Schwingungen der bewegten Luft in der Sekunde. Als Normalton gilt das eingestrichene a = 435 Schwingungen = Kammerton (s. d.). Die Tonleitertöne verhalten sich, wenn der Grundton gleich 1 gesetzt, der Schw. nach wie $9/8, 5/4, 4/3, 3/2, 5/3, 15/8$. Die Schw. bestimmt z. B. Höhe, Volumen der Töne (Tonfarbe). Die musikalischen Töne liegen zwischen 40 und 4000 Schwingungen in der Regel. Überhaupt hörbar sind solche zwischen 15 bis 50000. Hohe Töne erscheinen zugleich leiser, tiefe laut. Meist genügen zwei Schallwellen zur Bestimmung eines Tons

sechster Sinn s. Fernsinn

Seele Sammelbezeichnung für die Bew.Inh. der *Individuen und der Masse, der Geistestätigkeit und der aus ihr folgenden Tätigkeiten. — S.blindheit s. Agnosie. S.glaube Bezeichnung für die im Heldenzeitalter vorkommenden Vorst. einer Jenseitswelt (Unterwelt, Geister, Himmel). — S.lähmung ⟨Nothnagel⟩ Verlust von Erkennungsbildern für eine Körperseite. — S.taubheit s. Agnosie. Über den philosophischen S.begr. vgl. ANuG Nr. 520

Segmenttäuschung Zeichnet man zwei

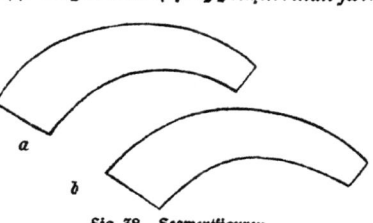

Fig. 38. Segmentfiguren

sehen — **Sekundenpendel**

kongruente Kreissegmente oder auch Trapeze gleicher Art genau übereinander, so erscheint das eine größer, ferner das untere, einäugig und mit starrer Fixation beobachtet, näher. ⟨Man zeichne Figur 39 S. 142 entsprechend um⟩

sehen Bezeichnung für die Tätigkeit des Auges, zu trennen nach der physiologischen Seite (f. Auge, Stäbchen, Zapfen) und der psychischen Wahrn. von *Helligkeiten, *Farben und Räumen

Sehfeld (f. Blickfeld) Fläche, in die das ruhende Auge alle zugleich sichtbaren Punkte in Richtung der Visierlinien ansetzt. *Subjektives S., *Form, die wir uns durch Blickbewegung und *Konvergenz vorstellen, *objektives S. die tatsächliche Form der uns zugewendeten Gegenstandsoberfläche

Sehgröße Größe, in der wir einen Gegenstand tatsächlich sehen, im Gegensatz zur wirklichen Größe und der Größe der *Netzhautbilder, die sich *proportional zur Entfernung vom Obj. verkleinern. Die S. nimmt individuell mit Entfernung ab. Infolge der S. erscheinen perspektivisch richtige Zeichnungen subj. falsch

Sehlage Richtung, die die Dinge im Raum ⟨abgesehen von der Sehtiefe⟩ gegenüber dem Beob. zueinander einnehmen: links, rechts, oben, unten, vorn, hinten, senkrecht, wagerecht

Sehnerv = nervus opticus f. Auge

Sehpurpur rötliche Substanz in den Stäbchenenden, die infolge der Lichteinwirkung „ausgebleicht" wird und im Dunkeln sich wieder erholt. Scheint mit Stäbchensehen zusammenzuhängen. Tiere ohne S. sehen nur Tags (Hühner)

Sehraum der (theor. vielfach bezweifelte) Eindruck des nicht von Gegenständen erfüllten Raumes, der sog. „leere" Raum. Der fixierte Punkt des (gegenstandserfüllten oder leeren) S. heißt Kernpunkt; die durch ihn gelegte, zur Blickrichtung des ruhenden, geradeausgestellten (sog. „Zyklopenauges") senkrecht stehende Fläche heißt Kernfläche. In ihr liegt alles mit korrespondierenden Punkten Wahrgenommene (f. d.)

Sehschärfe Schärfe der räumlichen Unterscheidung, Grad des Sehvermögens. Gemessen an der *Raumschwelle

Sehwettstreit die bei *stereoskopischer Beob. auftretende Erscheinung, daß je nach *Aufmerksamkeitseinstellung die rechte oder linke Hälfte zur Auffassung gelangt, wenn beide Teilbilder im Stereoskop verschieden sind, z. B. rechts senkrechte, links wagerechte Linien

Sehwinkel Winkel, den die von den Endpunkten eines beob. Obj. nach Beob.auge gezogenen Geraden bilden

Sekretion, innere ⟨Brown-Séquard⟩ = Absonderung chemischer Reizstoffe (Hormone) durch Drüsen (ohne Ausführungsgang) wie Schilddrüse, Nebennierenrinde, Teile der Bauchspeicheldrüse usw. Wichtig in der Lehre von der Konstitution

sekundär nebensächlich, an zweiter Stelle

Sekunde [lt. secundus der zweite] als Ton f. Akkord, Konsonanz

Sekundenpendel P., dessen Schwingungen genau eine Zeit-Sekunde betragen

Selbstbewußtsein im Ggs. zum Außenweltsbew. Das Erleben der geschlossenen Eigenheit und Einheit des persönlichen Ichs. Im übertragenen Sinne die Willenshaltung (Handlung) der Person, in ihrer Beziehung zum *Geltungstrieb

Selbsteinstellungsmethode Verf., bei dem die Vp. (durch Hebel, Schnüre usw.) eine Vers.anordnung selbst bedient und von Fall zu Fall selbst regeln muß. Besonders verwendet in der exp.*Ästhetik, wenn es gilt, wohlgefällige Längen= usw. =verhältnisse von Figuren auszuproben

Selbstwahrnehmung ⟨Külpe⟩ Anordnung, um Erleben und Ablauf höherer geistiger Vorgänge zu unters. Bestimmte, *Urteile und höhere geistige Zusammenhänge enthaltende, Sätze werden vorgesprochen, die Vp. denkt den Inhalt nach, gibt Zeichen, wenn sie ihn verstanden (Zeitfeststellung), äußert sich alsdann über alles, was beim Erfassen und Nacherleben des Inhalts in ihr vorgegangen ist

sensibel [lt. sensibilis] empfindlich. Sensibilität Empfindlichkeit für *Reiz

sensorisch [lt. sensus Sinn] sensoriell, auf die Sinne bezüglich. S. Reaktion

Sensualismus Anschauung, daß alle Erkenntnis und alle Bew.Inh. von den Sinnesempf. abhängig seien

Septime [lt. séptimus der siebente] s. Konsonanz, Akkord

Serienhandlung [lt. séries Reihe] die aus bestimmten, aufeinanderfolgenden Einzelheiten notwendig sich zusammensetzende Handlung und Gesamtheit einer kurz dauernden Tätigkeit. Beispiel: Das Arbeiten an einer Zahlkasse, die Tätigkeit an elektrischen Schaltvor. u.a.m. Eine besondere Vor. ⟨Giese⟩ prüft den Ablauf von, zu einer Gesamthandlung gehörenden, Teilhandlungen und zugleich das Verhalten der Vp., wenn ein Wettbewerb zwischen mehreren, gleichzeitig oder kurz hinter= und durcheinander eintretenden Handlungsfolgen gefordert wird. Bei Aufleuchten eines Signallichts muß Vp., je nach Einstellung des Ap., 1—8 Zwischenteilhandlungen hintereinander ausfüh-

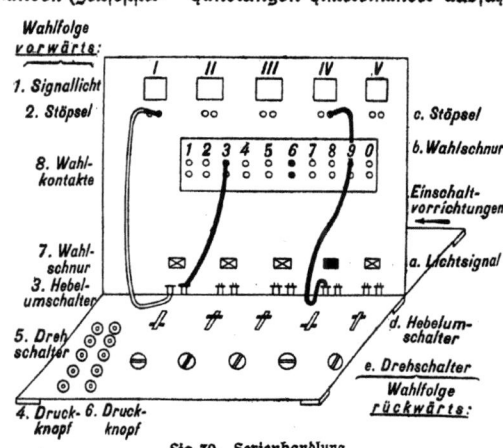

Fig. 39. Serienhandlung

ren, um die Lampe vorschriftsmäßig zum Erlöschen zu bringen. Verfehlt sie die Reihenfolge oder die Zahl der Teilhandlungen, so brennt die Lampe weiter und der Vers. ist mißlungen. Sie muß ferner bei Auftauchen eines Signallichts die Handlung nochmals rückwärts vornehmen, um die früheren Verbindungen zu lösen und das zweite Licht gleichfalls auszulöschen. Die Zahl der S. wird erhöht und wesentlich erschwert, wenn etwa die Signallichter I—V (und entsprechend die ihnen zugeordneten roten Lichtsignale für die umgekehrte Folge) durcheinander und gleichzeitig auftauchen. Der Ap. wurde z. B. benutzt bei *Eignungsprüf. von Telephonistinnen

Sexte [lt. sextus der sechste] s. Altord, Konsonanz

Signal [lt. signum Zeichen] Zeichen zum Aufmerken

Signalementsaussagen Zeugenangaben, die sich auf das Aussehen einer beob. Person beziehen

Signalreiz für die Vp. bestimmter *Reiz, der sie auf den nachfolgenden, eigentlich zu beachtenden Eindruck aufmerksam machen soll

Simmel, G., Prof. Straßburg. * 1858 Berlin, † 1918. *Soziologie. W.: Soziologie (1908). Soziale Differenzierung (1911)

simultan [lt. simultáneus gleichzeitig] gleichzeitig, gemeinsam

Simultanschwelle des Tastsinns = Raumschwelle für gleichzeitige Tastreize auf der Haut, gemessen am Tasterzirkel. Ggs. Sukzessivschwelle: Raumschwelle für aufeinanderfolgende *Reize (= Hintereinanderaufsetzen der Tasterspitzen). Letztere ist wesentlich kleiner

singulär [lt. singuli] einzeln

Sinne die durch *Auge, *Ohr, Nase, Mund, *Tasten usw. beob. Empf. 1. thermischer oder Wärmesinn; 2. *kinetischer oder Muskelsinn, Bewegungssinn; 3. statischer oder Körpergleichgewichtssinn; 4. Schmerzsinn; 5. Raumsinn; 6. Zeitsinn; 7. Gemein-Vitalsinn; 8. Tastsinn; 9. Geruchssinn; 10. Geschmackssinn; 11. Gehörssinn; 12. Gesichts= (d. h. Farben=, Helligkeits=) Sinn

Sinnenvikariat [lt. vicárius stellvertretend] Stellvertretung eines Sinnes durch einen anderen (z. B. Tastempf. für fehlende opt. bei Blinden)

Sinnesenergie s. spezifische S.

Sinnestäuschungen 1. funktionelle, wenn sie in der Funktion des Sinnesorganes beruhen. Tritt auch beim Gesunden auf, s. geometrisch-optische Täuschungen. 2. Pathologische S., durch krankhafte Besonderheit des Organismus bedingt (z. B. *Halluzination)

sinnlose Silben ⟨Ebbinghaus⟩ sprachlich bedeutungslose Einheiten (z. B. zof, mik, lur), die bei *Gedächtnisvers. zur Anwendung kommen und gelernt werden, zwecks späterer *Reproduktion, ohne hilfreiche *Assoziation mit Bekanntem

Skala [lt. scala Treppe] Gradeinteilung nach irgendeinem Maßstab (Millimeter, Wärmegrad, Helligkeiten)

Skiaskopie [gr. skiá Schatten, skopein blicken] auch Pupilloskopie⟨Landolt⟩, Keratoskopie⟨Cuignet⟩, Retinoskopie ⟨Parent⟩ = Schattenprobe. Obj. Unters. des Brechzustandes der *Augen ohne Einfluß der Vp. Bei Beleuchtung des Auges durch den Augenspiegel erscheint die Pupille rot. Wird der Spiegel rechts-links hin und her gedreht, so wird der Pupillenrand einseitig verdunkelt — am gleichen oder entgegengesetzten Rande. Bei konstantem Spiegel und Beob.abstand ist die beob. Erscheinung nur vom Brechzustand des Auges abhängig. Auf dem Umkreis eines drehbaren Rades befinden sich daher verschieden starke Brillengläser. Die Drehung des Rades erfolgt bis zu dem Glas, bei dem die Schattenbewegung an dem Pupillenrand sich in entgegengesetzte Richtung umkehrt. Derart ist die Stärke der Kurz- (bzw. Weit-) Sichtigkeit ermittelbar. (Beispiel: bei 1 m Abstand und Konkavspiegel läuft der Schatten nur mit Spiegeldrehung parallel und gleichförmig, wenn die Kurzsichtigkeit über 1. Dioptrie beträgt. Sonst entgegengesetztes Schattenauftauchen

Skioptikon [gr. optikós Sehen betr.] Lichtbildap. ähnlich der *Laterna magica

Skotom [gr. skótos Finsternis] Flimmererscheinung im *Auge, dunkle Flecken im *Gesichtsfeld, z. B. nach Kopfverletzungen

Sodomie sexuelle Unzucht, wie sie in der biblischen Stadt Sodom üblich gewesen sein soll: *Päderastie, *Bestialismus

somatisch = körperlich

Sommer, R., Prof. Gießen. * 1864 Grottkau. W.: Familienforschung (1922). Kriminalpf. (1904). Goethe im Lichte der Vererbungslehre (1908). Krieg und Seelenleben (1918). Tierpf. (1922). Psychopathologie. Mehrere Ap. für Ausdrucksbewegungen

Somnambulie [lt. somnus Schlaf, ambuläre umhergehen] Somnambulismus. Hypnotischer Zustand (f. Hypnose), in dem auffälligste seelische Fähigkeiten der Vp. sich entwickeln können. So auch *Clairvoyance, *Telepathie

Somnolenz Schläfrigkeit ⟨Sorel⟩ Anfangsstadium der Hypnose (f. d.)

Sonorlaute [lt. sonórus schallend] f. Lautlehre

Soziologie [lt. sócius Genosse, gr. lógos Lehre] Wissenschaft von der Vergesellschaftung des Menschen, den volkswirtschaftlich-rechtlichen Grundlagen des Staates und der Gesellschaftsschichten. Die S. setzt, im Ggf. zur Völkerpf. Wundts, die letzten Erklärungsgründe für die Kulturerscheinungen nicht im Einzelindividuum, sondern in der Masse der Gesellschaft als solcher an. Die Völkerpf. leitet daher *Mythus, Sitte, Religion, Recht, Gesellschaftsformen von einzelnen ab. Dieser Standpunkt jedoch dürfte als veraltet zu bezeichnen sein. Die S. beschäftigt sich nebenher mit pf., in der Hauptsache mit wirtschaftlichen Dingen (Handelsentwicklung, Verbreitung der Zölle, politische Strömungen usw.). Soweit pf. Formen des Massenbew. als dem Individuum übergeordnet unterf. werden, bezeichnet man dies mit Kollektivpf. (f. d.)

Sozialpsychologie untersucht die aktuellen Erlebnisse und Verhaltungsweisen im gesellschaftlichen Bezugssystem des Ichs; nach Stoltenberg = Soziopf. (Gruppenseelenlehre) sofern Inhalte des Einzelbew. in bezug auf Mitwesen, Psychosoziologie (Seelgrupplehre), soweit Erlebnisse verschiedener (Gruppen)-wesen, also kollektive Inhalte, in Betracht stehen. Auch entwicklungspf. bedeutsam, etwa für das Frühverhalten der Kinder ⟨Ch. Bühler⟩.

Spaltung der **Persönlichkeit**; scheinbare Aufteilung des *Ichs in zwei *simultan verschiedene Persönlichkeiten, zumal in *hypnotischen *Ekstase-usw. -zuständen. Die eine pflegt von der anderen nichts zu wissen. Die neue Persönlichkeit gilt als Trägerin des *Unterbew.

Spannung s. Gef., Affekte, Empf.

Spannungsirresein s. Katatonie

spatialer Anschauungstyp [lt. spatium Raum] solche Leute, die bei Bewegungen (zumal geschlossenen *Auges) Raumstrecken besonders beachten. Ggf. temporaler *Typ: Beachten des Zeitablaufs

Spearman, Ch., Prof. London (* ebd. 1863). Korrelationsforschung. W.: Theory of two factors. Principles of Cognition

Speichelreaktion ⟨Pawlow⟩ Verf., bei Tieren aus der Absonderung der Speicheldrüsen (Zahl der Tropfen, Menge des Speichels) auf die *assoziativen Vorgänge im Tiere, z. B. bei *Fretzdontarb. ohne Nahrungsbeigabe, zu schließen.

Spektralapparat [lt. spectrum Erscheinung] Vor. zur Zerlegung des weißen Lichtes in das farbige Spektrum, s. Farbenmischap. Die Lichtzerlegung erfolgt durch feine Gitter oder durch ein Prisma. Vor dem Prisma ist eine Linse, in deren Brennpunkt ein Auffangschirm befindlich, der das Spektrum dem *Auge darb.

spezifische Sinnesenergien [neult. specificus eigentümlich] ⟨Joh. v. Müller⟩ Lehre, daß dieselbe äußere Ursache bei den verschiedenen Sinnen ganz nach Art des bett. Organes verschiedene Empf. auslösen kann. Druck, Stoß, Elektrizität, Durchschneidung, *Farbe, *Helligkeit erzeugt im *Auge stets nur Lichtempf. Das *Ohr kann nur hören usw. Jedes Organ entwickelt eine ihm eigentümliche Art von Empf.

Sphygmograph [gr. sphygmós Puls, gráphein schreiben] Pulsschreiber. Membrankapsel, ähnlich dem *Mareyschen Tambour, die hervorstehenden Knopf besitzt, der auf den Puls gesetzt wird. Die Kapsel folgt den Pulsschlägen. Die Übertragung erfolgt durch Schlauchleitung auf zweiten Tambour und so ein *Kymographion

Sphygmomanometer ⟨Riva Rocci⟩ Blutdruckmesser. Von einer um den Arm zu legenden Gummimanschette, die doppelwandig ist, führt die Schlauchleitung zu einem Doppelhahn. Mittels Gummiball kann in der Manschette so viel Gegendruck erzeugt werden, bis die fühlende Hand den Puls nicht mehr bei der Vp. pochen spürt. Öffnet man nunmehr den Doppelhahn zu einer beigefügten Quecksilbersäule, so zeigt sich der Blutdruck nach Höhe des Quecksilberstandes an

Spiegel*tachistoskop [gr. táchistos schnellste, skopein blicken] ⟨Wirth⟩ zur Veränderung eines kurzzeitig dargebotenen *Objekts während der Beob. Ein Kreisspiegel wird durch Motor in Umdrehung gesetzt. In ihm sieht die Vp. (dauernd, vorübergehend) ein Obj., das vor ihm gelagert und selbst in Spiegelschrift gehalten ist. Hinter dem Spiegel, in angemessenem Abstand zweites, gegenüber dem ersten

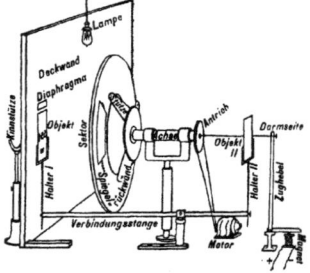

Fig. 40. Spiegeltachistoskop

eine beabsichtigte Veränderung aufweisendes Obj. Durch einen an dem Umkreis der Spiegelscheibe befindlichen Spalt, der elektromagnetisch während der Umdrehung geöffnet und geschlossen werden kann, vermag die Vp. vorübergehend das geänderte Obj., durch die Spiegelung hindurch, unter Verdeckung des ersten Obj. zu schauen. Eine durch die Hohlachse des T. geleitete Darmsaite ermöglicht die Verschiebung des Ausschnitts der Spiegelscheibe während der Umdrehung des Ap. Die Vp. sitzt hinter einer Deckwand und beob. durch ein *Diaphragma. Dergestalt wird Umfang, Konzentration, Abstraktion der Aufmerksamkeit geprüft

Spiegelung Lichtzurückwerfung von ebenen Flächen. Gibt vielfach Anlaß zu besonderen Erscheinungen bei Farbenempf.

Spiel Betätigung von Tier und Mensch, die Erholung, Übung, Abreaktion usw. dient, stets mit Lustempf. verbunden ist und um ihrer selbst willen genossen wird ⟨Groos⟩. Sp. allein, Sp. in Gemeinschaft mit anderen (Kampf-, Liebes-, Nachahmungsspiele)

Spiritismus [lt. spiritus Atem, Hauch] Geisterglaube. Lehre, daß nach dem Tode der Mensch durch Medien, *Somnambule in *Hypnose, als verfeinertes geistiges Wesen sich den Hinterbliebenen kundgeben kann. Im Zusammenhang damit Materialisationen, Einführung einer Klopfsprache durch Rücken von Tischen, Aufschlagen mit Stuhlbeinen usw. Bis jetzt ist keine wissenschaftlich einwandfreie Beweisführung für die Richtigkeit der Lehre beigebracht

Spontaneität [lt. sponte aus eignem Antrieb] Selbsttätigkeit, freiwilliges Tun aus sich heraus. — Sp. bewegungen Bewegungen aus dem freien Willen des Menschen. — Sp. raum ⟨Giese⟩ Beob.zimmer zur Prüf. freiwilliger, unwissentlich festgestellter Gewohnheiten usw. einer Vp.

Sprachpsychologie Wissenschaft der seelischen Erscheinungen (Wortsinn, Entwicklung, Lautarten, Stimmlage) der Sprache

Sprachrhythmus Sprechtakt 1. steigender Sp., z. B. italienisch (betont .—.—.—), 2. fallender Sp., z. B. deutsch (betont —.—.—.)

Sprachtypen 1. ⟨Pott, Steinthal⟩ die auf Grund der Verbindung und Entwicklung der Sprachwurzeln zu unterscheidenden Spracharten. a) Reiner, isolierender Wurzeltyp (chinesisch), b) agglutinativer Typ (uralaltaisch), c) polysynthetischer, einverleibender Typ (baskisch, amerikanisch), d) flektierender Typ (indogermanisch). Diese Theor. ist überholt. — 2. ⟨Rutz⟩ Bezeichnung für die Verschiedenheit der psychophysiologischen Einstellung, der Körperhaltung und Stimmlage des Menschen beim Sprechen, wodurch sein Stimmklangcharakter, der Stimmton festgelegt erscheint. Zugleich ist jeder *Typus einem *Temperament zugeordnet. Entsprechend lassen sich ferner dichterische und Gesangtexte nur im sachgemäßen (=Verfasser)Typus richtig vortragen, ebenso in alten, überlieferten Texten Stellen finden, die nachträglich hineingefügt wurden, oder einen heimlichen Verfasser haben, da hier der Typus ein anderer als bei einem einzigen, demselben Urheber sein muß. Die Typen lassen sich sofort — teils bildlich durch Figuren, teils wirklich durch entsprechende Vertreter — auffinden. Es gibt a) Abdominaltypus = vorgeschobener Unterkörper, heiß-, weichfühlendes Temperament; b) Thorakaltypus = hervorgehobene Brust, kühl-, weichfühlendes Temperament; c) Deszendenztyp = Rumpfmuskelanspannung, energisch-kaltes Temperament; d) Aszendenztyp = aufsteigend-angespannte Muskulatur, heiß-energisches Temperament. Alle diese Typusstellungen des Körpers setzen selbsttätig ein, sobald jemand zu sprechen, zu lesen, zu singen beginnt. Die Theor. wird noch umstritten

Sprachwurzel Grundlautbestandteile der Worte, die zugleich das Gemeinsame in der Bedeutung einer verwandten Wortreihe darstellt

Spranger, E., Prof. Berlin (* 1882 ebd.), geisteswissenschaftlicher Psychologe. W.: Lebensformen (1914). Pf. des Jugendalters (1924). Begabung und Studium (1917). Humanismus und Jugendpf. (1922)

Sprechmelodie Verlauf der *Klangfarbe, Akzentuierung, des *Rhythmus beim Sprechen. Verschieden nach Sprache, Mundart usw.

Spuk volkstümlich das Vorkommen übernatürlicher Erscheinungen, die mit dem Gef. des Unheimlichen verbunden sind. (Geister klopfen in den Wänden, Möbel verändern ihre Lage, Gestalten erscheinen.) Der Sp. ähnelt in vielem den Angaben der *Spiritisten

Spuren pf. = Hinterlassenschaft, Bahn, Resteinwirkung. Etwa die Einwirkung gelernter Inhalte auf das Gehirn

Stäbchen s. Auge. Zylindrisch gebaute, winzig kleine Gebilde, von denen etwa 500 auf das qmm gehen. Ggs. Zapfen, flaschenförmig, etwa 200 Stück auf das qmm. Jene überwiegen zum Umkreis, diese zum Mittelpunkt der Netzhaut hin. S. Farbenblindheit, Duplizitätstheor.

Stadium [gr. stádion die feststehende Strecke] Abschnitt eines Zustandes, eines Verlaufs

Stahllamelle weiche Stahlbandzunge, die an einem Ende befestigt, langsam in Schwingungen gebracht wird und zur Erzeugung tiefster Töne dient

Stammeln = Stottern, s. Dysarthria syllabaris

Stammesgliederung s. binär, Exogamie usw.

Stammesstaat eine besondere, vorzüglich irokesische Staatsform, in der der *Clan den Ausschlag gibt. Ggs. der europäische *Gentilstaat — Staat von Einzelfamilie oder Geschlecht abhängig

Star, schwarzer s. Amaurosis

Stasobasophobie [gr. stásis Stehen, básis Schreiten, phóbos Furcht] Unvermögen, zu gehen und zu stehen. Die Ursache ist seelisch (z. B. Neurasthenie)

Stasophobie [gr. phóbos Furcht] Angst, nicht stehen, vom Bett sich nicht erheben zu können

statische Aufmerksamkeit diejenige Form derselben, bei der jemand andauernd und verhältnismäßig gleichmäßig aufmerksam zu bleiben pflegt. Ggs. dynamische A., ein schnelles Nachlassen der A. und die Notwendigkeit, sich immer neue *Antriebe, Willensaufmunterungen angedeihen zu lassen. Letztere Form vorzüglich bei Jugendlichen

statischer Sinn [lt. státus das Stehen] s. Bewegungsempf., Bogengänge. Zur Prüf. des Gleichgewichtssinns wurden für Flugzeugführer (s. Fliegerprüf.) besondere, durch Motore seitlich und nach vorn wie hinten drehbare Sitze gebaut. Vp. mußte durch Steuervorrichtung bei verbundenen Augen sich in Normallage zurückbringen

Steinthal, H., * 1823 Gröbzig, † 1899, Prof. Berlin. Begründer der ps. *Ethnologie und *Völkerps. W.: Ursprung der Sprache (1877). *Mythus und Religion (1870). Grammatik, Logik und Ps. (1855)

Stereoskop [gr. stereós körperlich, steréoma geometrischer Körper, skopeīn betrachten] ⟨Wheatstone⟩ Vor. zur Darstellung einfacher, flächenhafter Abbildungen (Photographien) in körperlicher Form. Dgl. Doppelbilder. Das St. besteht aus zwei ebenen, mit den Rückseiten im Winkel von 90° aufgestellten Spiegeln und zwei, auf einer Unterlage verschiebbaren, in angemessenem Abstand links und rechts von den

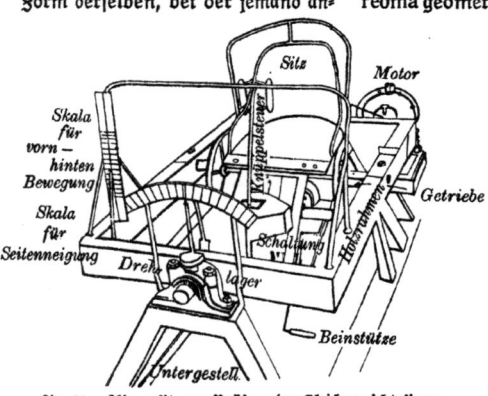

Fig. 41. Fliegersitz zur Prüfung des Gleichgewichtssinns

Spiegeln befindlichen Bildträgern. Stellt man in sie je ein Abbild des körperlich zu sehenden Gegenstandes, so sehen die *Augen das verschmolzene, sog. virtuelle Bild hinter den Spiegeln. Die Spiegelbilder verschmelzen bei geeigneter Stellung der Bildträger zu einem einzigen, das wirklich „körperlich", das heißt mit Tiefeneindruck erscheint. Eine zweite Form des St. ⟨Brewster⟩, auch = Refraktionsstereoskop, ist heute gebräuchlicher. Ein Kasten mit zwei doppelten Halbkonverlinsen, die bewirken, daß dahinter befindliche zweifache Bilder eines Obj. beob. werden, als ob die *Blicklinien parallel ausfielen. Die doppelten Bilder sind auf einem parallel zu den Linien befindlichen, in der Entfernung von ihnen veränderlichen Träger befestigt. Dabei müssen diese Bilder (= Stereogramme) so photographisch aufgenommen sein, daß die Linse des photographischen Ap. zwischen der ersten und zweiten Aufnahme für das erste und zweite Bild um die mittlere *Basalentfernung verschoben ward

Stern, W., Prof. Hamburg. * 1871 Berlin. Begründer der *differentiellen Pf., bedeutender Klärer neuerer pf. Grundbegr., hervorragender Vertreter der angewandten und Kinderpf. W.: Differentielle Pf. (1911). Monographien über die seelische Entwicklung des Kindes (1907). Pf. d. frühen Kindheit (1914). Intelligenzprüfungen (1915). D. menschliche Persönlichkeit (1919) usw.

Sthenie [gr. sthénos die Kraft] Krankheitszustand mit gesteigerter seelischer Erregbarkeit. Ggf. Asthenie = Schwächezustand, Kraftlosigkeit

Stillezimmer ein gegen jedes Geräusch von der Außenwelt abgeschlossener Vers.raum, der für feinste at. Unters., gelegentlich auch zur Selbstbeob. benützt wird

Stilwechsel Änderung der bevorzugten Formengebung bei einem Volke, einer Kultur. Wundt verweist als pf. Ursache auf die Tatsache des Erfindens und der Ermüdung (durch Dauer) hin

Stimmgabel Metallstäbchen, die in genau festgelegter Schwingungszahl vorher bestimmten oder abstufbaren *Ton erzeugen. Das Inschwingungsetzen erfolgt durch Berührung mit

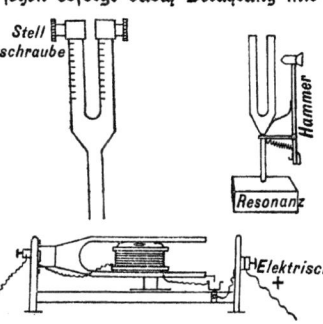

Fig. 42—44. Stimmgabelformen

einem Geigenbogen, Hammerschlag, elektromagnetisch. Die Länge der Gabeln kann durch aufgesetzte Verschieber geändert werden

Stimmung die mehr oder minder wechselnde Gef.lage einer Person. Hängt mit dem Gesundheitszustand, *geopsychischen Erscheinungen usw. zusammen. S. ferner: temperierte St.

Störring, G., Prof. Bonn. W.: Psychopathologie (1900). Hebel der sittlichen Entwicklung (1911). Gef.leben (1916)

Störungs- und Hilfsmeth. ⟨Meumann⟩ beim unmittelbaren Behalten als Verf. benützt. Vp. wird durch Nervenreize in der Arbeit gestört oder unterstützt (letzteres z. B. durch Taktschläge). Auch angewendet bei Prüf. der *Aufmerksamkeit (Ablenkungsvers. usw.), wobei die Vp. rechnen muß und zugleich auf *akustische oder andere Zeichen zu achten hat

Stoßtöne ⟨König⟩ aus der *Interferenz von Schwingungen stammende

Töne. Sie finden sich z. B. bei einfachen *Klängen, bei Verstimmung der Oktaven, der harmonischen Intervalle in der Oktave vor. Nach Krueger sind die St. Differenztöne höherer Ordnung

Stout, S. F., Prof. London (* South Shields 1860). W.: Analytic Ps. (1896). Manual (1899)

Strahlenfigur ⟨Hering⟩ s. geometrisch-optische, pseudoskopische Täuschungen

Straßenbahnertest ⟨Münsterberg⟩ Test zur Prüf. von Straßenbahnfahrern. Die Vp. sieht Nummern und Buchstaben in verschiedener Mischung auf einem vorüberrollenden, wechselnden Streifen, der in gleiche Felder eingeteilt ist. Die mittlere Reihe von Feldern gilt als Gleise, die seitlichen enthalten die auf dieses Bahngleis anstürmenden „Gefah-

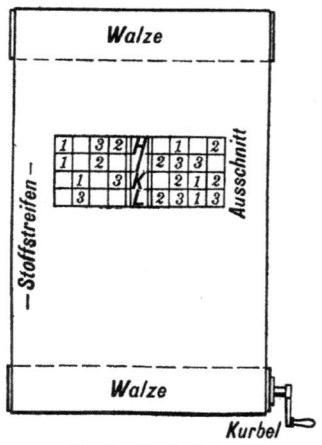

Fig. 45. Straßenbahnertest

ren". Zahl 1 gilt als Fußgänger, 2 als Wagen, 3 als Auto, sie alle schreiten in der Zeiteinheit ihrer Ziffer um entsprechend viel Felder auf dem

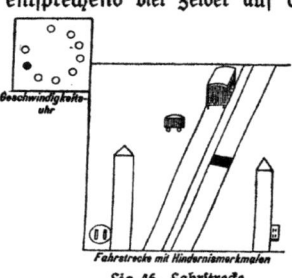

Fig. 46. Fahrstrecke

Bahnkörper vor. Die Vp. ruft aus, welche von ihnen in den Bahnkörper (also als Gefahr) bei Abrollen des — nur stückweise durch ein *Diaphragma enthüllten — Streifens fallen würde. Die Fehler geben Ausschlag für die Güte der *Aufmerksamkeit. Zur psychotechnischen Einübung von auszubildenden Fahrern werden mehrere nebeneinander befindliche, fest eingebaute Führerstände benutzt (Tramm). Auf Kommando müssen die Leute zugleich die Stromkurbel des sog. Kontrollers drehen, bremsen, Gegenstrom oder Sand geben. Durch Lichtsignale sehen sie an einer Geschwindigkeitsuhr, welche Stellung die Kurbel hat und welcher wirklichen Schnelligkeit sie entsprechen würde. Auf einem Rahmenbild ist — ähnlich wie bei der *Eisenbahnereignungsprüf. — die Fahrstrecke gezeichnet, auf der opt. Haltestellen, Weichen, andere Wagen, plötzliche Hindernisse zum Auftauchen gebracht werden. So wird die Reaktions-

Streckentäuschungen — stroboskopische Erscheinung

Sicherheit geübt. Der Stand des Fahrers kann unvermutet versenkt werden, ähnlich der Bewegung, die beim Zusammenstoß erfolgt.

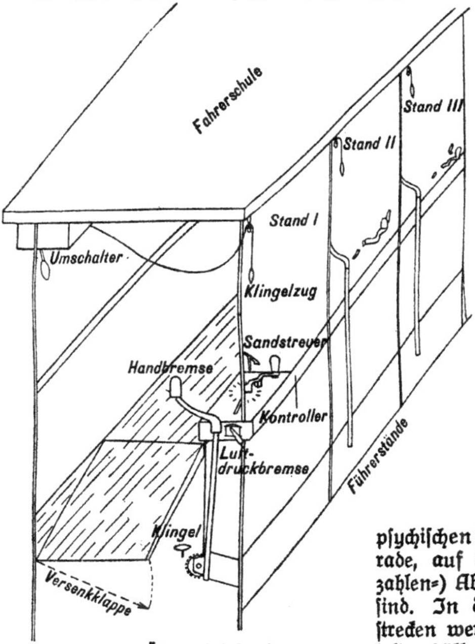

Fig. 47. Übungsfahrstand auf psychotechnischer Grundlage

(Beschriftungen: Fahrerschule, Stand III, Stand II, Stand I, Umschalter, Klingelzug, Sandstreuer, Handbremse, Kontroller, Luftdruckbremse, Klingel, Versenkklappe, Führerstände)

hierdurch, ebenso durch plötzliches Intätigkeitsetzen von Kurzschlußausschaltern, werden die Neulinge eingeübt, bei schreckhaften, unvermutet eintretenden Zwischenfällen, vorschriftsmäßig die Lenkung zu bedienen. Auch zeigen sich dabei natürliche Unterschiede im ethischen Verhalten bei — scheinbarer — Gefahr

Strecken- und Richtungstäuschungen. Eine Unterart geometrisch-opt. Täuschungen. z. B. werden Vertikale gegenüber Wagerechten bei Abständen, obere gegenüber unteren Entfernungen überschätzt. Eine Vertikale erscheint gegenüber einer Horizontalen nicht immer senkrecht (= scheinbare Vertikale). Abgerechnet diese konstanten gibt es auch variable St., z. B. werden spitze Winkel meist, ebenso wie die ausgefüllten Strecken, überschätzt, s. geometrisch-optische Täuschung, Müller-Lyer-Figur, Zöllnersche Figur u. a. m.

Streuung s. Standardabweichung

Streuungslinie ⟨Stern⟩ Darstellung der Variationsverteilung eines psychischen Merkmals durch eine Gerade, auf der die relativen (Maßzahlen-) Abweichungen aufgetragen sind. In diese äquidistanten Teilstrecken werden die praktisch ermittelten Fälle als Punkte eingezeichnet; je nach Häufung der Punkte zeigt sich, wie die Werte sich verdichten oder selten zeigen

Stroboskop [gr. strobein drehen, skopein erblicken] s. Dädaleum

stroboskopische Erscheinung = das Entstehen scheinbarer Bewegungen von an sich ruhend dargestellten Bildern. Teils zeigen sie sich im praktischen Leben (s. Zaunphänomen), teils werden sie künstlich hergestellt durch besonderc Vor., die aber nach sehr verschiedenen Gesichtspunkten arbeiten (s. Dädaleum, Thaumatrop, Pedemaskop, Mutoskop, Praxinoskop, Kinematograph)

Struktur neuerdings in der Ps. aufgenommener Begr., der dem Aufbau des Ganzen aus den Teilen zugewendet ist. In Anlehnung an die naturwissenschaftliche Bedeutung eines „Bezugssystems im Aufbau des Ganzen" (man gedenke der organischen Chemie!) bei der Gestaltps. (s. d.) verwendet. In der geisteswissenschaftlichen Ps. (s. d.) der „Totalitäts"-Zusammenhang von Erlebnis- und Leistungsdispositionen; gegliedert nach Wertrichtungen, bezogen auf den Mittelpunkt = das Ich. In anderer Form als die Bedingungen erfaßt, die gesetzmäßig jedem *Ganzheitserlebnis zugrunde liegen

Struktursymbole [lt. structura Bau, gr. sýmbolon Wahrzeichen] ⟨Giese⟩ graphische Darstellung von gefundenen *Korrelationen zwischen (höheren) seelischen Merkmalen und dem sog. *global result

Stufentheorie s. Farbentheor.

stumme Konsonanten s. Lautlehre

Stumpf, C., Prof. Berlin. * 1848 Wiesentheid. W.: Tonps. (1883). Ges.empf. (1906). Beiträge zur Ak. (1898). Erscheinungen und psychische Funktionen (1907)

subjektiv s. objektiv

Sublimierung [lt. sublimáre erheben] ⟨Freud⟩ Ersatzbildung des, in einer *Manifestation verdrängten, *Libidotriebes durch eine zweckmäßige Tätigkeit, meist auf künstlerisch-religiösem Gebiete. Die *Psychanalyse erklärt in diesem Sinne die meisten Kulturtätigkeiten. Sublimationen ⟨Pfister⟩ = Ergebnisse des S.vorganges

Substanz [lt. substántia] Stoff. Substanzartige Bew.zustände ⟨James⟩, die im Strom des Bew. verharrenden Ruhestellen, die zugleich Wegmarken bedeuten: dazwischen als Bindungen die Bewegungs- oder „transitiven" Zustände. S.stadium s. Apperzeptionsstadien

Substitution [lt. substituere an die Stelle setzen] Nachahmungsverf. ⟨Claparède⟩, tierps. Meth., durch Vereinigung verschiedener Tiersorten zu beob., inwieweit eine Tierart von der anderen Gewohnheiten nachahmt. (Hunde lernen z. B. von Katzen das Gesichtwaschen mit der Pfote usw.)

Subsumtion [lt. subsumere unterstellen] Zurückführen eines Besonderen (Begr.) auf das Allgemeine

subtraktive Farbenmischung [lt. subtráhere entfernen] s. Komplementärfarben

Succubus [lt. subcúmbere unter etwas fallen] s. Incubus, Dämonen

Sudansprachen Sprachformen, besonders *primitiver Natur, in Zentralafrika gebräuchlich, zur Klärung der Frage nach dem ursprünglichen Zustand der Sprache herangezogen. Hierbei, gegenüber den reinen *Gebärdensprachen, schon Lautwandel, Vermischung mit fremden Sprachteilen, ebenso Lautzeichen; grammatische Kategorien fehlen

Suggestibilität [lt. suggerere eingeben] Beeinflußbarkeit von G., Willen usw., soweit unselbständige Urteilsfähigkeit vorhanden. Sie läßt

Suggestion — Symptom

sich prüfen durch Fragen (S. fragen), die einem *Aussageverf. angeschlossen sind, aber Dinge heranholen, die keinerlei äußere Grundlage besitzen, da sie auf, dem Aussageverf. vorangehende, Darb. eines Obj. innerlich nicht Bezug nehmen. — Oder opt. durch Darb. irreführender Abbildungen (3. B. scheinbar immer länger werdende Parallelen, nach Binet), oder durch Geben einer Erwartungssuggestion ⟨Seashore⟩. Die Vp. erwartet in einem Verf. irgendeinen Eindruck, der wirklich nie eintritt. Stets äußert sich der suggestible Mensch in obj. gänzlich falscher Weise

Suggestion Einfluß, Einrede: zumal bezogen auf den Befehl des *Hypnotiseurs an seine Vp. Bezieht sich die S. auf die Vp. selbst und geht von ihr aus = Autosuggestion. Die S. hat wichtigsten Anteil am Entstehen der Mode, am Völkerleben (Presse, Krieg, Ideen) überhaupt ⟨Stoll⟩. Als S. mentale wird auch geistige Fernwirkung im Sinne der *Telepathie verstanden

sukzessiv [lt. successio Nachfolge] aufeinanderfolgend

Sulcus [lt.] Furche, s. Gehirn

Summation der Reize. Ges., wonach ein einzelner *Reiz, der allein ein Nervenzentrum nicht erregen würde, es mit anderen in Gemeinschaft tun kann, die ebenfalls für sich genommen unwirksam blieben. Gilt auch für kollektivistische pf. Erscheinungen

Summationston *Ton (entstehend aus Zusammenklang zweier neuer Töne) von Schwingungszahl, die gleich der Summe der beiden anderen ist. Ggs. Differenztöne, s. d.

Superposition [lt. super über, pónere setzen] Überordnung s. Subsumtion

Surrogat [lt. surrogáre jemand an Stelle eines anderen wählen] Ersatz

süß s. Geschmack

symbiologische Pf. [gr. symbiún zusammenleben] ⟨Stöhr⟩ jene Pf., die sich mit der reinen Beschreibung der seelischen Grundtatsachen zwischen Einzelperson und Umwelt beschäftigt

Symbol [gr. sýmbolon Merkzeichen] Versinnbildlichung, Darstellung durch Gleichnis

Symbolbewußtsein für Worte, beim Kinde das auftauchende Verstehen, daß die Einzelworte allgemein nur Sinnbilder für Gegenstände sind

Symbolismen ⟨Freud⟩ Übertragung vorzüglich *libidinöser Vorst. und G. auf ein Sinnbild für sie (Wort, Körperteil, Handlung usw.)

Symmetrie [gr. sýmmetros gleichmäßig] gleichmäßige Anordnung (der Teile einer Figur usw.)

sympathisches Nervensystem [gr. sympathein mitleiden] das sog. vegetative, selbsttätige (autonome) Nervenbündel, das Herz, Lunge, Darm und sonstige, unserem *Willen nicht oder nur höchst geringfügig unterliegende Körperteile versorgt. Früher auch als Sitz der „Liebe", „Sympathie" usw. angesehen; in der *Parapf. als Träger der *hypnotischen Erscheinungen vermutet. Erforscht sind seine Funktionen noch nicht

Symptom [gr. sýmptōma Eigenschaft] Kennzeichen. — S. handlung ⟨Freud⟩ anscheinend spielerisch-nebensächliche Handlung, die aber in Wirklichkeit eine *unterbewußte Vorst. andeutet. Oft als Zwangsgewohnheit ausgeartet. Sie pflegt *libidinös zu sein.

symptomatische Meth. kennzeichnendes Verf. zur Auffindung des Vorst.=typs aus unmittelbarem Ergebnis von Leistungen und Fehlleistungen einer Vp. Auch durch Selbstbeob., statistische Unters. von künstlerischen Leistungen (Dichtungen, Bildern) erschlossen

Synästhesie [gr. sýn zusammen, aisthēsis Empfindung] Mitempf., d. h. gleichzeitiges Empf. von zwei verschiedenen Eindrücken bei Reizung eines Sinnesorganes. Hören von *Tönen bei Farbeneindruck, Sehen von *Farben bei Tönen, Verbindungen zwischen *Auge und *Geschmack, *Geruch und Geschmacksempf., Ton und Geschmack u. a. m. Am klarsten als audition colorée (s. d.) vorkommend. Stets rein ps., nicht körperlich bedingt

Synchron [gr. chrónos Zeit] (s. Homophonie) gleichzeitig

Synthese [gr. sýnthesis] Zusammensetzung aus verschiedenen Bestandteilen. Ggs. Analyse = Zergliederung, Auflösung in Einzelbestandteile. — Schöpferische S., Annahme ⟨Wundt⟩, daß die aus Elementen zusammengefügten ps. *Gebilde mit ihren Eigenschaften über die der Elemente hinausreichen; vgl. die von Wundt jedoch nicht verwendeten Begriffe *Ganzheit, *Gestalt, *Struktur

Tabu eigentlich etwas, was man nicht berühren darf, weil es heilig oder abscheuerregend ist. Ursprünglich polynesischer Ausdruck. Später übertragen auf die magisch-religiöse Wirkung und Verehrung von Gegenständen oder Personen, die infolge geheimnisvoller, *dämonischer Kräfte übermächtig sind, daher nicht berührt werden dürfen. Hauptgegenstand ist das *Totemtier, dessen Jagd oder Genuß verboten ist, ferner bestimmte Bäume, Pflanzen, Häuser, Orte, auch Menschen

Tachistoskop [gr. táchistos schnellste, skopeīn blicken] Schnellseher. Vor., um — etwa zwecks Prüf. der *Aufmerksamkeit, des *Bew.umfangs, intellektueller Vorgänge, des Lesens — ein Obj. dem beob. *Auge kurzzeitig darzubieten. Die Darb. können bis zu winzigen Bruchteilen von Sekunden dauern. Es gibt 1. Fallt. ⟨Wundt⟩. Ein senkrechtes Säulenpaar trägt am oberen Ende einen Elektromagneten, der einen Blechbildrahmen festhält. Bei Stromöffnung fällt der Rahmen — je nach Höhe des auf den Säulen verschiebbaren Magneten — beliebig rasch herunter, reißt im Fall einen unten befindlichen, das Obj. vorher verdeckenden Vorhang mit, sodaß während des Fallens dasselbe sichtbar wurde. — 2. Rotationst. ⟨Wirth, Michotte⟩. Zur Hintereinanderdarb. von ein oder zwei Obj.; und Spiegelt. (s. d.). — 3. Pendelt. ⟨Berliner⟩, s. d. — 4. Photographischer Momentverschluß, hinter dem das Obj. geboten wird

Tagesschwankungen die Veränderungen in Arbeitsleistung, Blutdruck, Temperatur, *Ermüdung usw., die sich im täglichen Ablauf beim Menschen zeigen; s. Periodik, Arbeitskurve, Morgenarbeiter

Tagträume das Sichausmalen und Zurechtphantasieren von Gegebenheiten im Wachzustande, bei Muße stunden usw. Verhältnismäßig wenig erforschtes Gebiet, das kennzeichnend für die Eigenart einer Persönlichkeit sein kann

Takt [lt. tactus Gefühl] Gleichmaß aufeinanderfolgender Zeiteinheiten oder af. Eindrücke. — **Taktieren** Klopfen von Takteinheiten (im Sinne des Telegraphentasters). Wird benutzt, um die Vorliebe für bestimmte Taktformen einer Person festzustellen, zur Erkenntnis des *Rhythmus, des persönlichen Tempos usw. Die Aufzeichnung der Takte kann durch *Markiermagnete auf *Kymographion erfolgen (sog. Taktierverf.). — **Taktierap.** ⟨Wundt⟩ Vor. zur Prüf. rhythmi-

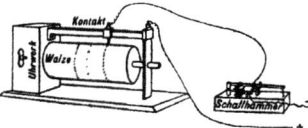

Fig. 48. Taktierapparat

scher Eindrücke. Eine mit abgestuften Mengen von Kontaktstiften versehene Trommel ist durch ein Uhrwerk betrieben und berührt je nach Einstellung in derselben Zeit mehr oder minder oft einen Kontakt, der einem Schallhammer Strom zuführt. Entsprechend erfolgen langsame oder rasche Schläge, die von der Vp. zu rhythmischen Einheiten zusammengefaßt werden. — **T.täuschung** Erscheinung, daß bei Folge obj. gleich *intensiver Taktschläge subj. ganz bestimmte Schläge betont, andere minder betont sind. Nachweisbar mit Taktierap. oder am *Metronom. Die obj. Reihe ♩♩♩♩♩♩♩♩ erscheint subj. ♩♩♩♩. Dabei wird der ³/₈ Takt bevorzugt. Wird subj. ein „Auftakt" angenommen, so erscheint die Reihe 3 B. als: ♩♩♩♩♩♩ usw. Mit obj. zunehmender Geschwindigkeit entstehen Folgen von ²/₄ Takten, ³/₄, ⁴/₄, ⁶/₄ Takten (s. a. Ges. der dreistufigen Hebungen). Beispiel für Takte: ♩♩♩♩♩♩ und

taktil auf Tastsinn bezüglich

Talbot⟨Plateau⟩**sches** Ges. besagt, daß nach Eintreten einer vollkommenen Mischung von zwei — durch Rotation erzielten — *Helligkeiten oder *Farben sich die daraus hervorgegangenen Empf. durch die Gesamtsumme der miteinander abwechselnden Eindrücke bestimmen, dagegen verhältnismäßig unabhängig von der Aufeinanderfolgegeschwindigkeit bleiben. Ist z. B. bei einem *Farbenkreisel die *Intensität des wirksamen weißen Lichts $= i$, der Gesamtraumwert weißer Sektoren a, der der schwarzen b, so beträgt die Gesamthelligkeit alsdann $\frac{i \cdot a}{a+b}$. Bei hohen Umdrehungsgeschwindigkeiten treten Abweichungen ein

Talent angeborene Veranlagung für bestimmte Fähigkeiten, die freilich nicht der freien Schöpferkraft des genialen Menschen gleichen = Form überdurchschnittlicher Begabung des normalen Menschen auf einem Gebiet

Talisman [frz., span. talisman = arab. telsam] s. Fetischismus, Aberglaube

Tambour ſ. Marey

Tanz zunächſt Ausdrucksbewegung *primitiver Völker, in Verbindung mit Gesang. Streng genau gegliedert, sinnbildlich, religiös. Ursprüngliche Formen: ekſtatiſcher T. — mimiſche Tänze (für Saat=, Sonnen=, Erntefeſte) — Jagd= und Kriegstänze. Letzte Ausdeutung des Tanzes als Zauber=, Kult= und Kriegertanz, zur Gewinnung und Beeinfluſſung höherer Mächte. Später mehr und mehr Genußmittel, wie im modernen T. (Spieltanz)

Tappingteſt [engl. tapping klopfen] Derſ., der die „mot. Geſchicklichkeit", die *Ermüdung, *Aufmerkſamkeit uſw. prüfen ſoll und darin beſteht, daß die Vp. ſo raſch als möglich mit einem Metallſtift auf eine Metallplatte tippen muß. Hierbei entſteht Stromſchluß, der (mittels *Dupreszeitmarke) die Tippfolgen auf *Kymographion anzeigt evtl. auch zugleich *rhythmiſche Gruppierung der Schläge andeutet

tartiniſche Töne (nach dem Komponiſten Tartini) ſ. Zwiſchenton, Schwebungen, Kombinationstöne, Differenz=, Summationstöne

Taſchenuhrenverſuch ⟨Weber⟩ hält man zwei Taſchenuhren vor das linke bzw. rechte Ohr, ſo verſchiebt ſich der Rhythmus gegeneinander, bis ſich die Schläge beider zu einem Schlag verſchmelzen uſw. Dieſer Verſchmelzungsſchlag wandert dabei von einem zum anderen Ohr, um dort in zwei Schläge erneut zu zerfallen ⟨Wittmann⟩. Der Wanderungsvorgang fällt — wie bei der *Schallokaliſation — in Mikrozeitenunterſchiede der beiden Schläge

Taſtblindheit ſ. Agnoſie

Taſtempfindung durch die Haut (Fingerſpitzen) vermittelte Empf. für Oberflächen von Körpern, räumliche Entfernungen, unter Verbindung von Gelenkempf. — Die Entfernung zweier Punkte wird z. B. am Hals bei 67,7 mm, Naſe 7 mm, Lippen 4,5 mm, Zungenſpitze 1 mm Entfernung wahrgenommen. Wundt unterſcheidet äußere und innere T. Erſtere umfaßt Druck=, Temperatur= und Schmerzempf.; letztere Lage=, Gelenk= und Druckempf. T. iſt daher eine Sammelbezeichnung für mehrere Unterempf. (ſ. Haut, Druckpunkte, Aſtheſiometer uſw.). Als Taſtkörper ſind die ſog. Meißnerſchen Nervenpapillen zu nennen, von denen etwa 20 Stück auf 1 qmm kommen. Hier enden die Taſtnerven. Sie verteilen ſich am dichteſten bei Hand, Fußsohle, Lippen, Sexualorganen, am geringſten auf Rücken und Gesäß

Taſterzirkel ſ. Aſtheſiometer

Taſtgefühlsprüfer ⟨Moede⟩ auch „Taktometer", *pſychotechniſche Vor.

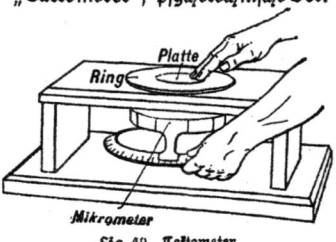

Fig. 49. Taktometer

Ein Metallring enthält bewegliche, runde, kleine Mittelplatte, die mikrometriſch auf gleiche Höhe mit jenem zu bringen iſt („Gleicheinſtellung")

Tastraum der durch aktive Bewegung der Gelenke mittels des Tastsinns zum Bew. kommende *dreidimensionale Raum. Ggs. der durchs *Auge wahrgenommene Raum

Casttäuschung verschiedene Formen räumlicher Tastwahrn. Z. B. scheinen die gleich entfernt bleibenden Spitzen eines Tasterzirkels beim Überdiehautentlangfahren sich einander zu nähern bzw. zu spreizen. Beim Abfühlen zweier Lineale, von denen das eine auf der Kante gleichmäßig Kerben enthält, erscheint das letztere beträchtlich länger zu sein

Tatauierung auch Tätowierung genannt, nach dem polynesischen tatau = kunstgerecht, die bei Naturvölkern, Ungebildeten verbreitete Sitte der Schmückung der Haut durch eingebrannte usw. Figuren, Zeichen. Teils beruhend auf religiösen Vorst., geheimer Verbindung mit Gottheiten, teils ärztlich gedacht zur Ableitung schlechter Säfte (= Baunscheidtismus), teils Bestreben, sich dadurch von anderen zu unterscheiden, Schmuck zu tragen usw.

Tatbestandsdiagnostik [gr. diágnōsis das Unterscheiden] Verf., die Beteiligung einer Person an einem Tatbestand psf. zu ermitteln. Als Wege dazu dienen 1. *Hypnose, 2. *Assoziationsverf., *Aussageverf., *Suggestibilitätsprüf., 3. der *psychogalvanische Reflex. T. wird auch Spurensymptomatologie ⟨Lipmann⟩ genannt. Bei Assoziationen zeigt sich auffällige Änderung von *Reaktionszeiten bei den betr. Stichworten, die mit dem Tatbestand zugleich zusammenhängen ⟨Wertheimer⟩

Taubstummensprache s. Gebärdensprache. Diese letztere ist zugleich die sog. französische Meth. ⟨Abbé Sicard⟩, die dadurch mündlichen Verkehr von Taubstummen regelt. Ggs. deutsche Meth. ⟨Heinicke⟩, bei der wirkliches, artikuliertes Sprechen des Betr. in der Lautsprache erstrebt wird

Täuschungen s. geometrisch=optische Täuschungen

Taylorsystem Verf. zur Erzielung höchster wirtschaftlicher Betriebsführung in Industrie, Technik, Handel und Verkehr. Bezeichnet nach dem Urheber, dem amerikanischen Ingenieur F. W. Taylor, der seit etwa 1895 umfassende Forschungen auf dem Gebiete der Betriebswissenschaft unternommen (W: Dreharbeit u. Werkzeugstähle 1908 — Betriebsleitung 1914 — Grundsätze wissenschaftlicher Betriebsführung = Principles of Scientific Management 1911 usw.). Dies wird erzielt a) durch genaues Studium des besten maschinellen Arbeitsverf. (Aufteilung der Arbeitsvorgänge in genau geregelte, abgemessene Einheiten, Verbesserung der praktischen Anordnung der Maschinen usw.), b) ps. z. T. durch Auslese der Arbeiter, Anlernverfahren, Vorschreiben von Arbeitszeit, Arbeitsfolge, Arbeitsbewegungen und Leistungslöhnen auf Grund bestmöglicher Normalien. — Taylor = Thompson=Stoppuhr: in Buchform angebrachte Fünftelsekundenuhr, die unauffällige Kontrolle der praktischen Hantierungen der Arbeiter gestattet und ermöglicht, die Einzelzeiten für Bewegungen (etwa Kohlen entladen, Schau-

11*

feln) genau zu prüfen. S. a. Arbeitsschauuhr, Gilbrethuhr

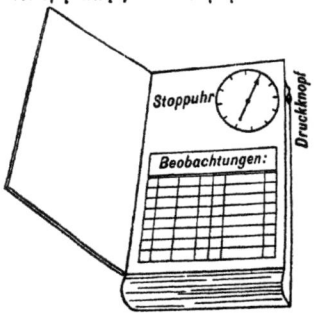

Fig. 50. Taylor-Thompson-Uhr

Techniker-Eignungsprüfung s. Eignungsprüf.

Teichopsie [gr. teichos Mauer, opsis Sehen] s. Flimmerskotom

tektopsychisches Milieu [gr. tektein bauen, psyché Seele; fr. milieu Umwelt] ⟨Hellpach⟩ künstlich geschaffener Lebensschauplatz eines *Individuums, bezogen auf die sog. „Kulturlandschaft", d. h. Häuser, Straßen, Gärten, Plätze, Städte, Dörfer

Telekinese [gr. téle fern, kinēsis Bewegung] Ortsveränderung von Gegenständen, ohne sichtbare Berührung derselben. Angebliche Fähigkeit der *Medien

Telepathie [gr. páthos Leiden] auch *Suggestion mentale, Telästhesie ⟨Mayerhofer⟩, die bei *hypnotisierten, *Somnambulen usw., auch im Wachzustande wiederholt gemachte Beob., daß Bew.Inh. zwischen zwei oder mehr Personen sich ohne räumliche Berührung übertragen. Im volkstümlichsten Sinne = Gedankenlesen. Eine Erklärung der Erscheinung, die wohl nicht mehr bestritten werden kann, ist bis jetzt nicht erfolgt

Teleplastie [gr. plazein bilden] s. Materialisation

Temperament [lt. temperáre mäßigen, mischen] die Form der Bew.lage, insbesondere des Gef., die bei jemandem vorzuherrschen pflegt. Nach griechischem Vorbild unterscheidet man das cholerische, phlegmatische, melancholische, sanguinische T. (s. d.). Diese Vierzahl ist nach neueren Forschungen unhaltbar, da sie teils ineinander überfließen, teils nach Alter und Geschlecht schwanken. Man geht bis zur Aufstellung von 12 T.-formen. S. a. Typus

Temperaturpunkte jene Hautstellen, die für Temperaturempf. in Betracht kommen. Man unterscheidet Kälte- und Wärmepunkte und fand 13 bzw. 1,5 auf qcm davon in der Haut. Der Mensch besitzt insgesamt etwa 250000 Kälte- und 30000 Wärmepunkte. Diese geben die gleiche Empf., auch wenn sie z. B. elektrisch gereizt werden; s. paradoxe Kälteempf., spezifische Sinnesenergien

temperierte Stimmung die in der Praxis übliche feste Stimmung der Musikinstrumente (Klavier usw.) nach einer „gleichschwebenden Temperatur". Hier sind die Schwingungsverhältnisse nur bei den *Oktaven ganz genau, dem physikalischen Schwingungsverhältnis entsprechend, s. Intervall. Man benutzt die t., um bei den verschiedenen Tonarten die verwendeten Töne möglichst zu verringern

Tempo [lt. tempus Zeit] Durch-

Temporalzentren [lt. témpora Schläfe] s. Gehirnzentren

Termineingebung (*suggestion à échéance nach Forel) die in der *Posthypnose für Handlungen der Vp. suggerierte, vorausbestimmte Zeit

Terz [lt. tértius der dritte] s. Akkord, Konsonanz

Test [engl. test Probe] auch Prüf.exp. Bezeichnung für eine gröbere pf. Stichprobe, angepaßt dem praktischen Leben, dem Bedürfnis des Arztes. Viel verwendet in der *differentiellen Pf., der Unters. komplexer Eigenschaften (*Intelligenz). Nach Stern Ggf. das Forschungsexp., das im Sinne der *generellen, der *Sinnespf. und *Psychophysik sehr genau und auf wissenschaftlich geschulte Vp. zugeschnitten ist. Die T. werden angewendet vorzüglich in der exp. *Pädagogik, Berufs- und Wirtschaftspf., *Psychiatrie

Tetanus [gr. tétanos Spannung] Muskelkrampf

Thaumatrop [gr. thaúma Wunder, trópos Wendung] auch Wunderscheibe, horizontale schnell gedrehte Kreisscheibe, auf deren Seite zwei getrennte Obj. gezeichnet sind, die sich durch die Bewegung zu vereinigen scheinen. Nachbildwirkung

theogonische Mythen [gr. theós Gott, goné Erzeugung] s. Göttermythen

Theomanie [gr. manía Wahnsinn] religiöser Wahnsinn

Theosophie volkstümliche Weltanschauung mit pf. Einschlag, die, in bestimmtes System gefaßt, Erkenntnisse durch *Introspektion bzw. gewisse Lebensgewohnheiten (Atem, Ernährung, Suggestion) zu gewinnen trachtet. Im Orient und älteren Zeiten mystisch, in Angloamerika in Richtung praktischer Menschenveredelung gemeint

Thermästhesiometer [gr. thermós warm, aisthēsis Empfindung, métrein messen] <Eulenburg> ähnlich

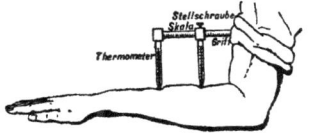

Fig. 51. Thermästhesiometer

dem *Ästhesiometer verschiebbare Thermometer, deren Spitzen beliebige Temperaturunterschiede — etwa zur Prüf. der *UE. — aufweisen können

thermischer Sinn Bezeichnung für Wärmeempf.

Thigmotaxie [gr. thígma Berührung, táxis Stellung] auch Stereotaxie, Thigmotropismus, Stereotropismus. Haftenbleiben von niederen Lebewesen an einem Gegenstand infolge eines *Reizes

thorakal [gr. thórax] auf Brustkorb bezüglich, mit Brustkorb (z. B. Atmung)

Thorndike, E. L., Prof. Columbia (* 1874 Williamsbury). W.: Educational Ps. (1903). Mental and Social Measurements (1904). Psychology (1905). Animal Intelligence (1911). Original Nature of Man (1913). Ps. of Learning (1914). Ps. of Arithmetic (1922). Ps. of Algebra (1923)

Tic [frz. tic vom deutschen zucken]

Allgemeinbezeichnung für gegen den *Willen eintretende, abnorme, sinnlose Körperbewegungen (Kratzen, Bohren, Schauern, Beißen, Schulter- oder Kopfbewegungen u. a. m.)

Tiefenlokalisation [lt. locus Ort] auch T.wahrn.: Wahrn. der Dinge im Raume durch das *Auge (j. a. Tastsinn). Beruht in erster Linie auf *Augenbewegungs(Muskel)empf., auf beidäugigem Sehen, den jog. *Konvergenzbewegungen des Auges, ferner auf *Akkommodation, Verlauf der Obj.umrisse im Sehfelde, Schärfe der Umrißlinien, Perspektive, Ausfüllung des Zwischenraums zwischen Gegenstand und Beob., Bewegung des Obj. und ähnlichem. Erfahrungsschlüsse und Muskelbewegungen einen sich zu einem Gesamtbilde. — T.ap. Dor. zur Prüf. der T.wahrn. für *binoculares und *monoculares Sehen (j. a. Heringscher Fallverf.). Ein Gestell einfachster Form, das in veränderbarer Entfernung an Querstäben Fäden trägt, die durch jog. Trockendämpfung (Wattebäusche) am Boden festgehalten, straff ausgespannt werden und nur im mittleren Teil durch *Diaphragma beob. werden. Die Fäden können entweder obj. gleich dick und verschieden entfernt vom Beob.auge, oder umgekehrt verschieden stark und gleich weit vom Auge entfernt angebracht sein. Die Vp. hat sie der Entfernung nach zu beurteilen. Dicke Fäden erscheinen näher liegend. Bei monocularer Beob. entsteht größte Unsicherheit. Für bewegte Gegenstände benutzt man einen Stab (evtl. mit Perle) auf Bodenmitte des Gestells, hinter und vor dem eine andere Perle zum Herabfallen gebracht wird

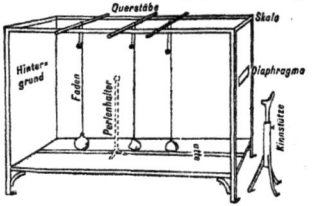

Fig. 52. Tiefenwahrnehmungsapparat

Tiergötter Annahme höherer Wesen in Tiergestalt. Beliebte Anschauung *Primitiver

tierischer Magnetismus auch Heilmagnetismus, *Mesmerismus. Angebliche „Kraft", die aus Händen usw. ausströmt und zu Heilzwecken benutzt wird

Tierpantomime scherzspielähnliche Nachahmung der Tiere in Bewegung, Tanz usw., wobei Tiere der Jagd und des *Totems bevorzugt werden. *Primitive Darstellungskunst

Tierpsychologie Seelenkunde des tierischen *Individuums. Benutzt analytische und synthetische Meth. Zu den ersten rechnen alle Einwirkungsverf., Verf., die natürliche und erworbene Reaktion auf *Reize erforschen, Wahlverf., um natürliche oder erworbene Bevorzugung eines Reizes bei dem Tier zu erschließen. Dazu kommt vergleichende Anatomie und Beob. mittelbarer Reaktionen. Synthetisch sind alle Einübungsverf. Entweder wird hierbei Dressur benutzt oder Meth. gleich dem Labyrinth-, dem Dexierkasten (j. d.), der Nachahmung oder *Instinkthemmung. Im großen und ganzen erfolgt Bewertung und Messung der Ergebnisse

Timbre—Ton

nach den Verf. der pf. Maßmeth. für den Menschen

Timbre [frz.] eines Klanges, einer Stimme: volkstümlichere Bezeichnung für die Tonfarbe der einzelnen Bestandteile, f. Klangfarbe

Tischrücken das in *Spiritistenkreisen beliebte Verf., um — durch ein *Medium — Zeichen von Verstorbenen, Geistern zu vernehmen. Eine Kette von Personen legt die Fingerspitzen auf den Tisch. Der Tisch hebt sich und beantwortet durch Aufklopfen mit dem Bein — nach verabredetem Alphabet — gestellte Fragen. Ähnlich Verf. mit Gläsern usw., die auf dem Tisch nach eingezeichneten Buchstaben rutschen und entsprechend Worte zusammenbilden. Beides sind unwissenschaftliche, fragwürdige Unters.weisen

Titchener, E. B., Prof. Ithaca. W.: Exp. Pf. (1901—1905). Exp. Ps. of the Thought process (1909)

Todestrieb Annahme Freuds, daß beim Menschen im Gegenstück zur *Libido unterbewußt auch ein Streben zum Beenden der diesseitigen Lebensform bestehe, woraus sich vielerlei Handlungen und *Komplexe erklären lassen

Ton pendelartige Schallschwingung, der besondere Empf.art eigen ist. Zusammengesetzt als *Klang oder einfach. — T.absorption [lt. absorbeo aufsaugen] Auslöschung von Tönen gleicher Stärke in einer Tongruppe durch einen einzelnen Ton (Beispiel: der Zwischenton). — Tonalität 〈v. Oettingen〉 Lehre, daß die Töne des Durakkords zu einem einzigen, dem sog. tonischen Grundton gehören, ebenso alle Molltöne zu einem einzigen Oberton = phonischen O. (= *Phonalität). — T.farbe f. Klangfarbe. — T.höhe physikalisch abhängig von der Schwingungszahl in der Sekunde, die auch das Volumen und die Qualität bestimmt. Je größer dieselbe, desto höher der Ton. Musikalisch kommen Töne zwischen 40 und 4000 Schwingungen vor. — T.hören f. Ohr, Basilarmembran, Cortisches Organ u. a. m. — T.leiter Stufenfolge von Tönen innerhalb einer Oktave. Diatonische T., Folge von 5 Ganz- und 2 großen Halbtönen. Chromatische T. = Folge von Halbtönen. S. diatonisch, chromatisch, enharmonisch. — T.modulation Fortführung ehemaliger Schreilaute (vgl. Lautsprache) zur Tonabwechslung der Stimme (Bellen, Heulen des Hundes, Singen der Vögel) als Ausdrucksform. Ferner = Tonfallwechsel im Satzaussprechen nach Tonhöhe, Tondauer. Neben der Akzentuierung (= dynamische Betonung) tritt der *Rhythmus entscheidend auf. — Tonometer (Hornbostel) Tonveränderungsap. nach dem Grundsatz des Tonvariators für Hand- und Mundbetrieb. Kleine verschiebbare Pfeife, die mit einer Skala versehen ist. Durch Anbringung von zwei weiteren Pfeifen an dem Windkästchen des Ap. können auch Dreiklänge erzielt werden. Als T. bezeichnet übrigens Gaertner auch eine Art des *Sphygmomanometers zu Blutdruckmessungen. — T.pinsel Gegenstück zur *Farbenpyramide. Darstellung der Tonqualitäten, wobei die Tonhöhe horizontal, das Volumen vertikal ausgedrückt ist. Es entsteht aus dem Baß die Pinselfläche, während die stilähnliche Fortführung des Gebildes vom Distant belegt ist. — T.schwelle Grenzen, in denen Schallschwingungen als Ton empfunden werden. Nach unten hin genügen etwa 8—16 Schwingungen, nach oben höchstens 50000 Schwingungen, s. Galtonpfeife, Stahllamelle. — T.stärke die *Intensität des Tons, die von der Amplitude (Schwingungsweite) der Schallwellen abhängt und im Quadrat der Amplitude wächst. Zunahmen von 1/3 der Intensität werden glatt erkannt. — T.taubheit s. Amusie. — T.variator (Stern) Vor., um in bequemer Form

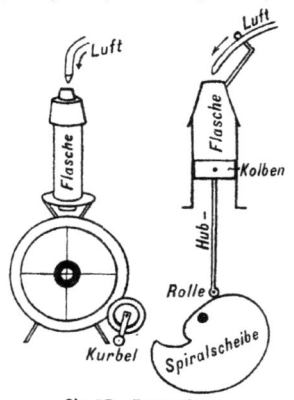

Fig. 53. Tonvariator

für Vers. wohlklingende, abstufbare Töne zu erzielen. Eine Flasche aus Metall wird von oben her gleichmäßig durch Luftstrom angeblasen. Im Inneren ist ein Kolbenboden, der durch Kurbelung langsam nach oben oder unten bewegt werden kann. Bei Verkleinerung der Flaschenluftsäule erfolgt Tonerhöhung. Kontinuierliches Entstehen einer Tonreihe durch Auf- bzw. Abbewegung. Erstere wird hierbei durch eingebaute Spiralformscheibe (Steigkurve), mit der das den Boden hebende Gestänge in Verbindung steht, mit stetig abnehmender Geschwindigkeit bei äußerlich gleichbleibender Kurbelübertragung vorgenommen. S. Flaschenorgel nach Helmholtz. — T.verschmelzung Verbindung von Grund- und Obertönen zu scheinbar einem einzigen, musikalischen Tone, ferner bei Zusammenklingen von 2 einfachen Tönen gleicher Intensität. Bei Abstufung nach Größe der Verschmelzung steht obenan die Oktave (Schwingungsverhältnis beider Töne wie 1 : 2), alsdann folgen: Quinte (2 : 3), Quarte (3 : 4), große Terz (4 : 5), kleine Terz (5 : 6), große Sexte (3 : 5), kleine Sexte (5 : 8), verminderte Quinte (5 : 7), verminderte Septime (4 : 7), große Sekunde (8 : 9), kleine Sekunde (15 : 16), große Septime (8 : 15), kleine Septime (9 : 16). Nach Stumpf beruht die T. auf besonderer Form des Zusammenwirkens der von den ak. Eindrücken beeinflußten Nervenzentren. Sie ist eine Verbindung ak. Empf., bei denen eine einzelne vorherrscht (dominiert)

Tonica Klang der Melodie, mit dem sie anhebt, schließt und nach dem die Tonart ihren Namen führt

Tonus [gr. tónos Spannung] der beim lebenden Körper dauernd vorhandene, schwache Spannungszustand von Muskeln, Gewebe usw. unter Einfluß der Nerven

topisches Lernen [gr. tópos Ort]

⟨Messer⟩ das Erlernen von Inhalten mit Unterstützung von örtlichen opt. Hilfen. Beispiel dafür sind Diagramme, Figuren, Schemata, an deren Hand Inhalte eingeprägt werden. — t. Gedächtnis ⟨G.E.Müller⟩ Gedächtnis für Ortslagen

topochemischer Sinn: der, z. B. bei Ameisen, vorliegende Mischsinn von *olfaktiven, *muskulären und *taktilen Gesamtbildern der Umgebung und ihrer Gegenstände

total [lt. totus] ganz, insgesamt. Vgl. partiale Eigenschaften. — Totalisieren = überordnen, s. Assoziation. — T.horopter s. Horopter. — T.variation seelische Abweichungen einzelner — in sich als Ganzes aufgefaßter — Personen untereinander, s. Temperament

Totemismus. ⟨Wundt⟩ Gesamtbezeichnung für die dem *primitiven Menschen (vgl. auch Pygmäen) folgenden Zeiten, die ihrerseits abgelöst werden durch das „Zeitalter der Götter- und Heldensagen". Das Totem ist indianische Bezeichnung für eine Gruppe im Stamm und zugleich für die Ahnenherkunft, versinnbildlicht zumeist durch ein Tier. Völkerpsf. ist daher T. die Zeit der Stammesgliederung und Stammesorganisation, also auch der *Exogamie, der Häuptlingsherrschaft, des Stämmekampfes, des Totemkultes und einer Reihe entsprechender Gewohnheiten. T. findet sich in drei Kreisen: Australien, dem malaiopolynesischen Gebiet, dem amerikoafrikanischen Teil (s. Tierahne, Fetisch, Tabu). Der sozialen Vereinigung nach gibt es Stammestotem, Individualtotem, Empfängnist., Geschlechtst. Als Gegenstände des T. Tiere, Pflanzen, leblose Gegenstände (Steine, Hölzer, meist zugleich *Fetisch bildend). Das T. ist außerdem Verkörperung einer Seele, Fortbildung der Körperseele des Primitiven als Hauch- oder Schattenseele. — T.freundschaften bei Gruppen eines T., das Gef. der größeren Verwandtschaft gegenüber anderen. Diese Empf. spricht stark mit in Gebräuchen der Exogamie. — Totemistische Kulte eine Reihe von in der T.zeit auftauchenden Gebräuchen, z. B. Totenopfer, Vegetationskulte, Ackerkulte. — T.kunst die vorzüglich bildender Art gerichtete Kunstbetätigung, so auch die *Tatauierung, Nachahmen von Totemtieren, Pfahlbauten, Kulttänze, Maskentänze, ekstatische, orgiastische, zeremonielle Tänze, Schlag- und Blasinstrumentenbenutzung, Arbeits- und Kultgesänge, *Mythenmärchen. — T.säule bei indianischen Stämmen aus einer Reihe von Menschenköpfen gebildete Säule, welche die Ahnen des *Clans darstellt und an der Spitze das Totemtier als Wappen trägt. — T.tier das Tier, das im T. eines Stammes oder Clans als Vorahne angenommen und als Wappen geführt wird. ⟨Adler, Opossum z. B.⟩

Toten-Fetisch [port. feitiço Zauber] Körperteil oder Besitzstück eines Verstorbenen (Zahn, Haar, Herz, Kleid), das als hilfreicher *Talisman bewahrt oder bei sich getragen wird. Auch als Zaubermittel bei *Primitiven im Gebrauch. — T.opfer totemistischer Kult, darin bestehend, daß Gebrauchsgegenstände (Waffen), geschlachtete Tiere oder gar Menschen einem Toten mit ins Grab gegeben werden. Gott, der Tote und die Hinterbliebenen haben am Opfer teil

Toxiphobie [gr. toxikón Pfeilgift, phóbos Furcht] Furcht vor Vergiftung

toxische Einwirkung Einwirkung durch Gift

Trance [engl. von lt. tránsitus das Hinübergehen] Bezeichnung für den tiefhypnotischen, meist *somnambul gearteten Zustand von *Medien

Transfert [lt. transférre herübertragen] ⟨Charcot⟩ Ortsveränderung, d. h. Übertragung von gewissen, halbseitig auftretenden *hysterisch-hypnotischen Erscheinungen (Lähmung, Muskelzusammenziehung) auf die andere Körperseite durch *Suggestion, Berührung usw. der Vp.

Transformation [lt. transformáre verwandeln] Umformung

Transfusion der Psyche [lt. transfúndere hinübergießen] Übertritt der Seele von einem zum anderen. Übertragung durch Atemauffangen, durch Kuß. Entspricht der Vorst. der Hauchseele (s. d.)

transgrediente Vorst. [lt. tránsgredi überschreiten] ⟨Ziehen⟩ eine Vorst., durch die wir über die gegebene Empf. materieller Dinge hinausgehen

Transplantation [lt. transplantáre verpflanzen] Verpflanzung, Übertragung

Transposition des sens [frz.] Sinnesübertragung, -verlegung = *parapsʃ. Bezeichnung für Fälle, in denen *Somnambule Sinneswahrn. mit Nichtsinnesorganen oder vertauschten Sinnesorganen gemacht haben (Lesen mit der Nase, Hören mit dem Magen usw.)

Transvestie [lt. véstis Kleid] Verkleidungstrieb, meist erotisch bedingt, s. a. Metatropismus

Trapeztäuschung geometrisch-optische T. Von zwei übereinander gelagerten gleichgroßen Trapezen — a, b — scheint das eine größer zu sein

Traube=Heringsche Wellen zu beob. wellenförmige Schwankungen des Blutdruckes. Vermutlich zentrale Erregungen. Ähnlich auch bei Tieren. Die *Affektkurven (= *vasomotorische *Undulationen) sind gleichartige Erscheinungen

Traum Ablauf von Bew.Inh. kurz vor dem Aufwachen und ausgezeichnet durch ein selbständiges, ohne Rücksicht auf sinnvollen, geordneten Zusammenhang erfolgendes Erscheinen. Ggs. Tagtraum (s. d.). Die T. werden *psychoanalytisch gedeutet, da sie Äußerungen des *Unterbew. sind. Man rechnet einen großen Teil ihres Inhaltes *libidinösen Vorst. zu

traumatisch [gr. traúma Wunde] durch Verletzung bedingt

Treffermethode s. Gedächtnis ⟨Schumann=Pilzecker⟩

Tremograph [lt. tremor Zittern, gráphein schreiben] Zitterbewegungsschreiber, zumal für Schreckvers. In Hand zu haltender Stab besitzt *Mareytambourkapsel. Es erfolgt Übertragung der Schreckzitterbewegung durch zweiten Marey, auf *Kymographion

Tremometer [gr. métrein messen] ⟨Whipple, Christiaens⟩ Vor. zur Prüf. der Geschicklichkeit der Hand. Die Vp. führt einen Kontaktstab

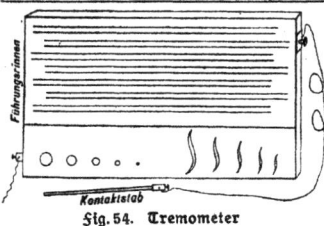

Fig. 54. Tremometer

über ein Metallbrett, das Löcher, Linien, Führungsrinnen usw. enthält. Die Kanten dürfen nie berührt werden. Geschieht dies doch,

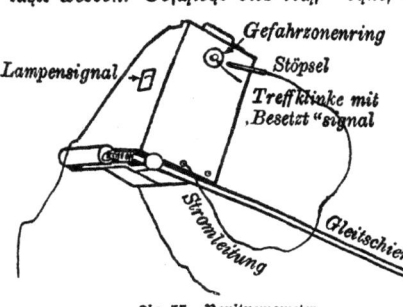

Fig. 55. Peritremometer für alle Raumlagen

so ertönt, durch entstehenden Kontakt, ein Läutesignal. Die Zahl der Fehler wird berechnet. Bei Telephonistinnen*Eignungsprüfungen benutze man ein „Peritremometer" für alle Raumlagen und mit *opt.-akust. *Reaktionssignalen ⟨Giese⟩

Tremor [lt.] = Zittern. Ist es feinschlägig = Tremulation

Tribadie [gr. tribáre reiben] s. Homosexualität, sapphische Liebe

Trichromaten [gr. tris dreimal, chróma Farbe] die Normalsichtigen, s. Grundfarben, Farbentheor., Farbenblindheit

Trieb solche Gef.- und *Affektanlagen, die zu Handlungen führen. Es gibt ursprünglich-angeborene =*Instinkte (Selbsterhaltungstrieb, Gattungstrieb) und erworbene, intellektuelle T., moralische T. Als T.handlung sind solche Willensvorgänge anzusehen, die sich durch schnelle Aufeinanderfolge von Motiv und Affektlösung auszeichnen

Tritanopie [gr. tritos dritte, ána ohne, ópsis Sehen] s. Farbenblindheit (Fachausdruck nach Kries, s. a. duale Sehtheor.)

Trommelfell s. Gehörorgan

Tropismen [gr. trópos Wendung] Bewegungen meist niederer Wesen(Pflanzen usw.) auf *Reize von außen. Führt die Bewegung zum Reize hin = positiver, führt sie von ihm ab = negativer T. Auch als Taxis gelegentlich bezeichnet. Es gibt z. B. Geot. = T. auf Erde und Erdbewegung hin, Heliot., Photot. = Bewegung auf Lichtreize, Chemot. = Bewegung auf chemische Einflüsse hin. Als orthrop [gr. orthós gerade] wird die geradläufige Bewegung bei Pflanzen bezeichnet, die ihre Längsachsen in der Richtung von Erdradius und Lichtstrahlen einzustellen pflegen

T-Typ ⟨W. Jaensch⟩ Konstitutionstyp, der im Grenzfall die Kennzeichen der Tetanie (Bewegungsstörung mit Muskelkrampf auf neurotischer Grundlage) besitzen kann. Aufgefunden bei Untersuchungen zur *Eidetik, begründet durch sekretorische Konstitutionsmerkmale, physiognomisch durch starre Gesichtszüge und steif erscheinendes Benehmen gekennzeichnet, Grundtyp einer bestimmten *Mentalität

Turgorbewegung [lt. turgére strotzen] Druckbewegung der Pflanzen, hervorgerufen durch Druck des Zelleninhalts auf die Umgebung. Hieraus entstehen *spontane Blattbewegungen und der sog. Pflanzenschlag [paratonische Bewegungen], auch nyttinastische B. genannt. Tagsüber stehen die Blätter horizontal, nachts hängen sie vertikal herab. Die T.-erscheinungen zeigen sich vor allem bei ausländischen, tropischen Gewächsen

Turnersche Wanderung kreisförmige Richtungsgebung des Rückzuges der Ameise in der Gegend ihres Nestes, während bis dahin das Tier sich geradlinig bewegte

Typus [gr. týpos Regel, Ordnung] nach Stern: „vorwaltende Disposition psychischer oder psychophysischer neutraler Art, die einer Gruppe von Menschen in vergleichbarer Weise zukommt, ohne daß diese Gruppe eindeutig und allseitig gegen andere Gruppen abgegrenzt wäre". Der T. ist daher nicht dasselbe wie Klasse. Es können in einem Menschen verschiedene T. sich kreuzen. Sind sie intraindividuell = Typenkomplex. Kommen sie in dieser Form häufiger vor = Komplextypen. Letztere sind homogen oder heterogen geartet. Beispiele sind: Typus mit fixierender oder fluktuierender*Aufmerksamkeit, sensorisches oder muskuläres Reagieren. Dorst.typen, Beob.typen s. d. — Vererbungstheoretisch ⟨Quetelet⟩ ist T. dasjenige Maß einer Population, dessen Abweichung den Wert Null besitzt. S. a. Phänotypus

Übergangsfarben ebenso „Zwischenfarben" Bezeichnung für solche Farben, die nicht Haupt- oder *Grundfarben sind

übermerkliche Unterschiede, Meth. der, auch = Meth. der mittleren Abstufungen ⟨Wundt⟩. Drei *Reize werden langsam so abgestuft, daß der zweite schätzungsweise die Mitte von 1 und 3 darstellt. Durch geordnete Vers.reihen ergibt sich Herstellung einer Reizreihe, deren Intervalle gleichgroßen Intervallen der Empf.schätzung entsprechen

Überschätzung Urteils- oder *Augenmaßtäuschungen, die zumal bei Vergleichen von zeitlichen und räumlichen Gegebenheiten auftreten, teils physiologisch, teils rein ps. durch *Assoziation, *Assimilation usw. hervorgerufen sind. Ggs. Unterschätzen. Vgl. auch geometrisch-optische Täuschungen, Zeittäuschungen

Übertragung in der *Psychoanalyse zu beob. Erscheinung, daß der Analysand seine Bew.-Inh. im Lauf der Behandlung in Beziehung zum Vers.-leiter setzt, sie auf ihn überträgt

Übung quantitativ-qualitative Verbesserung von Tätigkeiten nach mehrfacher Wiederholung, s. Arbeitskurve — Ü.verlust Nachlassen der Leistung nach Einübung, s. a. Arbeitsschwankungen

UE. ⟨Külpe, Meumann⟩ Abkürzung

Umfang — Unbewußtes

für den Ausdruck „Unterschiedsempfindlichkeit"

Umfang der Aufmerksamkeit s. Apperzeptionsumfang = Zahl aller Inhalte, welche die *Aufmerksamkeit in einem Augenblick zugleich

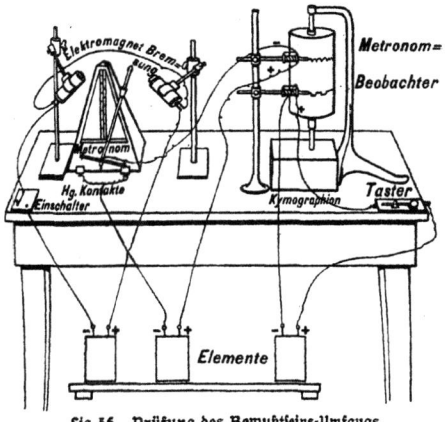

Fig. 56. Prüfung des Bewußtseins-Umfangs

umfaßt. Zahl der Inhalte, die alle zugleich im Bew. (= *Blickfeld des *Ichs) liegen = Bew.umfang (simultaner oder instantaner B.umfang). Es werden 6—8 oder (in Gruppen, *rhythmisiert) das n-fache von 6—8 Einheiten zugleich perzipiert. Bei Folge der Reize ist die Einheit bis auf 16 (oder ihr n-faches) ausgedehnt. Rein praktisch verringert sich für die Aufmerksamkeit bei Simultandarb. wirkliche Apperzeption auf 3 Einheiten. Zur Prüf. benutzt man z. B. eine beliebig lange Reihe von *Metronomtakten, welche die Vp. am Morsetaster nachklopfen muß. Aufzeichnungen der objekt. und subjekt. Werte auf *Kymographion

Umgebungseinflüsse ⟨Meumann⟩ die den Menschen, zumal Jugendlichen, seelisch beeindruckenden Hauptdinge seiner Umwelt: die Familie, das Haus, die Natur, Menschen. — U.-tests ⟨Meumann⟩ Ergänzung der *Binet-Simon-Proben, um den Einfluß von Schule, Haus und Familie auf den jugendlichen Geist zu prüfen. Hierhin rechnen nach Meumann Prüf. der Schulkenntnisse, *spontan Beob. des Gesamtvorst.kreises, Kenntnisprüf. über häusliche Inhalte

umkehrbare perspektivische **Täuschungen** s. pseudoskopische, geometrisch-optische Täuschungen, Schrödersche Treppe, Neckerscher Würfel

Unbewußtes alles nicht im Vollbew. des *Ichs Befindliche. Hierbei kann das U. auch als außerpersönlich, jenseits vom Menschen bestehend, gedacht und z. B. Naturvorgängen unterlegt werden. Nur bezogen auf menschliches Seelenleben = Unterbew. Dieses Unterbew. steht mit dem Bew. in engstem Zusammenhang, zeigt sich in *Traum, *Hypnose usw. und nimmt Bezug auf den besonderen Träger, das einzelne Ich, den Einzelmenschen, ist also nicht allgemeingültig gedacht wie das Unbewußte. Beide Formen von psychischen Inhalten werden von vielen gänzlich geleugnet und abgelehnt, da es nur ein Bew. geben könne

Undulation [lt. unda Welle] Wellenbewegung, s. Affekte

Unfäller ⟨Marbe⟩ Bezeichnung für die persönliche Disposition zu ungeschickten Verhaltungsweisen, die nach den für Jahre durchgeführten Ergebnissen sog. „Nuller" (= Nichtunfäller), „Einser" und „Mehrer" ergibt. Wichtig auch zur pf. Unfallverhütung; Unfäller werden durch pf. Auslesen von gefährlichen Arbeiten ferngehalten

Uniformierung [lt. unus eins, forma Gestalt] Vereinheitlichung seelischer Leistungen. Zeigt sich z. B. stets bei gemeinsamen Arbeiten, wobei persönliche Unterschiede der Beteiligten im Arbeiten verwischt werden (Akkordarbeit, Arbeit einer Schulklasse). Gemeinsamkeitsarbeit ist daher bei Vers. nur zulässig, wenn es sich darum handelt, den *kollektiven Wert zu ermitteln

Universalität s. Aktualität

Universalkontaktapparat ⟨Meumann⟩ durch Motor oder *Kymographion angetriebene Vor., deren Hauptteil über einer kreisförmigen *Skala sich drehende Kontakthebel sind. Auf der Skala sind verschiebbare Kontakte angebracht, die bei Umdrehung der radialen Kontakthebel berührt werden und so Stromschluß für *Schallhammer, *Signale und Ap. hervorrufen. Durch Veränderung der Umdrehungsgeschwindigkeit und der Kontaktabstände lassen sich beliebige zeitliche Entfernungen für die Stromschlußfolgen herstellen. Anwendung z. B. bei *Zeitsinnvers., *Rhythmus-, *Reaktionsvorgängen usw.

Unlust s. Gefühl

Unterbewußtsein s. Oberbew., Unbewußtes

Unterschätzung s. Zeittäuschung, Komplikationsvers., persönliche Gleichung, Überschätzung

Unterscheiden bewußtes abgrenzendes Trennen zweier Bewußtseinsinhalte voneinander, mit der Möglichkeit vergleichender Betrachtungsweise

Unterschiedsschwelle der Größenzuwachs eines *Reizes, der notwendig ist, um, bei Vergleich mit einem anderen (voraufgegangenen), ihn diesem gegenüber eben deutlich unterschieden zu machen. Die Schwelle ist um so geringer, je feiner die Empfindlichkeit für Unterschiede. Der Ausdruck Schwelle ist rein bildlich als Zuwachs gegenüber einem früheren Stand aufzufassen. Sie entspricht dem *ebenmerklichen Unterschied zweier Empf. schlechthin. In der Maßmeth. pflegt bei auf- und absteigenden Unters.reihen eine obere Grenze gefunden zu werden, von der ab der Vergleichsreiz stets als größer (länger, höher usw.) erkannt wird: = obere Schwelle. Entsprechend eine untere Schwelle für die Grenze, von der ab alles sicher als kleiner (tiefer, kürzer) empfunden ist. Aus beiden als Mittelwert die eigentliche (mittlere) U., vgl. Konstanzmeth., Fälle

Unterstützungstheorie der *Aufmerksamkeit ⟨G.E.Müller, Ribot, Mach⟩ besagt, daß diese „zentrosensorische Unterstützung einer zentripetal verlaufenden Sinneserregung" sei, weil

unwillkürliche Bewegungen — Variabilität

wir nämlich aus einer Gesamtheit von Eindrücken stets das leichter fassen und beachten, was vorher einzeln durch Sinneswahrn. in unser Bew. trat und aus organischen Gründen durch Deutlichkeit und Klarheit hervorgehoben wurde (z. B. durch Einstellungsvorgänge am Sinnesorgan)

unwillkürliche Bewegungen solche, von denen sich jemand nicht Rechenschaft gibt. Meistens in Form der *Ausdrucksbewegung (im Mienenspiel, den Handgesten usw.). Sie lassen sich durch besondere Vor. ⟨Sommer⟩ prüfen, die nach dem Grundsatz des *Mareyschen Tambours gebaut, auf Stirn usw. angebracht werden und die Bewegungen mittels *Kymographion registrieren, s. Automatograph

Uranismus [nach Uranos, dem Vater der Aphrodite] *Homosexualität von Männern. Urning = Bezeichnung für einen Homosexuellen

Urfarben s. Grundfarben, Farbentheor.

Urschwelle s. Fechnersches Ges.

Urteil ⟨Lipps⟩ „Akt" von Forderungen, die die Gegenstände (= Dinge der Umgebung) an uns richten. Wendet sich entweder an Denken, Verstand oder die Auffassung. Inwieweit „Urteile" indessen pf. möglich sind, ist wissenschaftlich nicht erwiesen. — U.täuschungen Täuschungen, die auf falscher Beurteilung von Zusammenhängen beruhen. Ein Teil der geometrisch=opt. Täuschungen wird zu den U. gerechnet. — U.typen solche Vp., deren Aussagen (bei Vers.) vorzüglich in Form von Beurteilungen vor sich gehen; die mit Entschiedenheit, aber oft auch unter *Suggestibilitätserscheinungen antworten. Keine Ges.einstellung

Utitz, E., Prof. Halle. Charakterologie, Kultur= und Kunstwissenschaft (* 1883 Prag). W.: Ästhetische Farbenlehre (1909). Kunstwissenschaft (1914—1920). Simulation (1918). Ästhetik (1922). Charakterologie (1925)

Valenz [lt. valére wert sein] Wertigkeit angewendet auf Empf., z. B. Nachbilder und sonstige Bew.Inh.

Vampir [slawischen Ursprungs] ein Toter, der als geheimnisvolles Wesen sich an der Nachwelt rächen will. Er erscheint nach der Volksansicht nachts beim Lebenden, um ihm das Blut auszusaugen

Variabilität [lt. variábilis veränderlich] Grad der Mannigfaltigkeit von Varianten, in denen ein psychisches Merkmal vertreten ist. Stern nennt die Fähigkeit, Varianten zu bilden, Variativität. Variante ist Allgemeinbezeichnung für Spielart. — Als Variable bezeichnet man jede veränderliche Größe des Zusammenhanges. — Variation ist jede Abweichung von einem Mittel= oder Durchschnittswert. — Als Variationskoeffizient gilt der Ausdruck für die Masse $V = \dfrac{\text{Streuung} \cdot 100}{\text{Mittelwert}}$

Der gesamte Spielraum, in dem sich alle Varianten finden, heißt Variationsweite oder =breite. Mittlere Variation einer Vp. bezieht sich auf die Abweichungen der Einzelleistungen einer Reihe vom arithmetischen Leistungsmittel. Ist dieses Mittel M, die Einzelleistungen $= m_1, m_2, m_3 \ldots m_n$, so wäre die mittlere Variation bei n=Leistungen

$$V_m = \frac{(M-m_1)+(M-m_2)+ +(M-m_3)+\ldots(M-m_n)}{n}$$

(vgl. auch mittlere Fehler). Schwankt der Grad der V. eines Merkmals, so spricht man von V.wechsel. Liegt dieser Wechsel in gesteigerter Abnahme des V.grades, so bedeutet er Angleichung, Uniformierung der Einzelleistungen. Nimmt er dagegen zu, so differenzieren sich die Leistungen mehr und mehr. In der Vererbungslehre teilt man die V. nach 1. vererbbaren Veränderungen zwischen Angehörigen derselben Sippe, hervorgegangen aus neuen Verbindungen früherer Erbanlagen = Kombination. 2. Veränderungen, die nur aus den zufälligen Lebensbedingungen (Milieu, Bildung, Aufenthaltsort) folgern = unvererbbare Modifikationen. 3. Änderungen, die vererbbar sind, aber aus unbekannter Ursache stammen und unvorhergesehen auftreten = Mutation. — V.lehre als psf. (nicht mathematische) Wissenschaft ist die Richtung, welche sich mit Vergleichung einzelner seelischer Merkmale, Personen, Rassen usw. befaßt und deren Veränderungen insbesondere prüft, s. a. differentielle Pf.

vasomotorisch [lt. vas Gefäß, mótio Bewegung] auf Gefäßnerven beruhend, s. Affekt

Vaterfolge Bindung der Kinder an väterlichen Elternteil bei Naturvölkern, s. Exogamie usw. Ggs. Mutterfolge

Vaubansches Festungsbild s. Flimmerskotom

Vegetationskult [lt. vegetáre beleben, von vegeo lebhaft sein] *totemistische Verehrung von Naturereignissen (Wetter, Pflanzen), s. Kult, Dämonenglaube, Zauber

vegetative Empf. ⟨Lehmann⟩ Empf., welche Blutzirkulation, Atmung, Ausscheidungen, Verdauung usw. betr. Sie werden durch das sog. v. Nervensystem (s. sympathisches N.) geregelt

Veränderungsschwelle ⟨Stern⟩ Unterschiedsschwelle für Geschwindigkeitswahrn.

Veranlagung s. Disposition

Verbalsuggestion [lt. verbum Wort] Suggestion durch Worte

Verbigeration [lt. verbigeráre schwatzen] ⟨Kahlbaum⟩ beständiges, leidenschaftlich-erregtes Wiederholen sinnloser Worte und Sätze

Verbindung, psychische ⟨Wundt⟩ zusammengesetzte Bew.vorgänge. 1. *Assoziationen (Verschmelzungen, *Assimilation, Komplikation, assimilative und sukzessive Erinnerungsassoziation). 2. *Apperzeptive Verbindungen (synthetisch-analytisch). — Prinz. der häufigsten V. ⟨Wundt⟩, Satz, wonach die allgemeine Form des Sehfeldes zusammenhängt mit der Tatsache, daß eine einfache Vorst. stets leichter durch Erregung solcher Netzhautpunkte zustande kommt, die am häufigsten übereinstimmenden Obj.punkten entsprachen

Verbomanie [lt. verbum Wort, gr. mania Sucht] Sprechlust. Redegewandter *Typus ⟨Ossip-Lourié⟩, dem Sprechen Bedürfnis, Handlung, Selbstbefriedigung ist

Verbrechersprache besondere Kunstsprache von Gaunern, Vagabunden,

Verdichtung — verstehende Pſ.

zur gegenseitigen beruflichen Verständigung. Sachausdrücke für die einschlägigen Gebiete, s. a. Gaunerzinken

Verdichtung die in den *Manifestationen ruhenden, sich überlagernden Schichten von Bew.Inh. (Komplexen), die das Bestreben zeigen, sich zusammenzuballen

Verdrängung ⟨Freud⟩ Unterdrückung einer irgendwie minderwertigen Vorst. durch andere, für die betr. Person hochwertige, s. Sublimierung

Vererbungslehre Wissenschaft der zunächst tierisch=pflanzlichen, alsdann menschlichen — erblichen Übertragung von körperlich=geistigen Sondermerkmalen eines Individuums auf andere, s. Rassenhygiene, Eugenik; Mendelsche Regeln

Vergessen Entschwinden eines *latent gewesenen Bew.Inh. durch den Zeitablauf und neue Inhalte

Vergleichen abtrennendes Gegenüberstellen (mehrerer) Bewußtseinsinhalte, um Ähnlichkeiten, Verschiedenheiten festzustellen. Funktionell ein Denkakt

vergleichende Pſ. Seelenkunde, die Alters=, Geschlechts=, Menschenklassen usw. untereinander vergleicht, s. differentielle Pſ.

Vergleichung, paarweise, Meth. der: das, zumal in der exp. *Ästhetik benutzte Verf., Eindrücke paarweise zu bieten und als Paare unter sich vergleichen zu lassen (auf Wohlgefälligkeit, Harmonie usw.). — V.reiz der einem Normalreiz folgende abstufbare zweite Reiz, z. B. in der *Konstanzmeth. — V.meth. s. Gedächtnis. — V.zeit das einem Normal-

intervall folgende Zeitintervall bei Unters. über *Zeitsinn

Verhör ⟨Stern⟩ s. Bericht

Verkleidung s. Transvestie

Verlesen irrtümliches *Apperzipieren eines gegebenen Lesetextes, meist bezogen auf einige Worte und solche Inhalte, die nach *psychoanalytischer Auffassung kennzeichnende Komplexe betr.

Vernersches Gef. sprachpſ. wichtige Regel, die besagt, daß in germanischen Sprachen z. B. f und b, th und d, h und g, s und r im Wechsel stehen, der Wechsel hängt mit der Betonung zusammen (hof—hübsch oder ziehen—gezogen), s. Lautlehre

Verschiebung der Zeit (Zeitverschiebung) bei *Komplikations=oder*Zeitsinnvers. auftretende Abweichungen der subj. Angaben vom obj. Tatbestande, die mit der persönlichen*Gleichung, Über=und Uunterschätzen von Zeiteinheiten zusammenhängen, positiv oder negativ geartet sein können (vgl. Komplikationsuhr)

Verschmelzung *assoziative Grunderscheinung aller Sinnesempf., sich untereinander — intensiv wie extensiv — zu verbinden, ein Ganzes, Einheitsbew. zu bilden. — Bezogen auf *Töne: Verbindung der Teiltöne zu einem *Klang, die Einheit desselben hervorrufend ⟨Stumpf⟩, s. Konsonanz

Verstand Volksbezeichnung und altertümliche pſ. Bestimmung für höhere Geistesfunktionen, die insbesondere dem *Willen und Gemütsleben gegenübergestellt wird und sich auf intellektuelle Funktionen bezieht

verstehende Pſ. teils im Sinne der psychischen Einfühlung gemeint, teils im Sinne der Einsicht von „*Strukturen" = sinnvolles Begreifen objektiver Gegebenheiten

Vertikalhoropter s. Horopter

Verwandtschaftsformbezeichnung ⟨Morgan⟩ Klassenbezeichnungen für die Verwandtschaftsarten der Völkersprachen. 1. Klassifizierende V. hierbei a) im malaiischen Sprachkreise: nur Benennung der Geschlechtsfolge. Alle Männer der höheren Generation heißen Vater, alle Frauen Mutter usw. b) Turanischganowanischer Kreis: Sohn des Bruders nennt man auch Sohn, die Frau heißt den Sohn der Schwester auch Sohn. 2. Deskriptive V., die arischsemitisch-uralische Form. Jeder Grad hat eigene Bezeichnung (z.B. deutsch). Morgan schloß aus der ersten Klasse *Promiskuität, aus der zweiten Vorliegen von Gruppenehen bei den betr. Völkern

Verworn, M., Prof. Bonn, * 1863, † 1921. W.: Psychophysiologische Protistenstudien (1889). Physiologie (1915). Anfänge der Kunst (1909). Ideoplastische Kunst (1914). Anfänge des menschlichen Geistes (1915). Ps. der *primitiven Kunst (1917)

Vestibulum [lt.] Vorhof, s. Ohr. — V.ap. s. Bogengänge, Drehschwindel, Otolithen

Vexierhalluzinationen bei dem Alkohol frönenden Personen auftauchende Erscheinung, daß Gesichts-*halluzinationen entstehen, die verschwinden, sobald man zufaßt. — V. tasten ⟨Thorndike⟩ ähnlich den *Labyrinthkästen für Tiervers. Das Tier muß Türen in einem Käfig durch bestimmte Bewegungen (Druck gegen Klinken, Fadenziehen) öffnen lernen, um die Freiheit zu erlangen

Vibrationssinn von Katz entdeckte Sonderempfindung, als Mittelstufe der Entwicklung verwandt dem vermutlich älteren (Tast-) Drucksinn und dem späteren Gehörssinn. Der V. vermittelt materielle Schwingungen aller Art, die auch im Wege eines Fernsinns wahrgenommen werden, bei der Erkennung von Materialien, beim Musikgenuß von Gehörlosen, beim Lokalisieren von durch Kleinstzeiten getrennten Erschütterungen des Körpers u.a.m. Die Reizempfindlichkeit liegt zwischen 50—500 Schwingungen je Sekunde, s. Mikrowahrnehmung

Vierfarbentheorie s. Farbentheor.

Vigilität [lt. vigil wachend] Anspannung und Lebhaftigkeit der Aufmerksamkeit

Violettblindheit s. Farbenblindheit

Visierlinie [lt. visio das Sehen] Richtung, unter der jeder Punkt eines Obj. gesehen wird. Bestimmt durch eine Gerade, welche seinen Bildpunkt und Pupillenmittelpunkt verbindet. Die vom Netzhautzentrum ausgehende Visierlinie heißt Hauptvisierlinie. Winkel, den die von den Grenzpunkten des Netzhautbildes gezogenen Visierlinien zueinander bilden = Gesichtswinkel. Durch diesen bestimmt sich das Maß der Erscheinungsgröße eines Obj., s. Auge, Basaldistanz

Vision Erscheinungen, die Personen, zukünftige Ereignisse usw. vorspiegeln. Kommen im Schlaf, Halbschlaf, in hypnotischen Zuständen vor. S. Kristallsehen, Ekstase

visuell das Sehen betr., s. optisch, akustisch, motorisch

Vitalempfindungen [lt. vita Leben] s. Organempf.

Vokal [lt. vox Stimme] s. Lautlehre. — V.charakter ⟨W. Köhler⟩ Kennzeichen der Qualität der *Töne. Eine „Ähnlichkeit im phänomenalen Tonsystem vom U über die Abstufungen des u—o und o—u zum o", worauf Übergänge zum a, e, i, s, ch folgen sollen, so daß eine Vokaltonreihe entsteht, nicht unähnlich den Farbenabstufungen im Spektrum. Die Tonhöhe allein ist qualitativ nicht entscheidend. Die reinen V. entsprechen nach Köhler stets dem Ton c (s. Formanten). — V.dreieck ähnlich dem *Farbendreieck, Darstellung der Beziehungen zwischen den V. nach sprachpf. Gesichtspunkt

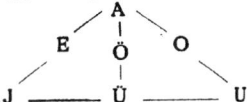

Stumpf konnte Vokale synthetisch aus Zusammensetzungen von Einzeltönen gewinnen, ohne daß man sie von natürlichen Vokalen unterscheiden konnte. Jaensch stellte fest, daß Vokalempfindung bei Fällen eintritt, wenn die akustischen Schwingungszahlen mit dauernden *Variationen um einen Mittelwert spielen. Garten zeigte, daß bei Sprachlauten die Stimmbandoszillationen im Kehlkopf- und Mundhohlraum entsprechende Bedingungen schaffen

Völkerpsychologie ⟨Lazarus, Steinthal, Wundt⟩ Seelenkunde, die sich mit der psychischen Eigenart der — meist *primitiven — Völkerstämme befaßt und deren Kulturerzeugnisse unters. (Religion, *Mythus, Sprache, Sitte, Gesellschaft, Kunst und Recht). Sie faßt diese Erscheinungen, im Ggs. zur Kollektivps., meist individualistisch auf, beschäftigt sich weniger mit modernen, führenden Kulturvölkern oder einer Anwendung der Ergebnisse auf das Leben, s. a. Soziologie

Volumen [lt. volúmen Krümmung] Rauminhalt (eines Körpers, Blutgefäßes). V.kurve graphische Darstellung der Schwankungen des V. (z. B. des Pulses).

Voluntarismus [lt. volúntas der Wille] Anschauung, daß das Hauptgewicht des Seelenlebens auf dem *Willen beruht und dieser eine Form des Gef. ist

Vorbewußtes gelegentliche Bezeichnung für Inhalte, die vor der *Apperzeption oder *Intuition im Einzelmenschen als vorhanden angenommen werden, s. a. Unbewußtes

Vorsignal opt. oder ak. Zeichen, das der Vp. gegeben wird, damit sie um so besser einen kurz darauf erfolgenden *Reiz beachtet, dem die eigentliche Unters. gilt

Vorspiel der Zickzackflug der Bienen, Hummeln, Wespen u. a. Tierarten über dem Nest beim Abflug. Dient anscheinend der Gewinnung eines Gesamtbildes opt. Erinnerungsqualitäten

Vorstellung alle Inhalte, die wir „vor uns hinstellen" können, d. h. vom Bew. abgesondert betrachten als etwas verhältnismäßig Selbständiges, Objektives, Vergegenwärtigtes. Dabei bleibt dann gleichgültig, ob augenblicklich ein entsprechendes Obj. vorliegt oder nicht. Ferner als pf. Gebilde, das ganz oder zum Teil aus (auch vormaligen, nicht jetzt ausgelösten) Empfindungen besteht, bezeichnet. Intensive D. sind z. B. Verbindungen von Druck, Wärme, Kälte-, Schmerz-, Geruch-, Geschmacks-, Gehörsempf.; extensive = räumlich = zeitliche D. — D.gef. solche Gef., die auf Grund von Verschmelzung an Empf. anknüpfen und Bindeglieder zwischen einfachen Gef. und *Affekten sind, aber auch nicht intellektuell geartet erscheinen (Beispiel: ästhetische Elementargef.). — D.kreis Gesamtheit der im Bew. vorhandenen Tatbestände, Inhalte, des Wissens, Anschauungen usw. Zumeist geprüft an Minderfinnigen, Jugendlichen, Kindern. — D.typen Vorherrschen von Vorst. bestimmter Sinnesgebiete bei einem *Individuum. Wird durch *Gedächtnisversf., gebundene *Assoziationsversf., *Aussagevers., Aufschreiben *spontan einfallender Worte ermittelt. Auch als Gedächtnis-, Sinnes-, Denk-, Auffassungstypen bezeichnet. Es gibt 1. *optischen oder visuellen Typus. Bevorzugung gesehener Erinnerungsbilder, Gesichtswahrn. beim Denken. 2. *Akustischen Typus. Bevorzugung alles Gehörten. 3. *Motorischen Typus, auch *taktiler, *kinästhetischer *Typus genannt. Tast- und Bewegungsempf. überwiegen bei den Vorst. des Betr. 4. Alle Mischtypen von 1 bis 3. — Gelegentlich wurden auch olfaktorische = Geruchs- oder Geschmacks-, gustatorische Typen beob. Unklar ist, inwieweit sich ein Vorst.typus das Leben hindurch erhält. Auch ein Ausfallstyp und ein Kombinationstyp kommt vor. Ersterer zeigt keine Bevorzugung, letzterer verbindet alle Elemente, s. Wortvorstellungstypen. Vorst. scheinen als Ergebnis früherer „Wahrnehmungen" nicht ohne weiteres selbstverständlich zu sein. Das verbindende Glied der *Anschauungsbilder würde eher auf dieses als auf obigen gemeinsamen Ausgangsort hindeuten, vgl. Eidetik

vorzeitige Reaktion eine R., die den *Reiz gar nicht erst abwartet. Oft als „antizipierende" R. bezeichnet, wenn ein *Vorsignal in der Verf.reihe dem Reiz vorangeht

Vorzugsmethode ⟨Baldwin-Dougall⟩ Verf., bei Kindern und Tieren, durch *spontane Wahl aus einer Reihe gleichzeitig gebotener Eindrücke einen aussuchen zu lassen, der Interesse usw. erregt (z. B. Auswählen aus bunten Gegenständen)

Votivgabe [lt. votivus durch Gelübde versprochen] Gegenstand, der am Altar eines Gottes niedergelegt wurde, um für die Erfüllung einer Bitte den Dank auszusprechen. Ggs. völkerps. die Weihegabe

Vp. ps. Abkürzung für Versuchsperson, Beobachter

Wachvision *Vision, die im Wachzustande — ohne scheinbare äußere besondere Umstände — zustande kommt

Wahlmethode s. Gedächtnis, Farbenkenntnisprüf. Aus einer Reihe verschiedener *Reize sucht sich die Vp. einen frei aus = Vorzugsmeth. ⟨Baldwin⟩. — W.reaktion *Reaktion, bei der die Vp. infolge der Möglichkeit, daß verschiedene Reize eintreten, entsprechend zwischen verschiedenen Reaktionsformen wählen muß (z. B. Knopfdrücken oder Hebelloslassen; rechts oder links schalten)

Wahrnehmung Auftauchen eines

Bew.Inh., im engeren Sinne einer *Empf. Man kann trennen nach äußerer und innerer Wahrn., je nach Ort des auslösenden Reizes. Letztere ähnelt dem Beobachten des Bew.verlaufs, erstere legt die Scheidung dieser sog. „Perzeption" von der Sensation (= Empf.) und der *Apperzeption nahe. W. wird auch „Gegenstandsbew." genannt und fast durchgängig bei pf. Lehren als das Komplexere der Empf. gegenübergestellt

Wanderhypothese s. mythologische Theor.

Wandermarkenapparat Vor. zur Prüf. d. *Aufmerksamkeitskonzentration und des *Willensentschlusses. Durch Motor getriebene Streifen rollen von oben nach unten und zugleich umgekehrt. Treffen sich die beliebig darauf verteilten Striche zu einer geraden Linie gemeinsam, so muß Vp. einen Bremshebel bedienen

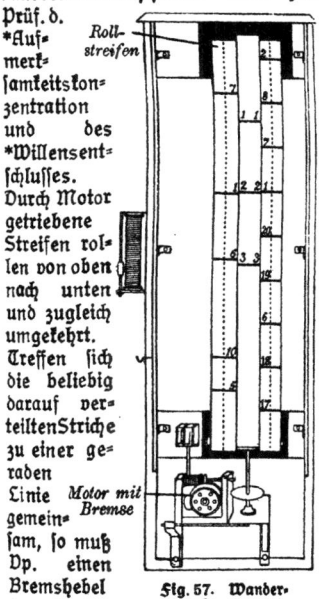

Fig. 57. Wandermarkenapparat

Wärmeempfindung die durch die Temperaturpunkte zustande kommende Sinneswahrn. Dabei wird pf. von Kälte gesprochen, wenn physikalisch eine derartige Bezeichnung unangemessen ist (z. B. sind pf. — 25 Grad „kalt"). Kälte- und Wärmeempf. richten sich auch nach der vorhergehenden Temperatur (s. Kälteempf., Temperaturpunkte). — W.punkte Hautstellen, die besonders für Temperaturen, die wir als warm empfinden, in Betracht kommen. Ggs. Kältepunkte

warme Farben s. Farbenempf., -sättigung

Watson, J. B., * 1878 Greenville, Prof. New York. Behaviourist. W.: Herausgeber Journal Exp.-Psychol. Animal Education (1903). Behaviour (1914). Psychology (1919). Behaviourism (1925)

Weber, E. H., * 1795 Wittenberg, † 1878 Leipzig, Prof. Neben Fechner Begründer der exp. Pf., zumal auf psychophysischem Gebiete. W.: Tastsinn und Gemeingef. Abriß in R. Wagners Handwörterbuch der Physiologie III, 2

Webersches Ges. besagt, daß gleiche Empf.distanzen relativ gleichen Reizunterschieden entsprechen. Sollen Intensitätsunterschiede der Empf. als „gleich" erscheinen, müssen die zugeordneten Verhältnisse der Reizintensitäten gleich sein. (Muß zu einem der Druckempf. auslösenden Gegenstand A vom Gewicht 1 ein Gewicht $1/30$ zugelegt werden, damit er ebenmerklich schwerer erscheint, so muß B von Gewichtsgröße 10 einen Zusatz von $10/30$ erhalten.) Die *Unterschiedsschwellen stehen in konstantem Verhältnis zum zugeordneten Reiz. Die Reizintensität muß im geometrischen Verhältnis sich ändern, wenn die Empf.unterschiede arithmetisch sich ändern sollen. Dies W.-Fechnersche Ges. wurde auch mathematisch ausgedrückt. Ist E die Empf.intensität, R die Reizintensität und C eine (von Gebiet zu Gebiet veränderliche) Konstante, so ist $E = C \cdot \log R$ = Empf. proportional dem Logarithmus der Reizstärke. Merkel gab bereits die erheblichen Abweichungen in Wirklichkeit an. Im ganzen besagt das Ges., daß es stets auf den relativen, nicht den absoluten Reizunterschied ankommt, da die relative Unterschiedsschwelle konstant bleibt. Der hinzugefügte Reiz kann um so kleiner sein, je schwächer der Anfangsreiz gewesen. Die relative Unterschiedsschwelle beträgt für Licht $^1/_{100}$, Tastempf. $^1/_{40}$, *Schall $^1/_{10}$, Druck $^1/_{30}$, Gehör $^1/_3$ im Mittel. Heute gilt das W. G. nur als Teilstück eines allgemeinen Relativitätsgrundsatzes biologischer Form

Wechselverhältnis zwischen *Konzentration und *Distribution: Ges., wonach wir um so aufmerksamer Eindrücke beachten, auf je weniger Eindrücke wir uns im Augenblick beschränken. Durch die Übungsmöglichkeit der *Aufmerksamkeit ist dieser Satz indessen nur teilweise gültig. W. zwischen Leib und Seele, psychophysischer Parallelismus auch = Wechselwirkung Frage nach den gegenseitigen Beziehungen zwischen körperlichen Äußerungen und seelischen Inhalten (vgl. James-Langesche Theor.). Auf der Annahme, daß geistigen stets körperliche Vorgänge entsprechen, beruht die *Ausdrucks und Eindrucksmeth. beispielsweise. Im übrigen ist das Problem rein philosophisch, gehört also nicht an diese Stelle

Wechselwelle bei Schlaftiefenmessungen (s. d.) der Reizzuwachs, der nötig wird, um den Schlafenden aufzuwecken

Werkzeugrahmen-Test ⟨Giese⟩ zur Prüf. der praktischen Intelligenz. Vp. erhält auf einer Photographie die Abbildung eines mit mannig-

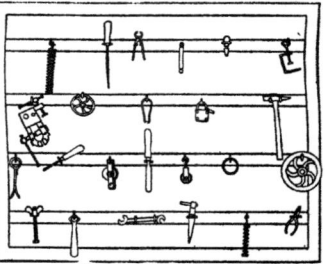

Fig. 58. Werkzeugrahmen

fachen Gegenständen beschickten Gestelles und muß diesen leeren Rahmen nach der Abbildung in Wirklichkeit mit den verschiedenen Objekten richtig versehen

Wernickesches Zentrum s. Gehirnzentren

Wertheimer, M., *1880 Prag, Prof. Berlin. Begründer der sog. Gestaltpsf. W.: Schlußprozesse (1920). Wahrn. der Schallrichtung (1920). Gestalttheor. (1925). Sehen v. Bewegung (1911)

Wertung augenblickliches Erlebnis der Einschätzung eines Gegenstandes vom *Ich. Intellektuell = Werturteil, gef.mäßig = Wertgef.⟨Messer⟩. Hiermit hängt das „Vorziehen" eines Obj. zusammen

Westermarck, E., * 1862 Helsingfors, Prof. London. *Ethnologe. W.: History of human Marriage (1900). Moral Ideas (1906—1908). Sexualfragen (1909). Marriage ceremonies (1913)

Wetterformen als seelisch wichtige, *geopsychische Dinge: Gewitter, Regen, Schnee, Föhn, Schwüle, Wetterumschläge, Zyklon. — W.mensch auch = Zyklonopath, Bezeichnung für Leute, deren Seelenleben gegenüber der Witterung ganz besonders empfänglich ist ⟨Hellpach⟩

Wettstreit der Sehfelder s. Stereoskop, Auge, Sehfeld

Whipple, P. M., * Denvers 1876, Prof. emer. Michigan. W.: School Hygiene (1909). Manual of Mental and Physical Tests (1914). Gifted Children (1919). Educational Ps. (1922)

Wiedererkennungsmethode ⟨Binet⟩ Darb. eines Gegenstandes, der später aus einer Reihe gleichzeitig gegebener anderer herausgefunden werden muß, s. Gedächtnis, Farbenkenntnisprüf.

Wiederholungszwang nach psychoanalytischer Auffassung biologisch begründete Neigung des Menschen, Handlungen, Gewohnheiten usw. zwangsmäßig und mit gewisser Lustbetonung zu wiederholen; bei absichtlichem Unterlassen der betr. Handlung erfolgt Unruhe, Unlust, Hemmung

Wille nach Ach als *phänomenologischer Akt aus Spannungsempf. mit bestimmten Zielvorst. bestehend. Aktualitätsbew. „ich will!" mit Bew. der Anstrengung — Unters. des W. erfolgt durch *Assoziations= und *Reaktionsvers. — Nach Wundt gehört der W. zu den *Affekten, die durch ihren Verlauf eine eigene „Lösung" hervorrufen. Besitzen die Vorst.= und Gef.inhalte von Anbeginn eine auf Affektlösung gerichtete Beschaffenheit, so sind es Motive. Die Willenshandlungen teilen sich in Trieb=, Willkür= und Wahlhandlungen. W. wird auch als besondere *Apperzeptionsform aufgefaßt, die sich auf den eigenen Körper des handelnden *Individuums bezieht. — **Willkürbewegung** Bewegungen auf Grund von Willensstrebungen bewußter Art. Ggs. unwillkürliche B.

Winkeltäuschungen s. geometrisch= opt. Täuschungen

Winterschlaf die im Tierreich vorkommende periodische Erscheinung eines Dauerschlafes in kalter Jahreszeit unter Herabsetzung von Atmung, Eigenwärme und Verlangsamung des Blutkreislaufs (z. B. bei Fledermäusen, Igeln, Murmeltieren u. a.). Die genaueren Zusammenhänge sind noch nicht erforscht. Die Erscheinung dürfte zu den *geopsychischen zu zählen sein

Wirklichkeitsversuch ⟨Moede⟩ psychotechnisches Verf., das bei Eignungsprüf. sich genau den realen Verhältnissen des Berufs anpaßt. Ggs. „schematische Probe" = Rückführung der Wirklichkeit auf eine grundsätzliche vereinfachte Lage der Prüf. (in ähnlichem Verhältnis, wie ein Trockenstikursus sich zur Wirklichkeit verhält); Ggs. „abstrakte Probe" =

Prüf. in Betracht stehender Funktionen, ohne irgendeine Angleichung an praktisch vorkommende Verwirklichungen

Wirth, W., * 1876 Wunsiedel, Prof. Leipzig. Hervorragender Psychophysiker und Ap.erfinder. Herausgeber des „Archiv f. d. g. Pf.". W.: Vorst.- und Gef.kontrast (1900). Bew.umfang (1902). Bew.phänomene (1908). Psychophysik (1912). Maßmeth. (1920). Ästhetik (1925)

Wittmann, J., * Zweibrücken 1885, Prof. Kiel. W.: Sehen von Scheinbewegungen (1921). Aufbau der seelisch-körperlichen Funktionen (1922)

Wohlgefallen Gef. ästhetischer Art, hervorgerufen durch harmonische Raumformen, Toneindrücke. S.Meth. paarweiser Vergleichung, Goldener Schnitt usw.

Wohnhausformen der Naturvölker. 1. Männerhaus = öffentliches Gebäude. 2. Mehrfamilienhaus. Hieraus folgern die Zusammenschlüsse der Stämme nach Haus- und Markgenossenschaften, denen entsprechende Eheverhältnisse zugrunde liegen

Wortangst von Stotterern: der Zustand ängstlicher Hilflosigkeit bei Sprachhemmungen. — W.assoziation s. Assoziation. — W.blindheit s. *Alexie. — W.entlehnung die durch Sprachmischung zustande kommende Entnahme fremdmundartlicher Worte in die eigene Sprache des Volks. Findet statt mit reiner Lautassoziation = Wortassimilation [lt. vocatus wird althochdeutsch fogat = Vogt], teils mit Begr.assoziation = „Volksethymologie" [mittelhochdeutsch freithof = vrithof = eingefriedigter Hof wird neuhochdeutsch „Friedhof" = Hof mit Frieden]. — W.meth. s. Assoziation. — W.paarmeth. ⟨Ranschburg⟩ Gedächtnisverf., das in Darb. von Reihen aus je zwei Worten (Wortpaaren) besteht, die in sich sinnvollen Zusammenhang assoziativ erschließen lassen (Kälte—Eis, Feuer—Wasser). Beide Worte der Paare werden gelernt, später eins jedes Paares genannt, das andere ist alsdann zu reproduzieren. — W.taubheit s. *sensorische *Aphasie. — W.test (Terman Childs) Wortschatzprüf. am Kinde durch Definition von 100 gegebenen Schlagworten. — W.vorst. Bezeichnung für einen Vorst.Inh., der allein durch die wörtliche Bezeichnung dargestellt ist. Ggs. Sachvorst., die sich mit bestimmten Sachen, Dingen beschäftigen. — W.vorst.typen *Typen, ähnlich den *Anschauungstypen. Meumann trennt: a) Reine Typen. Darunter 1. *visuelle T. (entweder in Bildern von geschriebenen, gedruckten Worten denkend, oder innerlich gesehene Schreibbewegungen machend). 2. *Akustische T. (in Sprechbewegungen denkend). 3. *Taktil-*motorische T. (in *kinästhetischen Schreibbewegungsvorst. denkend, mit oder ohne *Innervation der Bewegungen). b) Gemischte, c) Ausfalls-, d) Kombinationstypen (s. Vorst.typus). Ggs. die Sachvorst.typen: a) Reine S. Hierunter 1. visuelle; 2. ak.; 3. taktil-mot.; 4. *gustative; 5. *olfaktorische; 6. *emotionelle S., alle unterschieden je nach dem Vorst. von Bewegungen oder Formen, verbunden mit Innervationen beim Sachvorst. b) Gemischte S. (aus a 1 bis 6). c) Ausfallstypen. d) Kombinationstypen. — Aus Wort- und Sachvorst.typen ergeben sich endlich Kombinationen, so a) visuelles Sach-, verbunden mit *akustomotorischem Wortvorst. — b) Visuelles Sach- und Wortvorst. — c) Visuelles Sach-, mot. Wortvorst. — d) Seltene Verbindungen sonstiger Art. — W.zauber Volksvorst., daß von bestimmten Formeln, Wortreihen geheime Zauberkräfte ausgehen können, Beschwörungsformeln

Wundt, W., Prof. Leipzig, * 1832 Neckarau. † Großbothen 1920. Begründer der Experimentalps. und der Völkerps. in ihrer ausgebreiteten Kulturbetrachtung. Erfinder zahlreicher ps. Vor. W.: Physiologie (1878). Menschen- und Tierseele (1911). *Hypnotismus und Suggestion (1892). Physiologische Ps. (1908ff.). Völkerps. (10 Bände) (1904ff.). Elemente der Völkerps. (1912) usw. W. hat auf jeglichem Gebiete der Ps., mit ganz geringen Ausnahmen, grundlegende Werke veröffentlicht

Wünschelrute ein V-förmig gebogener Stab aus Holz oder Metall, der, an den freien Enden gehalten, mit der Spitze zum Boden gerichtet wird und selbsttätig durch eine Schlagbewegung dem Träger Metalle, Wasseradern usw. unter der Erde kundgibt. Die Vp., die durch Zucken mit der Rute erfolgreich arbeitet, heißt auch Rutengänger. Die Erscheinung wurde früher bestritten. Zahlreiche Erfahrungen der letzten Zeit sprechen für ihre Möglichkeit, doch scheint ihr Zutreffen vom Suggestionszustand pp. des Rutengängers abzuhängen

Wunschtraum Traum, der (nach *psychoanalytischer Auffassung) inhaltlich einen verkappten Wunsch birgt

Würfeltäuschung s. Neckerscher Würfel

Würzburger Schule Bezeichnung für die von Külpe (s. d.) ausgehende, Sensualismus und *Assoziationspsf. bekämpfende Richtung, deren exp. Unters. den höheren Denkvorgängen, Urteilsformen, Zielvorst. usw. galten und die durch geregelte Selbstbeob. nachwies, daß die seelischen Abläufe („Ich-Akte") von sinnvollem, zielrichtungsbestimmtem Einfluß (determinierender Tendenz) beeindruckt sind, so daß die Einstellung der Person zur Aufgabe bei sinnvollem Sprechen, Handeln, Wollen entscheidend den Bew.Inh. bestimmt

Wurzelsprachen Bezeichnung für die ps. wichtigen einsilbigen Wortsprachen, deren Einzelworte ohne Bindung, Abwandlung usw. aneinandergereiht und je nach Zusammenhang als Handlung, Gegenstand oder Eigenschaft aufgefaßt werden. Polysynthetische W.typ s. Sprachtypen

Xanthocyanopsie [gr. xanthós gelb, kýanos blau, ópsis Sehen] s. Farbenblindheit

Xanthopsie s. Chromopsie

Yerkes, R. M., * 1876 Breadysville, Prof. Yale U.S.A. W.: Herausgeber Journal of Comparative Ps. Dancing Mouse (1907). Ps. (1911). Vision in Animals (1911). Outline of a Study of the Self (1914). Point scale of Measuring Mental Ability (1915). Ps. Examining in the U.S.A. Army (1921)

Young-Helmholtzsche Theor. s. Farbentheor.

Zahlen, heilige die in der *Mythologie, Geheimlehre, *Mystik und dem *Okkultismus als besonders „magisch" betrachteten Ziffern, z. B. die 7, 3, 9, 12, deren höherer Sinn auch philosophisch behandelt worden ist

Zahnschlüssel ⟨Meumann⟩ Metallbügel, der bei *Reaktionsvers. zwischen die Zähne genommen wird und durch Sprechen Öffnen des Stromes bewirkt

Zapfen s. Auge. Nach Hering mit drei „Sehsubstanzen" — der blaugelben, rotgrünen, schwarzweißen — erfüllt (s. Farbentheor.); in der zentralen Zone der Z. drei Substanzen, in der mittleren Schwarzweiß- und Blaugelb-Substanz, in der Randzone nur schwarzweiße Substanz. Hieraus erklären sich Erscheinungen wie *Dämmerungssehen, *Farbenblindheit, *PurkinjeschesPhänomen u.a.m. Grau ist hiernach Gehirnerregung (s. kortikales Grau). Die drei Substanzen sind antagonistisch

Zauber Glaube an geheimnisvolle, durch besondere Mittel zu verschaffende Macht über Götter, Dinge, Mitmenschen. — Direkter Z. = unmittelbare Z.wirkung von Seele auf Seele. — Indirekter Z. = mittelbares Einwirken durch *Symbole (Nachbildungen der betr. Handlung, die beabsichtigt wird, im Sinnbild) oder magisch (mit Geheimmitteln). Dgl. auch bei den Primitiven die Kultformen

Zaunphänomen ⟨Roget⟩ *stroboskopische Täuschung, darin bestehend, daß bei einem hinter einem Zaun durch die Zaunspalten gesehenen, in Bewegung befindlichen Wagenrad die Speichen in eigenartiger Weise nach oben bzw. unten gekrümmt erscheinen. Die Richtung der Krümmung ändert sich nach der Drehrichtung des Rades ⟨Linke⟩; das Rad selbst scheint in Ruhe zu sein

Zeichnungsstadien ⟨Meumann-Kerschensteiner⟩ die beim Kinde zu beob. Entwicklungsstufen der zeichnerischen Fähigkeit. 1. Vorvers. = Kritzeln. 2. Dom 4. Jahr ab das Schema: grobes Umrißzeichnen der Dinge als sinnbildliche Darstellung des Gesehenen. 3. Beginnendes Linien- und Formgef. (Zusammenhänge und Einzelheiten langsam erfassend. Etwa 7. Jahr). 4. Erscheinungsgemäße Darstellung. — Völkerps. unterscheidet Wundt: 1. ideographische Stufe = Darstellungen der Vorst. — 2. physiographische Stufe = Wiedergabe der Natur

Zeitbewußtsein Erleben des beständigen Hintereinanders, des Ablaufs der Geschehnisse. Für sich bestimmter Inhalt, ähnlich selbständig wie die Raumanschauung. Eine unerfüllte „leere" Zeit ist unvorstellbar und nur theor. gegeben. — Z.gedächtnis Erinnerung für zeitliche Entfernungen. — Z.lage beipf. Vers. gelegentlich Bezeichnung für die Abfolge der verschiedenen *Reize (vorangehender, nachfolgender Reiz; Haupt- und Vergleichsreiz). — Z. phantasie ⟨Wundt⟩ die durch *Schall und *Klang wirksam werdenden Sprachrhythmen (s. Takthören beim Metronom). — Z.schätzen das Beurteilen der Länge von Zeiten. Bei längeren Zeitstrecken sind lusterfüllte Spannen scheinbar ver-

Zeitbewußtsein

türzt. Mit Depressionen erfüllte verlängern sich. Gleichförmige Zeiten verkürzen sich in der Erinnerung. — Z.schwelle, absolute: der kleinste Wert zeitlicher Entfernungen (zwischen zwei ak. oder opt. Reizen), der noch eben als „Zeit" beurteilt wird. Für das Gehör 16—2, das Getast 27, das Sehen 43 Sigma. Doch schwanken diese Werte individuell. — Z.schwellenap. ⟨Weyer⟩ Pendel, das (ähnlich wie das *Pendeltachistoskop gebaut) über auf einer Skala verschiebbare Kontakte streift und im Gang daher elektrische Kontakte hintereinander in beliebigen Zwischenzeiten auslösen kann. Verbessert ein Z.sinnap., meist bestehend

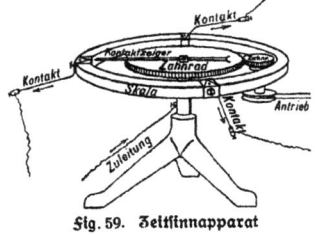

Fig. 59. Zeitsinnapparat

aus einem *Universalkontaktap., dem ein *Schallhammer angeschlossen wird. Die Schallhammerschläge geben alsdann die Zeitstrecken an, indem je einer den Anfang, der andere das Ende einer Strecke darstellt. Zur Darb. zweier zu vergleichender Zeitstrecken erfolgen also vier Hammerschläge. Nach dem Z. von Schumann laufen Kontaktzeiger — angetrieben durch *Kymographionuhrwerk oder Motor — über Kreisscheibe, auf der in beliebigem Abstand Kontakte aufgeschraubt sind, die vom umlaufenden Zeiger getroffen werden. — Z.strecke die zwischen zwei Sinneseindrücken als Gesamtheit aufgefaßte zeitliche Entfernung. Sie kann reizfrei (= „leer") sein oder während ihrer Dauer wiederum durch gleichartige Eindrücke (etwa Taktschläge) erfüllt werden. — Zeitliche Taktvorst. die durch die Bewegungen der Glieder zum Bew. kommenden rhythmischen und nichtrhythmischen Empf., die durch Pausen unterbrochen werden (s. Gang, Rhythmus). — Z.täuschungen alle Veränderungen in der Zeitgrößenauffassung, bei denen Zeitstrecken in einem vom obj. Tatbestand abweichenden Verhältnis beurteilt werden. Man findet 1. zeitliche Größentäuschung, meist aus Geschwindigkeitstäuschungen bestehend. Gleichförmig ablaufende Reize erhalten den Charakter scheinbar intensiv verschiedener Größen (scheinbares Taktieren, Rhythmisieren). Bei obj. Rhythmisierung (also Intensitätsänderung) wirken Betonungen von Einheiten verlängernd oder verkürzend auf die scheinbare Größe benachbarter Zeitstrecken ein. Bei ungleich langen Zeitstrecken werden erfüllte Strecken überschätzt (s. geometrisch-opt. Täuschungen). 2. Z.verschiebung das bei gleichzeitiger Gegebenheit zweier verschiedener Reize zutage tretende, zeitliche Bevorzugen des einen der Reize, der gegenüber dem anderen als „früher" bezeichnet wird (s. persönliche Gleichung, Komplikationsvers.). Positiv nennt man die Z.verschiebung, wenn der ak. später als der opt. Eindruck angesetzt wird; negativ im umgekehrten

Halle. — Z.unterschiedsschwelle die Zeitspanne, die bei zwei Zeitstrecken als Zuwachs gegeben werden muß, um sie voneinander trennen zu können. — Z.vergleichung s. Komplikationsvers. — Z.vorst. die im Rahmen von Getast, Gehör, Gesicht usw. auftretenden Dauer- und Geschwindigkeitsvorst. der Reize, s. a. Zeitbew.

zentral [lt. céntrum Mittelpunkt] auf das Gehirn bezüglich, im Mittelpunkt befindlich. Ggs. peripher = dem Mittelpunkt fern, außenliegend. — Zentral erregte Empf. (s. a. Gehirnzentren). Nach Ebbinghaus sind die z. E., im Ggs. zu den peripheren, die unbestimmteren, farblosen, reproduzierten Inhalte, die gelegentlich auch „Vorst." heißen. — Z.faktor (Spearman) Annahme, daß man — auf Grund der korrelativen Zusammenhänge — auf einen, allen seelischen Funktionen gemeinsamen Wert schließen muß, der gleichsam die geistige Gesamtleistungsfähigkeit der Person ausdrückt, ihr Fassungsvermögen („Kapazität") darstellt, von dem aus alle Unterfähigkeiten ableitbar werden. Dieser Z. war ursprünglich von Sp. — um den gefundenen *Korrelationen Sinn zu geben — vermutungsweise angesetzt, scheint nach neueren Forschungen aber tatsächlich wirklich vorzuliegen. — Z.grube s. Auge. — Z.nervensystem der Teil des Nervenganzen, mit dem die peripheren Nerven funktionell zusammenhängen, von dem sie entspringen. — Z.wert auch Korrelativitätswert (Stern) der Festigkeitsgrad, mit dem (von einer Schar unter sich hochkorrelierten Eigenschaften)die einzelnen Merkmale am Gesamtzusammenhang beteiligt sind. Das *global result ist der Rohwert aus vielen gemessenen Eigenschaften, das individuelle Durchschnittsleistungsmittel. Mit ihm, als Ausdruck der Leistungsfähigkeit der Person schlechthin, werden die Einzelwerte nochmals korreliert. Hierin liegt ein Weg, exp. zum Nachweise eines Zentralfaktors zu gelangen

Zerstreuungsversuch s. Ablenkungs-, Störungsvers.

Ziehen, Th., Prof. Halle, * 1862 Frankfurt a. M. Medizinische Ps. W.: Intelligenzprüf. (1911). Gehirn und Seelenleben (1912). Psychophysiologische Erkenntnistheor. (1908). Ps. (1915). Ästhetik (1923—1925). Seelenleben der Jugendlichen(1923). Vererbung der menschlichen Begabung (1923). Quellenhandbuch (1923)

Zielbewegungsapparat (Bischoff) Vor. zur Prüf. freier Zielbewegungen. Eine Metallplatte mit verschieden großen, in Reihen angeordneten und durch Kontaktstift zu treffenden Löchern, s. Tremometer

Zierkunst s. Kunstentwicklung. Sie tritt bei *Primitiven auf als Körperschmuck (s. Tätowierung), als Gewand-, Geräte- (Waffen-, Werkzeug-, Hausrat-) Schmuck, als Keramik (Töpferkunst) und Flechtarbeit

Zinken s. Bilderschrift, Gaunersprache, Verbrechersprache

Zirbeldrüse [mittelhochdeutsch zirbel = Wirbel] etwa 1 cm langes, graurötliches, kegelartiges Gebilde, zwischen den zwei vorderen Vierhügeln des Gehirns eingebettet, Überbleibsel

Zirkumskripte Farbenblindheit [lt. circumscribere einschließen] auf einzelne Stellen im *Auge beschränkte totale *Farbenblindheit

eines früheren dritten Scheitelbeinauges. Wurde als Sitz „der Seele" angesehen. Sie regelt das Wachstum der Keimdrüsen bis etwa zum 7. Jahr

Zöllnersche Täuschung mit kleinen Parallelstrichen in schräger Richtung durchsetzte Parallelen a, b, c erscheinen divergent bzw. konvergent. Die Täuschung tritt auch ein, wenn nur eine der Parallelen Querstriche enthält

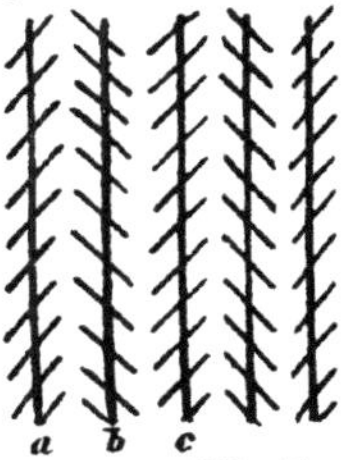

Fig. 60. Zöllnersche Täuschung

Zoophilie [gr. zōon Tier, philein lieben] Tierliebe, meist erotisch ⟨Krafft-Ebing⟩ als *Libido zu Tieren aufgefaßt

Zothsche Spalt Anordnung, um bei Mischung von Farbenspektren einzelne Teile gesondert aus dem Gesamtbild hervorheben zu können. Benutzung von zwei gegeneinander verschiebbaren Spektrumspalten

Zufallsapparat ⟨Galton⟩ f. Quinkunx (vgl. ANuG Nr. 379, Abb. 5)

Zugvögel f. Fernsinn

Zungenpfeife Pfeife, die schwingende Metallblättchen, ähnlich der Mundharmonika, zur Tonerzeugung benutzt, f. Appunscher Tonmesser

Zuordnungsmethode f. Bildverständnismeth.

Zwangsvorstellung ein (meist unlustbetonter) gegen Willen des Betr. auftauchender und stets immer wieder haftender Bew.Inh.

Zweifelsintervall f. Meth. der ebenmerklichen Unterschiede

Zweigliederungsprinzip f. Stammesgliederung, Exogamie usw.

Zwischenfarben = Übergangsfarben (vgl. Hauptfarben, Farbentheor., Farbenpyramide). — Z. stufen ⟨Hirschfeld⟩ *sexuelle Mittelformen zwischen Mann und Frau. Vgl. Androgynie, Homosexualität, Hermaphroditismus

Zwischenton der bei *Schwebungen wahrgenommene Mittelton zwischen den gegebenen Tönen. Anfänglich liegt er dem tieferen dieser sog. Primärtöne näher, verschiebt sich bei Vergröberung der Schwebung zum oberen Primärton, verschwindet endlich und wird alsdann durch einen der Primärtöne subj. ersetzt

Zygote [gr. zygón Joch] ⟨Johannsen⟩ Vereinigungsprodukt der bei einer Befruchtung beteiligt gewesenen *Gameten

Literaturverzeichnis.

Zum Weiterstudium seien folgende Bücher und Zeitschriften empfohlen, die als besonders geeignet aus der Fülle der deutschsprachigen Literatur herausgegriffen sind.

1. Allgemeine Psychologie.

Rehmke, D. Seele d. Menschen. ANuG*) 36.
v. Aster, Einführung i. d. Psychologie. ANuG 492.
Braunshausen, Einführung i. d. experimentelle Psychologie. ANuG 484.
Messer, Psychologie. Stuttgart 1922.
Titchener, Lehrbuch d. Psychologie. 2 Bände. Leipzig 1926.
Ebbinghaus, Grundzüge d. Psychologie. 2 Bände. Leipzig 1911—13.
Wundt, Grundzüge d. physiol. Psychologie. 3 Bände. Leipzig 1908 bis 1911.
Wirth, Psychophysik. Leipzig 1912.
— D. experim. Analyse d. Bewußtseinsphänomene. Braunschweig 1908.
Ziehen, D. Grundlagen d. Psychologie. 2 Bände. Leipzig 1915.
— Leitfaden d. physiologischen Psychologie. 1914.
Fröbes, Lehrbuch d. exp. Psychologie. 2 Bände. Freiburg 1920.
Klemm, Geschichte d. Psychologie. Leipzig 1911.
Dessoir, Abriß e. Geschichte d. Psychologie. Heidelberg 1911.
Henning, Psychologie d. Gegenwart. Berlin 1925.
Külpe, Vorlesungen über Psychologie. Leipzig 1922.
Jodl, Lehrbuch d. Psychologie. Wien 1924.
Wertheimer, Über Gestalttheorie. Erlangen 1925.
Müller, G. E., Komplextheorie u. Gestalttheorie. Göttingen 1923.
— Zur Analyse d. Gedächtnistätigkeit. Leipzig 1911—1914.
Katz, D. Erscheinungsweise der Farben. Leipzig 1911.
— Aufbau d. Tastwelt. Leipzig 1925.
Ach, Über d. Willenstätigkeit u. d. Denken. Göttingen 1905.
Henning, D. Geruch. Leipzig 1924.
Wittmann, Über d. Sehen von Scheinbewegungen. Leipzig 1921.
Jaensch, E. R., Zur Analyse der Gesichtswahrnehmungen. Leipzig 1909.
— Über d. Wahrnehmung d. Raumes. Leipzig 1911.

*) ANuG = Aus Natur und Geisteswelt. Sammlung wissenschaftlichgemeinverständlicher Darstellungen. B. G. Teubner, Leipzig u. Berlin.

Selz, Über d. Gesetze d. geordneten Denkverlaufs. Bonn 1913, 1923.

Maier, H., Psychologie d. emotionalen Denkens. Tübingen 1908.

Psychologische Studien (Wundt). Leipzig, Reinicke.

Bericht über den 1. (ff.) Kongreß f. experimentelle Psychologie (Schumann). Leipzig, Barth, und Jena, Fischer

Neue psychologische Studien (Krüger). München, Beck.

Deutsche Psychologie (Giese). Halle, Marhold

2. Differentielle Psychologie.

Stern, W., D. differentielle Psychologie i. ihren method. Grundlagen. Leipzig 1921.

— D. menschliche Persönlichkeit. Leipzig 1923.

Boruttau, Fortpflanzung u. Geschlechtsunterschiede d. Menschen. ANuG 540.

Lipmann, Psychische Geschlechtsunterschiede. 2 Teile. Leipzig 1924.

Müller-Freienfels, Persönlichkeit u. Weltanschauung. Leipzig 1919.

Selz, Über d. Persönlichkeitstypen. Jena 1924.

3. Geisteswissenschaftliche Psychologie.

Utitz, Charakterologie. Charlottenburg 1925.

Spranger, Lebensformen. Halle 1921.

Dilthey, Gesammelte Schriften. Bd. Iff. Leipzig 1923ff.

Scheler, Wesen u. Formen d. Sympathie. Bonn 1923.

Klages, Grundlagen d. Charakterkunde. Leipzig 1926.

Jaspers, Psychologie d.Weltanschauungen. Berlin 1925.

Häberlin, D. Charakter. Basel 1925.

Freyer, Theorie d. objektiven Geistes. Leipzig 1923.

4. Völker-, Kultur- und Gesellschaftspsychologie.

Preuß, Allgemeine Völkerkunde. ANuG 452.

Heilborn, Entwicklungsgeschichte d. Menschen. ANuG 388.

le Bon, Psychologie d. Massen. Leipzig 1912.

— Psychologische Grundgesetze d. Völkerentwicklung. Leipzig 1922.

Stoltenberg, Sozialpsychologie. Berlin 1914 und 1922.

Ellwood, D. seelische Leben d. menschlichen Gesellschaft. Karlsruhe 1927.

Dierkandt, Gesellschaftslehre. Stuttgart 1923.

Tönnies, Gemeinschaft und Gesellschaft. Berlin 1922.

Wiese, v., Allgemeine Soziologie. München-Leipzig 1924.

Moede, Experimentelle Massenpsychologie. Leipzig 1920.

Oesterreich, Einführung i. d. Religionspsychologie. Berlin 1917.

Müller-Freienfels, Psychologie der Kunst. Leipzig 1925.

Dittrich, Probleme der Sprachpsychologie. Leipzig 1913.

Fröschel, Psychologie der Sprache. Wien 1925.

Wundt, Völkerpsychologie (E. Untersuchung d. Entwicklungsgesetze von Sprache, Mythus u. Sitte). 10 Bände. Leipzig 1910—19.

— Elemente d. Völkerpsychologie. Leipzig 1913.

5. Pädagogische Psychologie.

Lay, Experimentelle Pädagogik. ANuG 224.

Lehmann, Erziehung z. Arbeit. ANuG 459.

Gaupp, Psychologie d. Kindes. ANuG 213/14.

Meumann, Vorlesungen z. Einführung i. d. experimentelle Pädagogik. 3 Bände. Leipzig 1911—14.

Stern-Wiegmann, Methodensammlung zur Intelligenzprüfung, u. Stern, J.prüfung. Leipzig 1926 u. 1920.

Stern, Psychologie d. frühen Kindheit. Leipzig 1925.

Groos, D. Seelenleben d. Kindes. Berlin 1923.

Bühler, K., D. geistige Entwicklung d. Kindes. Jena 1924.

Jaensch, E. R., Über d. Aufbau d. Wahrnehmungswelt. Leipzig 1926.

Kaffka, D. Grundlagen d. psychischen Entwicklung. Osterwieck 1921.

Saupe, Einführung i. d. neuere Psychologie. Osterwieck 1928.

Spranger, Psychologie d. Jugendalters. Leipzig 1926.

Tumling, Einführung i. d. Jugendkunde. Leipzig 1925.

—Die Reifejahre. Leipzig 1924

Bühler, Ch., D. Seelenleben d. Jugendlichen. Jena 1927.

Hoffmann, W., D. Reifezeit. Leipzig 1922.

Beiträge z. Kinderforschung u. Heilerziehung (Trüper). Langensalza, Beyer u. Söhne.

Pädagogisches Magazin (Mann). Langensalza, Beyer u. Söhne.

Pädagogische Monographien (Meumann). Leipzig, Nemnich.

Pädagogium (Mesmer-Fischer). Leipzig, Klinkhardt.

Pädagogisch-psychologische Studien (Seyfert). Leipzig, Wunderlich.

6. Medizinische Psychologie (mit Psychoanalyse).

Bardeleben, Anatomie d. Menschen (Teil V). ANuG 422.

Ilberg, Geisteskrankheiten. ANuG 151.

Hesse, Abstammungslehre u. Darwinismus. ANuG 39.

Trömner, Hypnotismus u. Suggestion. ANuG 199.

Verworn, Mechanik d. Geisteslebens. ANuG 200.

Zander, Nerven. ANuG 48.

Tigerstedt, Lehrbuch d. Physiologie. 2 Bände. Leipzig 1912.

Abderhalden, Handbuch der biologischen Arbeitsmethoden. Teil VI. Berlin 1920 ff.

Kraepelin, Psychiatrie, 4 Bände. Leipzig 1909—16.

Kraus, F., Allgemeine u. spezielle Pathologie d. Person. Leipzig 1919—26.

Kretschmer, Körperbau u. Charakter. Berlin 1922.

Jaensch, W., Grundzüge e. Physiologie u. Klinik d. psychophysischen Persönlichkeit. Berlin 1926.

Hoffmann, H., D. Problem d. Charakteraufbaus. Berlin 1926.

Sommer, R., Familienforschung u. Vererbungslehre. Leipzig 1922.

Hellpach, D. geopsychischen Erscheinungen. Leipzig 1923.

Jaspers, Einführung i. d. Psycho-
pathologie. Berlin 1923.
Mohr, F., Psychophysische Behand-
lungsmethoden. Leipzig 1925.
Bleuler, Psychiatrie. Berlin 1916.
Wexberg, Handbuch d. Individual-
psychologie. München 1926.
Adler, Praxis u. Theorie d. Indivi-
dualpsychologie. Wiesbaden 1924.
Hirschfeld, M., Sexualpathologie.
Bonn 1918ff.
Marcuse, M., Handwörterbuch d.
Sexualwissenschaft. Bonn 1926.
Jung, D. Psychologie d. unbewußten
Prozesse. Zürich 1918.
— Psychologische Typen. Zürich 1921.
— Analytische Psychologie und Er-
ziehung. Celle 1926.
Giese, Körperseele. München 1927.
Krukenberg, Gesichtsausdruck d.
Menschen. Stuttgart 1923.
Piderit, Mimik u. Physiognomik.
Detmold 1916.
Klages, Handschrift u. Charakter.
Leipzig 1920.
Saudek, Wissenschaftliche Grapho-
logie. München 1926.
Brugsch-Levy, Biologie d. Per-
son. 4 Bände. Berlin-Wien
1926ff.
Störring, Vorlesungen über Patho-
psychologie. Leipzig 1900.
Freud, S., Gesammelte Schriften.
11 Bände. Wien 1924ff.
Moll, Handbuch d. Sexualwissen-
schaften. Leipzig 1920.
Rauber-Kopsch, Anatomie d. Men-
schen, Band V u. VI. Leipzig
1914—16.
Grenzfragen d. Nerven- u. Seelen-
lebens (Löwenfeld-Kurella). Wiesbaden, Bergmann.

Neurologisches Zentralblatt (Mendel).
Leipzig, Veit u. Co.
Sammlung zwangloser Abhandlun-
gen a. d. Gebiete d. Nerven- u.
Geisteskrankheiten (Bumke). Halle,
Marhold.
Psychiatrisch-neurologische Wochen-
schrift (Bresler). Halle, Marhold.

7. Psychologie der Tiere und Pflanzen.

Schneider, K. C., Tierpsychologi-
sches Praktikum. Leipzig 1912.
Kafka, Einführung i. d. Tierpsycho-
logie. Leipzig 1922.
Sommer, Tierpsychologie. Leipzig
1925.
Betz, Zur Psychologie d. Tiere u.
Menschen. Leipzig 1927.
Groos, Spiele der Tiere. Jena 1896.
Koehler, Intelligenzprüfungen an
Menschenaffen. Berlin 1921.
Volkelt, H., Über d. Vorstellungen d.
Tiere. Leipzig 1914.
Francé, Psychologie d. Pflanze.
Langensalza 1920.
Becher, Fremddienliche Zweckmäßig-
keit d. Pflanzengallen. Leipzig
1917.

8. Entwicklungspsychologie.

Krüger, Entwicklungspsychologie.
Leipzig 1915.
Werner, Einführung i. d. Entwick-
lungspsychologie. Leipzig 1926.
Levy-Brühl, D. Denken d. Natur-
völker. Wien 1921.
Neue Arbeiten 3. Entwicklungspsycho-
logie (Krueger). München, Beck.

9. Psychotechnik.

Boruttau, Arbeitsleistung d. Menschen. ANuG 539.

Ruttmann, Berufswahl, Begabung u. Arbeitsleistung. ANuG 522.
Schneidemühl, D. Handschriftenbeurteilung. ANuG 514.
Sommer, Geistige Veranlagung u. Vererbung. ANuG 512.
Devrient, Familienforschung. ANuG 350.
Pollwitz, Psychologie d. Verbrechers. ANuG 248.
Marbe, Grundz. d. forensischen Pf. München 1913.
Hellwig, Verbrechen u. Aberglaube. ANuG 212.
Lehmann, Abstammungs- u. Vererbungslehre. ANuG 379.
Riedel, Arbeitskunde. Leipzig 1925.
Handbuch d. Arbeitswissenschaft. 10 Bände. Halle 1925 ff.
Bogen, Psychologische Grundlegung d. Berufsberatung. Langensalza 1927.
Giese, Theorie d. Psychotechnik. Braunschweig 1925.
— Handbuch psychologischer Eignungsprüfungen. Halle 1925.
— Methoden d. Wirtschaftspsychologie. Berlin-Wien 1927.
— Psychotechnisches Praktikum. Halle 1923.
Piorkowski, D. psychol. Methodologie d. wirtschaftlichen Berufseignung. Leipzig 1915.
Moede, Psychologie im Dienste d. Wirtschaftslebens. Berlin 1919.
Schlesinger, Psychotechnik u. Betriebswissenschaft. Leipzig 1920.
Münsterberg, Grundzüge d. Psychotechnik. Leipzig 1920.
— Psychologie u. Wirtschaftsleben. Leipzig 1918.
Atzler, Körper u. Arbeit. Leipzig 1927.
Watts, D. psychologischen Probleme d. Industrie. Berlin 1922.
Gilbreth, ABC d. wissenschaftlichen Betriebsführung. Berlin 1919.
— Angewandte Bewegungsstudien. Berlin 1920.
— Ermüdungsstudium. Berlin 1921.
— Verwaltungspsychologie. Berlin 1922.
Söllheim, Taylorsystem f. Deutschland. München 1922.
Seyffert, D. Reklame d. Kaufmanns. Leipzig 1925.
Hartungen, Psychologie d. Reklame. Stuttgart 1921.
König, Psychologie d. Reklame. München 1926.
Lipmann, D. Arbeitszeitproblem. Berlin 1926.
— Unfallursachen u. Unfallbekämpfung. Berlin 1925.
Taylor, D. Grundsätze d. wissenschaftlichen Betriebsführung. München 1913.
— Betriebsleitung. Berlin 1920.
Weber, W., Praktische Psychologie im Wirtschaftsleben. Leipzig 1927.
Psychologische Arbeiten (Kraepelin). Leipzig, Engelmann.
Beiträge z. Psychologie d. Aussage (Stern). Leipzig, Barth.
Fortschritte d. Psychologie u. ihrer Anwendungen (Marbe). Leipzig, Teubner.
Neudrucke z. Psychologie (Giese). Langensalza, Wendt u. Klauwell.
Psychotechnische Bibliothek (Moede-Piorkowski). Leipzig, Hirzel.

10. Vergleichende Psychologie.

Abderhalden, Handbuch d. biologischen Arbeitsmethoden (Abt. VI Psychologie). Berlin 1920 ff.

Literaturverzeichnis

Kafka, Handbuch d. vergleichenden Psychologie. 3 Bände. München 1921.

11. Parapsychologie.

Lehmann=Pedersen, Aberglaube u. Zauberei. Stuttgart 1925.

Richet, Grundriß d. Parapsychologie u. Parapsychophysik. Stuttgart 1923.

Dessoir, D. Okkultismus i. Urkunden. Berlin 1925 ff.

Stoll, Suggestion u. Hypnotismus i. d. Völkerpsychologie. Leipzig 1921.

12. Zeitschriften.

Archiv f. d. ges. Psychologie (Wirth). Leipzig, Engelmann.

Zeitschrift f. Psychologie u. Physiologie d. Sinnesorgane. 1. Abt. 3. f. Psychologie (Schumann). Leipzig, Barth. (Dazu: Ergänzungsbände.)

Psychologische Forschung (Koffka, Köhler, Wertheimer, Goldstein, Gruhle). Berlin, Springer.

Zentralblatt f. Psychologie. Leipzig, Kabitzsch.

Zeitschrift f. Individualpsychologie (Adler, Furtmüller, Strasser). München, Reinhardt.

Zeitschrift f. Frauenkunde u. Eugenik (Hirsch). Leipzig, Kabitzsch.

Zeitschrift f. Ästhetik u. allgemeine Kunstwissenschaft (Dessoir). Stuttgart, Enke.

Zeitschrift f. Religionspsychologie (Wobbermin). Heidelberg, Winter.

Zeitschrift f. Kinderforschung (Kramer, v. d. Leyen, Hirschfeld, Isserlin, Kuenberg, Egenberger). Berlin, Springer.

Zeitschrift f. pädagogische Psychologie u. experimentelle Pädagogik (Scheibner=Stern). Leipzig, Quelle u. Meyer.

Archiv f. Pädagogik (Brahn=Döring). Leipzig, Brandstetter.

Zeitschrift f. Psychotherapie u. medizinische Psychologie (Moll). Stuttgart, Enke.

Zeitschrift f. Pathopsychologie (Specht). Leipzig, Engelmann.

Psychologie u. Medizin (Schulte). Stuttgart, Enke.

Zeitschrift f. d. ges. Neurologie u. Psychiatrie (Gaupp). Berlin, Springer.

Allgemeine Zeitschrift f. Psychiatrie u. Psychologie, gerichtliche Medizin (Lähr). Berlin, Reimer.

Archiv f. Psychiatrie u. Nervenkrankheiten (Siemerling). Berlin, Hirschwald.

Monatsschrift f. Psychiatrie u. Neurologie (Bonhoeffer). Berlin, Karger.

Archiv f. Sexualforschung (Marcuse). Heidelberg, Winter.

Zeitschrift f. Sexualwissenschaft (Bloch). Bonn, Marcus u. Weber.

Zeitschrift f. Völkerpsychologie u. Soziologie, mit „Forschungen zur D. u. S." (Thurnwald). Leipzig, Hirschfeld.

Zeitschrift f. angewandte Psychologie (Stern=Lipmann). Leipzig, Barth. (Dazu: Ergänzungshefte. — Sonderabdrucke z. Berufseignung.)

Zeitschrift f. kritischen Okkultismus (Baerwald). Stuttgart, Enke.

Zeitschrift f. Parapsychologie (Sinner). Leipzig, Mutze.

Archiv f. Kriminalanthropologie u. Kriminalistik (Groß). Leipzig, Engelmann.

Archiv f. Rassen- u. Gesellschaftsbiologie (Ploetz). München, Lehmann.

Praktische Psychologie, Monatsschrift f. d. ges. angewandte Psychologie,

Berufsberatung u. Psychotechnik (Moede-Piorkowski). Leipzig, Hirzel.

Industrielle Psychotechnik (Moede). Berlin, Springer.

Psychotechnische Zeitschrift (Rupp) München, Oldenbourg.

Heftweise und zwanglos erschienene Arbeitenreihen s. unter Nr. 1—11 jeweils am Schluß.

Abkürzungsverzeichnis und Zeichenerklärung.

ak.	akustisch
ANuG	Sammlung „Aus Natur und Geisteswelt", Verlag Teubner
Ap.	Apparat
Begr.	Begriff
Beob.	Beobachter, Beobachtung, beobachten
betr.	betreffend, der Betreffende
Bew.	Bewußtsein
Bew. Inh.	Bewußtseinsinhalt
Darb.	Darbietung
darb.	darbieten
Empf.	Empfindung
engl.	englisch
exp.	experimentell, Experiment
frz.	französisch
G.	Gefühl
Ges.	Gesetz
gr.	griechisch
Ggs.	Gegensatz
it.	italienisch
lt.	lateinisch
Meth.	Methode
mot.	motorisch
Obj.	Objekt
obj.	objektiv
opt.	optisch
Prinz.	Prinzip
Prüf.	Prüfung
Pf.	Psychologie
pf.	psychologisch
s.	siehe
s. a.	siehe auch
Subj.	Subjekt
subj.	subjektiv
Theor.	Theorie
theor.	theoretisch
Unters.	Untersuchung
Verf.	Verfahren
Vers.	Versuch
Vor.	Vorrichtung
Vorst.	Vorstellung
Vp.	psychologische Versuchsperson
W.	Werke
Wahrn.	Wahrnehmung
=	Ausdruck bedeutet soviel als
*	Der betr. Fachausdruck ist unter dem entsprechenden Stichwort erläutert
⟨ ⟩	Name des Urhebers einer Meth., Erfindung, Theor., eines Ap. Wo der Name zugleich im Stichwort, fehlt ⟨ ⟩

Philosophisches Wörterbuch. Von Studienrat Dr. P. Thormeyer. (Teubners kleine Fachwörterbücher Bd. 4.) 3. Aufl. Geb. ℛℳ 4.—

„Der Zweck des Wörterbuches, Aufschluß über Geschichte und System der Philosophie zu geben, und als Hilfsmittel bei der Einführung in die Philosophie, beim Lesen philosophischer Schriften, bei Wiederholungen usw. zu dienen, ist mit diesem Fachwörterbuch in hervorragendem Maße erreicht." (Hamburger Universitätszeitung.)

Einführung in die Psychologie. Von Prof. Dr. E. v. Aster. 2. Aufl. Mit 4 Fig. (ANuG Bd. 492.) Geb. ℛℳ 2.—

„Das Bändchen läßt durchweg erkennen, wie ein Gelehrter, die herrschende Betrachtungsweise und die neuen Erkenntnisse seiner Zeit festhaltend, in eigener Weise seinen Stoff erfaßt, überschaut, bearbeitet, formt. Anerkennenswert ist die Beschränkung der Sinnespsychologie zugunsten einer ausführlichen Behandlung des höheren Seelenlebens." (Zeitschr. f. pädagog. Psychologie.)

Grundlagen der Psychologie. Von Geh. Medizinalrat Prof. Dr. Th. Ziehen. In 2 Bänden: Buch I: Erkenntnistheoretische Grundlegung der Psychologie. Geb. ℛℳ 6.—. Buch II: Prinzipielle Grundlegung der Psychologie. Geb. ℛℳ 7.— (Wissensch. u. Hypoth. Bd. XX/XXI.)

„Das Werk gehört entschieden zum Besten, was wir in der psychologischen Literatur besitzen." (Schweizer Lehrerzeitung.)

Die Seele des Menschen. Von Geh. Rat Prof. Dr. J. Rehmke. 5. Aufl. (ANuG Bd. 36.) Geb. ℛℳ 2.—

„Dieser Gegenstand ist hier in seiner ganzen Mannigfaltigkeit so rein auseinandergelegt, das Wesen der Seele tritt hier so deutlich vor Augen, daß man nach der Lektüre dieses Buches die alten Psychologien mit ihren zahlreichen ununtersuchten Voraussetzungen gar nicht mehr lesen mag." (Königsberger Hartungsche Zeitung.)

Die Mechanik des Geisteslebens. Von Geh. Med.-Rat Dir. Prof. Dr. M. Verworn. 4. Aufl. Mit 19 Abb. im Text. (ANuG Bd. 200.) Geb. ℛℳ 2.—

Bau und Tätigkeit des Gehirns und die beim Zustandekommen der Bewußtseinsvorgänge sich abspielenden Vorgänge unter Berücksichtigung von Schlaf, Traum, Suggestion und Hypnose.

Die Grundlagen der Denkpsychologie. Studien und Analysen. Von Prof. Dr. R. Hönigswald. 2., umgearb. Aufl. Geh. ℛℳ 16.—, geb. ℛℳ 18.—

Objektive Psychologie oder Psychoreflexologie, die Lehre von den Assoziationsreflexen. Von Prof. Dr. W. von Bechterew. Autorisierte Übersetzung aus dem Russischen. Mit 37 Fig. im Text. Geh. ℛℳ 16.—

Leib und Seele in ihrem Verhältnis zueinander. Von Dr. med. et phil. G. Sommer. (ANuG Bd. 702.) Geb. ℛℳ 2.—

Geistige Veranlagung und Vererbung. Von Dr. phil. et méd. G. Sommer. 2. Aufl. (ANuG Bd. 512.) Geb. ℛℳ 2.—

„Die Darstellung ist ein Muster ebenso gründlicher wie anregender Didaktik. Darüber hinaus liegt hier eine wissenschaftlich belangvolle Arbeit vor." (Zeitschrift für Sexualwissenschaft.)

Der Wille. Versuch einer psychologischen Analyse von Dr. E. Wentscher. Geh. ℛℳ 3.—, geb. ℛℳ 4.—

„Die Verfasserin behandelt das Willensproblem mit zahlreichen Ausblicken auf das reale Leben, besonders auch in der Erziehung, in schöner Form und äußerst anregender Darstellung, die in die einzelnen Theorien trefflich einführt." (Frauenbildung.)

Humor als Lebensgefühl. (Der große Humor.) Von Prof. Dr. H. Höffding. Eine psychologische Studie. Aus dem Dänischen von Prof. Dr. H. Goebel. Geh. ℛℳ 5.—, geb. ℛℳ 6.40

Verlag von B. G. Teubner in Leipzig und Berlin

Psychologie des Kindes. Von Prof. Dr. R. Gaupp. 5., vielfach veränd. Aufl. Mit 17 Abb. (ANuG Bd. 1001.) Geb. ℛℳ 3.—

„Der schwierige und zum Teil spröde Stoff wird von Gaupp in klarer und auch für den Nichtfachmann verständlicher Form geschildert. Bei der großen Wichtigkeit, die heute die Psychologie für die Pädagogik, Schul- und Unterrichtshygiene gewonnen hat, ist das Buch als willkommene Gabe zu bezeichnen; denn es ermöglicht, die Errungenschaften dieser jungen Wissenschaft in knapper Form kennenzulernen." (Zeitschr. f. Schulgesundheitspflege.)

Die krankhaften Erscheinungen des Seelenlebens. Allgemeine Psychopathologie. Von Privatdoz. Dr. phil. et med. E. Stern. (ANuG 764.) Geb. ℛℳ 2.—

„Stern behandelt, stets vom Normalen ausgehend, an der Hand von Beispielen die Störungen des Wahrnehmungserlebnisses, des Gefühls und Vorstellungslebens, der Intelligenz sowie Störungen des Wollens und des Handelns. Das Buch ist besonders wertvoll für Lehrer an Hilfsschulen." (Die Enthaltsamkeit.)

Die geistigen Krankheitszustände des Kindesalters. Von Sanitätsrat Direktor Dr. O. Mönkemöller. (ANuG Bd. 505.) Geb. ℛℳ 2.—

Behandelt in knapper, gemeinverständlicher Form die wesentlichen im Kindesalter vorkommenden Abweichungen vom normalen Geisteszustand, wie Schwachsinn, Epilepsie, Hysterie, Nervosität, Psychopathie, ferner die häufigsten psychischen Krankheitszustände der Pubertätszeit. Neben der Bedeutung und den Ursachen dieser Störungen wird auch ihre Behandlung besprochen.

Angewandte Psychologie, Methoden und Ergebnisse. Von Privatdozent Dr. phil. et med. E. Stern. (ANuG Bd. 771.) Geb. ℛℳ 2.—

„Das Büchlein ist eine der erfreulichsten Neuerscheinungen auf dem Gebiet der angewandten Psychologie." (Psycholog. Mitteilungen.)

Arbeitskunde. Grundlagen, Bedingungen und Ziele der wirtschaftlichen Arbeit. Mit 35 Abb. im Text und auf 2 Tafeln. Unter Mitwirkung zahlreicher Fachleute hrsg. von Dr.-Ing. Joh. Riedel. Geb. ℛℳ 15.—

Enthält u. a. folgende Beiträge:
Praktische Wirtschaftspsychologie („Psychotechnik"). Von O. Lipmann. — Psychologische Grundlagen der Arbeit. Von O. Biener. — Geopsychische Wirkungen in der Arbeit. Von W. Hellpach. — Die psychischen Wirkungen der menschlichen Umwelt. Von A. Fischer. — Berufsberatung. Von J. Handrick. — Auswahl und Verteilung der Arbeitskräfte. Von Fr. Giese.

„Die Darstellung im einzelnen ist sehr gut ... Das Arbeitsproblem ist in den letzten Jahren immer mehr in den Vordergrund getreten, man denke nur an die Frage der Arbeitszeit, der psychologischen Berufseignung usw. Es ist das Verdienst dieses Werkes, alle diese Probleme aus ihrer Isoliertheit herausgelöst zu haben und sie einzuordnen in ein einheitliches System..." (Magdeburgische Zeitung.)

Berufswahl, Begabung und Arbeitsleistung in ihren gegenseitigen Beziehungen. Von Prof. W. J. Ruttmann. 2. Aufl. Mit 7 Abb. (ANuG Bd. 522.) Geb. ℛℳ 2.—

Begabung und Studium. Von Prof. Dr. E. Spranger. Kart. ℛℳ 1.80

Über die Beurteilung der Leistungen in der Schule. (Mathematisches, Psychologisches, Pädagogisches.) Von Oberstudiendirektor Dr. W. Lietzmann. Mit 53 Fig. Kart. ℛℳ 6.—

Die Schulung des Geistes durch den Mathematik- und Rechenunterricht. Eine psychologische Analyse. Von Studienrat Dr. G. Rose. Mit 22 Fig. i. T. (Zeitschr. f. math. u. naturwiss. Unterricht, Beiheft 11.) Geh. ℛℳ 6.80

Schülerkunde auf Grund von Versuchen. Von M. Lobsien. 2. Aufl. Mit 9 Fig. im Text. Kart. ℛℳ 4.—

Verlag von B. G. Teubner in Leipzig und Berlin

Handschriftenbeurteilung. Eine Einführung in die Psychologie der Handschrift. Von Prof. Dr. G. Schneidemühl. 3., durchgesehene u. erweiterte Aufl. Mit 47 Handschriftennachbild. i. T. u. auf 1 Tafel. (ANuG Bd. 514.) Geb. ℛℳ 2.—
„Besonders den Pädagogen darf diese das Wesen der Sache erfassende Schrift warm empfohlen werden." (Monatshefte für Kultur und Geistesleben.)

Hypnotismus und Suggestion. Von Dr. E. Trömner. 4. Aufl. (ANuG Bd. 199.) Geb. ℛℳ 2.—
„Ungemein anschaulich in der Darstellung der immerhin heiklen Materie und vor allem, ohne wesentliche psychologische Vorbedingungen bei dem Leser vorauszusetzen, erfährt der Leser trotz gebotener Raumbeschränkung alles Wissenswerte über die Entwicklung der Lehre, die Hypnotisierbarkeit des Menschen, die gangbare Methodik, und, was besonders dankenswert ist, über die Bedeutung der Suggestion auf den verschiedenen Lebensgebieten." (Zeitschr. f. ärztl. Fortbildung.)

Okkultismus, Spiritismus und unterbewußte Seelenzustände. Von Dr. R. Baerwald. (ANuG Bd. 560.) Geb. ℛℳ 2.—
Inhalt: I. Unterbewußte Seelenzustände. Hypnose. Doppelich und Besessenheit. Automatisches Schreiben. II. Intellektuelle Medien. Mediumität. Trancereden, mediumistische Sprachen und Kunstwerke. Tischrücken, Tischklopfen und Klopftöne. Wünschelrute. Latente Erinnerung. Zur Kritik der Prophezeiungen und Gedankenübertragungen. Telepathische Versuche. Telepathische Träume, Ahnungen und Halluzinationen. Das Medium Piper. Doppelgänger. III. Physikalische Medien. Der „klassische" Okkultismus. Verfall des physikalischen Okkultismus. Der physikalische Okkultismus in der Gegenwart.

Die Psychologie des Verbrechers (Kriminalpsychologie). Von Strafanstaltsdirektor Dr. med. P. Pollitz. 2. Aufl. M. 5 Diagr. (ANuG Bd. 248.) Geb. ℛℳ 2.—
„Es ist erstaunlich, wie es der Verfasser verstanden hat, auf knappem Raum einen Überblick über die wesentlichen Grundzüge der Kriminalpsychologie zu geben und unter Zugrundelegung der einschlägigen Literatur und vielfacher Beobachtungen den weitschichtigen Stoff in Form und Darstellung ganz vortrefflich zu gestalten. Das kleine Werk kann nicht bloß als eine vortreffliche Übersicht über den heutigen Stand der Wissenschaft, sondern auch als eine hochschätzbare Zusammenfassung eigener Gedanken und Beobachtungen auf das wärmste empfohlen werden."
(Archiv für Kriminalogie.)

Psychologie der Kunst. Von Dr. R. Müller-Freienfels. Band I: Allgemeine Grundlegung und Psychologie des Kunstgenießens. 3. Aufl. Mit 9 Tafeln. Geb. ℛℳ 9.— Band II: Psychologie des Kunstschaffens und der ästhetischen Wertung. 2. Aufl. Mit 7 Tafeln. Geh. ℛℳ 8.—, geb. ℛℳ 10.—
„Hier wird über das künstlerische Erleben gesprochen, wie es wirklich ist... Hier hört man endlich wieder einmal etwas Tieferes über die Forderung, die Kunst im Zusammenhang des ganzen Lebens zu begreifen. Was man vom Stil, Wirkung der Kunstformen, Stilmittel der Dichtkunst, Formen der Augenkünste, Psychologie der Wertung, künstlerischen Schaffen, den Typen des Kunstgenießens u.a. liest, gehört zu dem Gründlichsten, was in letzter Zeit in einem derartigen zusammenfassenden Buche gesagt wird..." (Neue Freie Presse.)

Psychologie der Sprachpädagogik. Versuche zu einer Darstellung der Prinzipien des fremdsprachlichen Unterrichts auf Grund der psycholog'schen Natur der Sprache. Von Chr. B. Flagstadt. Geh. ℛℳ 7.—, geb. ℛℳ 9.—
„Das Werk ist für den Neusprachler, der seine eigenen oder fremde methodische Anschauungen auf ihre psychologische Stichhaltigkeit hin prüfen will, von geradezu unschätzbarer Bedeutung. Das großartige Buch ist wie kein zweites geeignet, eine Klärung unserer durch Einflüsse subjektiver Natur zurzeit tatsächlich noch stark verworrenen methodischen Anschauungen in die Wege zu leiten." (Neuere Sprachen.)

Tierpsychologie. Eine Einführung in die vergleichende Psychologie. Von Prof. Dr. K. Lutz. Mit 29 Abb. im Text. (ANuG Bd. 826.) Geb. ℛℳ 2.—

Die neuere Tierpsychologie. V. Dir. Prof. Dr. O. zur Straßen. Kart. ℛℳ 2.—

Verlag von B. G. Teubner in Leipzig und Berlin

Die Seele des Erziehers und das Problem der Lehrerbildung. Von Geheimrat Prof. Dr. G. Kerschensteiner. 2. Aufl. Geh. ℛℳ 4.—, geb. ℛℳ 5.40

„Dieses Buch ist ein Kleinod, ein wahres Erzieherbrevier. Möge es jeder so lesen, daß er es in seinem ganzen Wesen erfaßt und je nach seinem eigenartigen Bedarf besondere Merkstellen sich als Lebensregeln einprägt!" (Lehrproben und Lehrgänge.)

Charakterbegriff und Charaktererziehung. Von Geheimrat Prof. Dr. G. Kerschensteiner. 3., verb. Auflage. Geh. ℛℳ 4.—, geb. ℛℳ 6.—

„Wohl selten bietet das Studium eines Buches philosophisch-pädagogischen Inhalts einen so vollkommenen Genuß wie das vorliegende. Der Abschnitt ‚Vom Wesen der Charaktererziehung überhaupt' enthält eine solche Fülle wohlabgewogener und scharf abgegrenzter Maximen tiefgründiger Lebensauffassung und sozial-philosophischer Erziehungskunst, daß sich dort dem Erzieher eine wahre Fundgrube bietet..." (Südwestdeutsche Schulblätter.)

Grundzüge der Ethik mit besonderer Berücksichtigung der pädagogischen Probleme. Von Dr. E. Wentscher. 2. Aufl. (ANuG Bd. 397.) Geh. ℛℳ 2.—

Aufgaben und Ziele des Menschenlebens. Nach Vorträgen im Volkshochschulverein zu München gehalten von Prof. Dr. J. Unold. 5., verb. Aufl. (ANuG Bd. 12.) Geh. ℛℳ 2.—

Theorie und Bildung. Von Geheimrat Prof. Dr. G. Kerschensteiner. Geh. ℛℳ 15.—, geb. ℛℳ 18.—

Die Philosophie der Gegenwart und ihr Einfluß auf das Bildungsideal. Von Prof. Dr. Th. Litt. 2., verb. Aufl. Geh. ℛℳ 2.20, geb. ℛℳ 3.40

Experimentelle Pädagogik. Mit besonderer Rücksicht auf die Erziehung durch die Tat. Von Dr. W. A. Lay. Mit 6 Textabbildungen. 3., verb. Aufl. (ANuG Bd. 224.) Geh. ℛℳ 2.—

Sexualethik. Von Prof. Dr. H. E. Timerding. (ANuG Bd. 592.) Geh. ℛℳ 2.—

Jugendlichen-Pädagogik. Aus der Erfahrung dargestellt. Als Ratgeber für Klassenführung und Schulleitung sowie als Anleitung für den Gebrauch an Seminaren der Fach- und Fortbildungsschullehrerinnen sowie zum Selbstunterricht von Direktorin Elisa Deutsch. Kart. ℛℳ 2.40

Grundriß der Logik. Von Dr. K. J. Grau. 2. Aufl. (ANuG Bd. 637.) Geh. ℛℳ 2.—

Zur Geschichte der Logik. Grundlagen und Aufbau der Wissenschaft im Urteil der mathematischen Denker. Von Prof. F. Enriques. Deutsch von Prof. Dr. L. Bieberbach. (Wiss. u. Hyp. Bd. XXVI.) Geh. ℛℳ 11.—

Handbuch der Logik. Von Prof. Dr. N. O. Loßkij. Autorisierte Übersetzung nach der 2., verb. u. verm. Aufl. von Prof. Dr. W. Sesemann. Mit Fig. Geh. ℛℳ 16.—, geb. ℛℳ 18.—

Verlag von B. G. Teubner in Leipzig und Berlin

Teubners
kleine Fachwörterbücher

geben rasch und zuverlässig Auskunft auf jedem Spezialgebiete und lassen sich je nach den Interessen und den Mitteln des einzelnen nach und nach zu einer Enzyklopädie aller Wissenszweige erweitern.

„Mit diesen kleinen Fachwörterbüchern hat der Verlag Teubner wieder einen sehr glücklichen Griff getan. Sie erscheinen tatsächlich für ihre Sondergebiete ein Konversationslexikon und werden gewiß großen Anklang finden." (Deutsche Warte.)

„Die Erklärungen sind sachlich zutreffend und so kurz als möglich gegeben, das Sprachliche ist gründlich erfaßt, das Wesentliche berücksichtigt. Die Bücher sind eine glückliche Ergänzung der Bände „Aus Natur und Geisteswelt" des gleichen Verlags. Selbstverständlich ist dem neuesten Stande der Wissenschaft Rechnung getragen." (Sächsische Schulzeitung.)

Bisher erschienen:

Kunstgeschichtliches Wörterbuch von Dr. H. Vollmer. (Bd. 13.)
Philosophisches Wörterbuch von Studienrat Dr. P. Thormeyer. 3. Aufl. (Bd. 4.)
Psychologisches Wörterbuch von Privatdozent Dr. F. Giese. 2. Aufl. Mit 60 Fig. (Bd. 7.)
Wörterbuch zur deutschen Literatur von Oberstudienrat Dr. H. Röhl. (Bd. 14.)
Musikalisches Wörterbuch von Prof. Dr. H. J. Moser. (Bd. 12.)
Physikalisches Wörterbuch von Prof. Dr. G. Berndt. Mit 81 Fig. (Bd. 5.)
Chemisches Wörterbuch von Prof. Dr. H. Remy. Mit 15 Abb. u. 5 Tabellen. (Bd. 10/11.)
Geographisches Wörterbuch. Allgemeine Erdkunde. Von Prof. Dr. O. Kende. 2., vielfach verb. Aufl. Mit 81 Abb. im Text. (Bd. 8.)
Zoologisches Wörterbuch von Dr. Th. Knottnerus-Meyer. (Bd. 2.)
Botanisches Wörterbuch von Prof. Dr. O. Gerke. Mit 103 Abb. (Bd. 1.)
Wörterbuch der Warenkunde von Prof. Dr. M. Pietsch. (Bd. 3.)
Handelswörterbuch von Handelsschuldirektor Dr. V. Sittel und Justizrat Dr. M. Strauß. Zugleich fünfsprachiges Wörterbuch, zusammengestellt von V. Armhaus, verpfl. Dolmetscher. (Bd. 9.)

In Vorbereitung befinden sich:

Volkskundliches Wörterbuch v. Prof. Dr. E. Fehrle. | **Astronomisches Wörterbuch** von Dr. J. Weber.

Verlag von B. G. Teubner in Leipzig und Berlin

MIX
Papier aus verantwortungsvollen Quellen
Paper from responsible sources
FSC® C105338

If you have any concerns about our products,
you can contact us on
ProductSafety@springernature.com

In case Publisher is established outside the EU,
the EU authorized representative is:
**Springer Nature Customer Service Center GmbH
Europaplatz 3, 69115 Heidelberg, Germany**

Printed by Libri Plureos GmbH
in Hamburg, Germany